PON TUS HORMONAS A FUNCIONAR

Isabel Viña Bas

PON TUS HORMONAS A FUNCIONAR

Descubre cómo funcionan
las auténticas jefas de tu salud

Grijalbo

Papel certificado por el Forest Stewardship Council®

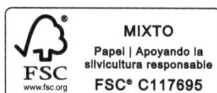

Penguin
Random House
Grupo Editorial

Primera edición: octubre de 2025

© 2025, Isabel Viña Bas
© 2025, Penguin Random House Grupo Editorial, S.A.U.
Travessera de Gràcia, 47-49. 08021 Barcelona

Printed in Spain – Impreso en España

ISBN: 978-84-253-6598-0
Depósito legal: B-12.200-2025

Compuesto en Fotoletra, S. L.

Impreso en Gómez Aparicio, S. L.
Casarrubuelos (Madrid)

GR 6 5 9 8 0

Índice

PRÓLOGO

Querido lector:

No escribo estas páginas porque tenga un talento especial ni por haber hecho nada digno de ser tallado en piedra, ni mucho menos. Lo escribo por la pasión que tengo por Isabel desde el día en que nació.

En la vida, hay gente que te marca, que te toca el alma y cambia la dirección de tu existencia, y para mi Isabel es uno de esos seres humanos. Pero antes de entrar en detalle, permíteme abrir la puerta de mi casa: desde hace mucho tiempo, me presento como el hermano de Isabel, Carlos ¿Hay algo más que eso? Seguro, pero nada de tal importancia.

Cuando era pequeño, tuve el delirio dulce y arrogante, propio de la edad, de pensar que algún día escribiría un libro. Incluso tenía el título. Habría sido un libro de brocha gorda, tosco, más de ruido que de música. Nada que interesara a muchos, tal vez a un par de locos a lo sumo. Así que ver que hoy tengo la oportunidad de escribir el prólogo de este es un regalo invaluable. La vida, caprichosa siempre, me ha brindado este obsequio maravilloso.

Pero basta ya de hablar de este pobre diablo. Sería muy atrevido detallar el contenido de este libro; recordad: soy pintor de brocha gorda. Sin embargo, estoy seguro de que, al navegar por sus capítulos, enseguida entenderéis, como lo hice yo, la maravilla que se esconde detrás de las hormonas, cómo conectan el entramado de nuestro cuerpo y lo hacen funcionar como lo que realmente es: una máquina afinada casi a la perfección. Somos, al fin y al cabo, un milagro. Y saber contarlo con el estilo y esa manera tan única que tiene Isabel es una proeza excepcional.

Lo que sí puedo hacer bien es hablaros de Isabel y espero que mis palabras sean capaces de transmitir lo que siento por ella, de detallaros sus virtudes y su lucha incansable por ser, cada día, una versión mejor de sí misma. Porque Isabel nació para pelear, y su fuerza de carácter es algo que rara vez he visto en otros.

Conocí a mi hermana el mismo día en que nació, sí, el mismo en que llegó a este mundo. Jamás lo olvidaré. Cuando la vi por primera vez, rompí en lágrimas, no por ella, sino por ver a mi madre conectada a un gotero. Tenía apenas cuatro años, y aquel gotero me pareció una maraña infinita, como si, en lugar de uno, hubiese cientos. Recuerdo no prestar demasiada atención a Isabel en ese momento; mi madre lo era todo para mí… Hoy también; no sé a quién quiero engañar. Ahora bien, poco podía imaginar que, desde ese preciso instante, Isabel se convertiría en una parte esencial de mi vida.

Isabel nació con algo distinto, tenía eso que algunos llaman estrella. Recuerdo que mi abuelo Elo me decía que las estrellas eran átomos de hidrógeno fusionándose entre sí. Tal vez fuera eso o tal vez no, pero había algo en Isabel que la hacía brillar a mis ojos. Su carácter y carisma eran algo poco común. Desde muy pronto supo lo que le gustaba, lo que no la atraía y sobre todo lo que quería conseguir. Su forma de pensar siempre fue peculiar, tenía una manera de mirar lo cotidiano que incluso hoy sigue sorprendiéndome. Su risa era la moneda de cambio por la que todos peleábamos en casa: una sonrisa suya te daba alas para afrontar el día. Lo que es seguro es que su llegada nos iluminó a todos en casa.

El tiempo ha pasado desde entonces, y, como es natural, muchas cosas han ocurrido. Hemos vivido etapas muy unidos y otras de cierta distancia; épocas en las que hablábamos sin parar y otras en las que apenas cruzábamos unas palabras. Hemos atravesado momentos difíciles, otros buenos y muchos, muchísimos, extraordinarios. Seguimos conociéndonos y aprendiendo el uno del otro, aunque debo admitir que sigue habiendo cierto desequilibrio, pues soy yo quien más provecho saca de esta suerte inmensa de ser hermanos.

Permitidme deciros algo: los hermanos mayores también pueden, y deben, aprender de los que llegaron después. A veces de forma directa, otras veces observando sus errores, sus aciertos, sus luchas, sus victorias, incluso sus inseguridades, porque son una fuente de inspiración y aprendizaje, creedme. Así que, si estáis leyendo estas líneas, da igual si soy hermanos mayores, pequeños o coetáneos, coged el móvil, llamadles y decidles que los queréis. Pura fusión de hidrogeno.

¿Y qué puedo deciros de lo que he aprendido de Isabel? Que somos meros visitantes en todo esto, que estamos aquí para observar, para aprender, mucho, y hasta el final. Que nadie os diga nunca lo contrario. Que, si os caéis, hay que levantarse y volver a intentarlo. Que no importa cuántas veces fallemos porque cuando uno hace aquello para lo que sabe que ha venido, lo único que importa es intentarlo. Y si no lo consigues… al menos lo probaste y disfrutaste del proceso. Así, cuando todo esto acabe, no habrá fantasmas disfrazados de arrepentimiento susurrándonos al oído que no lo procuramos.

Aprendí también, hace muchas lunas, cuando aún deliraba con la quimera de escribir un libro y hacía las cosas solo por mí, por demostrar que podía, que sabía, que lo merecía, que el éxito, si llega, es tremendo embustero, que solo somos humanos luchando. Gracias a una conversación con mi padre, cuando me pidió que cuidara siempre de mi hermana, entendí que la verdadera lucha no es por uno mismo, sino por quienes amamos. Y fue gracias a Isabel que comprendí, al fin, de qué va todo esto.

Así que ahora me dirijo a ti, Isabel.

Te quiero. Te quiero de manera sencilla, sin ego, con la pasión de quien no encuentra palabras suficientes para explicar lo que siente y con la ambición serena de quien no desea nada más que lo mejor para el otro.

Hay una frase que se me quedó grabada hace muchos años: «Sé una persona de gustos sencillos y mente compleja, y no al revés». Vivo bajo ese lema siempre y te confieso que pocas cosas me gustan más que escucharte explicar el mundo. Verte, aunque sea en un vídeo hablando de procesos hormonales, o seguirte en tu empeño incansable por aportar tu granito de arena para que la gente sepa más, tema menos y elija mejor. Gracias a ti, disfruto de esas cosas pequeñas que siempre he perseguido; placer en vena para mí.

Como le dije una vez a alguien muy cercano a ti, y a mí, hace unos años inventé una unidad de medida para contabilizar la felicidad: «el felivatio». No está reconocida como medida internacional... quizá algún día lo estará. Quién sabe. Ya ves: un pintor de brocha gorda escribiendo el prólogo de un libro. Pero hoy te digo, gracias, Isabel, por hacerme vivir en un mundo brillante de átomos que se fusionan entre sí y generan una corriente continua de 220 felivatios diarios; para mí, pura felicidad. Porque al final comprendí que no eras tú quien brillaba. Éramos todos nosotros, los que tenemos la suerte de estar cerca de ti, porque tienes el don de hacernos relucir en este viaje que es la vida.

Macarena, mamá, papá, tu ahijada y el resto de nuestra familia te queremos y estamos orgullosos de ti.

Y a vosotros, lector y lectora que abrís estas páginas, solo puedo desearos que disfrutéis de este libro y recordéis siempre que todo comienza en vosotros. El camino hacia el bienestar nace del convencimiento íntimo de que, por más incierto que parezca, siempre es posible.

Carlos

INTRODUCCIÓN

Nuestro cuerpo está vivo, en constante movimiento. Nada en él es estático, ni siquiera por un momento. Desde moléculas que duran apenas unos segundos, como el óxido nítrico, hasta otras que se mantienen semanas, como el colágeno, todo funciona con tiempos distintos. Y gracias a esa diversidad de «vidas» y ritmos, el cuerpo puede adaptarse y regularse constantemente para mantenerse en equilibrio.

Para lograr esa regulación, una de las herramientas más importantes que tiene el cuerpo son las hormonas. Las hormonas son como mensajeros químicos que viajan por la sangre desde una glándula que las produce hasta los tejidos donde tienen que actuar. Una vez allí, se unen a su receptor específico y activan distintas respuestas, como si fuera una llave que encaja perfectamente en su cerradura. Lo fascinante es que esa señal que se inicia desde fuera de la célula termina generando efectos muy concretos dentro de ella, como activar genes, aumentar el metabolismo o modular la respuesta a otros estímulos.

No todas las hormonas tienen la misma estructura: algunas son proteínas o péptidos (como la insulina, la prolactina o la hormona del crecimiento), otras son derivados de aminoácidos (como las hormonas tiroideas o la adrenalina) y otras tienen estructura de esteroides (como los estrógenos, la testosterona o el cortisol). **Esta variedad estructural no es casual**: al contrario, es una forma maravillosa que tiene la naturaleza de ofrecernos más flexibilidad para regular distintos sistemas del cuerpo.

¿Y cómo se organizan todas estas señales? Pues a través de un centro de mando: el hipotálamo. El hipotálamo es una pequeña zona del cerebro que actúa como coordinador general. Recibe señales internas y externas, y decide qué hormonas deben producirse y en qué cantidad. Luego, transmite esa orden a la hipófisis (una glándula que cuelga justo debajo del hipotálamo), y esta se encarga de activar otras glándulas como la tiroides, las suprarrenales o los ovarios/testículos para que liberen sus respectivas hormonas.

Todo este sistema funciona bajo un principio precioso de equilibrio: cuando hay suficientes hormonas en sangre, el cuerpo lo detecta y frena la producción desde arriba, como si apretara un freno para evitar excesos. Lo veremos en detalle en el caso de las hormonas tiroideas, pero se repite en muchos otros ejes hormonales.

Además, lo increíble es que este mismo hipotálamo también regula otras funciones vitales como la temperatura corporal, el hambre, la sed, el sueño y hasta nuestras emociones. Es decir, nuestras hormonas no están «solas», forman parte de un sistema profundamente conectado donde nada funciona de manera aislada. Esta es una de las ideas que más quiero transmitirte con este libro: que el cuerpo es una orquesta, y que las hormonas son parte de una melodía que tiene que sonar en armonía y, para ello, todos los órganos y tejidos tienen que hablar y comunicarse entre sí.

A lo largo de este libro voy a intentar transmitirte cómo es clave que esta comunicación sea perfecta entre todos los órganos y tejidos para mantener la salud, y cómo, cuando en este complejo sistema (a la vez que único y maravilloso cuando lo conocemos) falla algo, todo lo demás, en mayor o menor medida, se afectará.

De ahí que la salud es un todo, y la separación establecida por Descartes allá por el siglo XVII debemos dejarla atrás. Y si de verdad queremos solucionar los principales problemas de salud que nos afectan en el mundo actual, **debemos dar un paso atrás, ganar perspectiva de cómo funciona el cuerpo humano para saber más, temer menos y elegir mejor por y para nosotros**.

Ojalá este libro consiga transmitirte ese conocimiento y tranquilidad que, como médica, aspiro a aportar a toda la gente que interactúa conmigo.

CAPÍTULO 1

Las hormonas tiroideas: las hormonas que activan tu cuerpo

La tiroides es, sin duda, una de las glándulas endocrinas más conocidas, sobre todo por las hormonas tiroideas que produce y por el papel clave que estas tienen en la **regulación del metabolismo celular** de todo nuestro cuerpo, desde la cabeza hasta los pies. La tiroides es, casi literalmente, una fábrica de «**hormonas de energía**».

Pero… ¿y si te dijera que también produce otra hormona llamada «**calcitonina**»? ¿Te sorprendería? Y si te digo que adheridas a la tiroides hay **cuatro glándulas más**, llamadas «**paratiroides**», que, aunque son órganos distintos, producen otra hormona completamente diferente llamada «**PTH**», ¿qué me dirías?

Pues sí, en un espacio tan pequeño como **20 cm²**, ubicado en la parte inferior del cuello, conviven **cinco glándulas endocrinas** productoras de distintas hormonas, con funciones críticas para nuestra salud.

A lo largo de este capítulo voy a intentar transmitirte todo lo que merece la pena saber sobre la tiroides para que entiendas cómo esta pequeña glándula, que pesa tan solo 15 g, tiene a su cargo la producción de las hormonas que gobiernan **el equilibrio y la homeostasis metabólica de todos los órganos**.

A partir de su metabolismo básico iremos, poco a poco, avanzando desde la salud a la enfermedad porque, bajo mi parecer, **solo se puede entender la enfermedad cuando dominamos la salud**. Conociendo cómo funciona el cuerpo en estado de equilibrio es «mucho» más fácil saber cuándo ha perdido el equilibrio y ha aparecido la enfermedad.

Esa es mi máxima como médica y divulgadora, y me gustaría que lo entendieras así a lo largo de este capítulo y de todo el libro.

Abriendo el mundo de la tiroides

La **tiroides** se forma durante el desarrollo embrionario a **partir de la faringe**, desde donde va descendiendo por un conducto llamado «conducto tirogloso» hasta situarse finalmente en la parte media baja del cuello. Así, **a partir de la semana 12 de gestación, nuestra tiroides es completamente autónoma** en cuanto a la producción de sus propias hormonas tiroideas. Hasta entonces, las hormonas tiroideas de la madre llevan a cabo a través de la placenta las diferentes funciones de las hormonas tiroideas en el feto. Fíjate si son importantes las hormonas tiroideas para nuestra salud y desarrollo en general que la tiroides es **la primera glándula que produce de manera autónoma sus hormonas**.

Antes de contarte la regulación de la función tiroidea y su relevancia en el metabolismo energético, quiero hacer un par de apreciaciones:

GLÁNDULAS PARATIROIDES

Pegadas a la parte posterior de la tiroides hay **4 glándulas diferentes** que no forman parte de la tiroides, pero que por cuestiones del desarrollo embrionario se ubicaron en esa localización. Muchas veces dan lugar a confusión por su nombre: son las glándulas **para**tiroides. Estas 4 glándulas **no tienen nada que ver con la función tiroidea**, aunque a veces pueden lesionarse durante una cirugía de tiroides, ya que se pueden ver afectadas por su cercanía, por lo que los cirujanos deben tener mucho cuidado cuando es necesario extirpar la tiroides para conservarlas.

La función de las 4 paratiroides es la secreción de la **hormona PTH**. Esta hormona, de manera muy sucinta, se encarga de **evitar que el calcio en sangre baje demasiado**. Lo hace a expensas de «quitar» calcio del hueso y reabsorberlo todo lo posible en los riñones, con lo que se elevan los niveles en sangre. Así, como cualquier ion, el calcio es necesario para la vida, **pero tan malo es un exceso en sangre como que sea muy bajo**: el calcio necesita unos márgenes muy estrechos de concentración en sangre. De manera que, si demasiado calcio entra en las células (y disminuye en sangre), puede haber una **hiperexcitabilidad** celular que lleve a espasmos laríngeos (que pueden comprometer la respiración), crisis epilépticas, arritmias cardiacas, dolor abdominal (por la contracción de los músculos intestinales) o contracciones musculares sostenidas.

Así, para evitar que haya «demasiado» calcio dentro de las células y provoque todo esto, la PTH saca un poco de calcio a la sangre. Esta «pequeña» función es clave para el adecuado estado de excitación celular.

Otro aspecto importante, y que muchas veces se pasa por alto (y que pone de manifiesto cómo en nuestro cuerpo TODO está íntimamente relacionado, y eso es maravilloso), es que para que las **glándulas paratiroides liberen la PTH** y esta pueda mantener la homeostasis del calcio necesita **magnesio**. Es decir, sin magnesio hay una disminución y resistencia a la liberación de la PTH, lo que puede llevar a una hipocalcemia que no remonta ni con calcio intravenoso. De hecho, en situaciones de calcio en sangre muy bajas, si queremos solucionar el problema no solo hay que dar calcio, sino también magnesio para que las glándulas paratiroides se «activen» y nos puedan ayudar a restablecer el calcio.

Por otra parte, una de las causas más frecuentes de **elevación** (al margen de los rangos de la normalidad) **de esta hormona PTH es la falta de vitamina D**, que, como veremos en el capítulo correspondiente, es clave precisamente para mantener el calcio en el cuerpo en cantidades óptimas. Su normalización viene por la reposición efectiva de la vitamina D.

En cambio, una situación menos frecuente es una **baja PTH,** que suele deberse, en la mayor parte de los casos, a un **daño tras cirugía de tiroides**. De ahí que sea clave, en este tipo de cirugía, cuidar al máximo las glándulas paratiroides. De lo contrario, la persona afectada tendrá que tomar de manera casi crónica y varias veces al día suplementos de calcio que, en este caso, y a diferencia de lo que veremos en el capítulo de la vitamina D sobre la salud ósea general, sí son necesarios, porque estas personas carecen de la hormona PTH que nos ayuda a regular el calcio.

LAS CÉLULAS C MEDULARES O LA CALCITONINA

Una vez separadas las glándulas paratiroides de la glándula tiroides y sabiendo que son órganos diferentes, aunque estén en contacto, es importante conocer que, **dentro de la glándula tiroides, además de las células tiroideas que forman los folículos tiroideos, existe un tipo de células especializadas e independientes** distribuidas por toda la glándula que solo producen una hormona. Son como unos «habitantes únicos» dentro del mundo de la tiroides, que no influyen en el resto de las células tiroideas, pero viven allí dentro. Son las **células C medulares**.

Estas células **solo** producen una hormona llamada «**calcitonina**», y su único papel (casi parecido a la PTH, pero al contrario) es el control del metabolismo del calcio. Concretamente, **la calcitonina evita que el calcio en sangre se eleve demasiado**, lo que podría derivar en hipercalcemia, con problemas de salud como arritmias cardiacas, problemas renales o incluso alteraciones cerebrales que pueden terminar en un estado de coma. Esto lo consigue haciendo que los huesos capten el calcio, que los osteoblastos (células productoras de hueso) lo usen para su formación y, además, favorece su eliminación por los riñones.

Como ves, el cuerpo es una maquinaria perfecta, como la de un antiguo reloj suizo que controla todo para que nada se salga de madre y mantiene el equilibrio y la homeostasis, que es la base de la fisiología médica y, por tanto, de la salud.

En general, **estas células C solo dan problemas cuando** sufren **mutaciones** que les permiten crecer en exceso y dan lugar a nódulos de carácter tumoral, **conocidos como «carcinomas medulares de tiroides»** (el 4 por ciento del total de cáncer de tiroides). Suelen diagnosticarse, como la mayoría de los cánceres de tiroides, en una revisión rutinaria, mediante una ecografía cervical o con la medición de la hormona que producen: la calcitonina. Si tenemos muchas células C por un nódulo, la hormona que producen se eleva al haber más superficie activa. Además, estas células C, al ser especiales en tanto que derivan de una estructura embrionaria única (la cresta neural), también pueden elevar otros parámetros como el CEA (antígeno carcinoembrionario).

Los cánceres medulares de tiroides suelen estar asociados a síndromes de neoplasia endocrina múltiple como el MEN 2, que son hereditarios. Por ello, siempre que haya un cáncer medular de tiroides, habría que hacer análisis genético y familiar del protooncogén RET, porque tiene una herencia autosómica dominante y es probable que algún familiar haya tenido también en el pasado algún «problema de tiroides» o de otras glándulas como las suprarrenales. Insisto, y para tu tranquilidad, en que **son casos muy poco frecuentes**, pero considero que, si sabes de la existencia de esta hormona, también debes conocer sus funciones y qué puede pasar cuando algo hace que se pierda el equilibrio, en este caso, un crecimiento tumoral.

Hormonas tiroideas T4 y T3

Ya hemos separado las glándulas paratiroides de la glándula tiroides y, dentro de la tiroides (que comúnmente asociamos solo a las hormonas tiroideas), hemos explicado que también puede producir calcitonina a través de unas células que no se parecen en nada a las células tiroideas (las células C). Ahora ya podemos adentrarnos de lleno en los tirocitos, las células que producen las famosas hormonas tiroideas: T4 (tiroxina) y T3 (triyodotironina).

En líneas generales, nuestros folículos tiroideos producen dos hormonas: en un 80 por ciento de los casos, la hormona **tiroidea inactiva o mínimamente activa T4** (tiroxina) y una pequeña cantidad (20 por ciento de la producción total de las hormonas tiroideas de la glándula tiroides) **de la hormona tiroidea activa T3** (triyodotironina).

Una vez producidas, la mayor parte de las hormonas salen a la sangre de la mano de la **proteína fijadora de hormonas tiroideas**

(TBG), que las **mantiene en reserva/inactivas**, mientras que una pequeña parte de la T4 y la T3 circula **libre**. Esta porción libre es la susceptible de **entrar en las células y por tanto ser activa**.

Con respecto a las hormonas tiroideas que circulan libres, la pequeña cantidad de T3 (la hormona activa) que circula libre está lista para que, una vez **dentro** de cualquier célula de nuestro organismo, ejerza su función. Sin embargo, la hormona tiroidea libre mayoritaria circulante en sangre, la T4 libre (inactiva), debe entrar en la célula y **activarse a la hormona T3 gracias a la enzima seleno-desyodasa tipo 2**. Como ves, aquí tienes un ejemplo de cómo un micronutriente aparentemente poco relacionado con la tiroides juega un papel clave: el **selenio**, un mineral fundamental para que las enzimas encargadas de activar y después modular la inactivación de las hormonas tiroideas funcionen adecuadamente, como veremos más adelante en este capítulo.

Una vez que tenemos una **visión panorámica** de la síntesis de hormonas tiroideas y antes de explicar sus funciones, vamos a hacer doble clic en varias partes de la síntesis de estas hormonas en los folículos tiroideos.

Para entender cómo se regula la tiroides (y también otras hormonas como el cortisol, los estrógenos, la testosterona, la prolactina, la hormona del crecimiento…) tenemos que subir unos centímetros hacia el cerebro, concretamente a una estructura muy pequeña pero con muchísimo poder: **la hipófisis**. Imagina que es como una especie de «central de mando hormonal». Situada justo en la base del cráneo, detrás de los ojos, recibe constantemente señales del cerebro para coordinar lo que tienen que hacer nuestras glándulas. A pesar de su tamaño pequeño (no más grande que un guisante), la hipófisis tiene la **capacidad de decirle a la tiroides cuándo tiene que trabajar más o menos a través de una hormona que produce ella misma**: la TSH (hormona estimulante de la tiroides).

Pero claro, alguien tiene que indicarle a la hipófisis cuándo tiene que emitir esa orden, y aquí entra en juego el hipotálamo. El **hipotálamo** es como el «**jefe silencioso**», una estructura que está justo por encima de la hipófisis y que actúa como el gran sensor del cuerpo. Detecta si hay suficiente hormona tiroidea circulando por la sangre. Si ve que no hay bastante, le manda una señal a la hipófisis en forma de una hormona llamada «TRH», para que esta, a su vez, a través de la TSH, le pida a la tiroides que trabaje más. Y si hay demasiada hormona tiroidea, reduce esa señal para que la tiroides baje las revoluciones.

El esquema es tal que así: **TRH → TSH → T4 y T3**. Cuando hay suficiente T4 y T3, estas llegan al cerebro para avisar al hipotálamo de que todo está OK y, por tanto, todo se mantiene. Si hay una cantidad por encima de lo normal de T4 y T3, esta información llega al hipotálamo y la hipófisis, y se disminuye la liberación de TRH y TSH, con lo que se consigue disminuir finamente la producción de T4 y la T3, y así mantenerlas en rangos normales. Sin embargo, si bajan demasiado las hormonas tiroideas, se «reactiva» todo: más TRH, más TSH y más T4 y T3.

He aquí un ejemplo maravilloso de que, en estado de salud, todo funciona en equilibrio. Cuando este fino equilibrio se pierde, aparece la enfermedad, por exceso o defecto de la función tiroidea, en este caso.

Asimismo, la **inflamación crónica de bajo grado** asociada a la **edad** y a numerosas enfermedades, como **las autoinmunes, las metabólicas o las autoinmuno-metabólicas,** puede afectar a este equilibrio por la liberación de citoquinas inflamatorias como el **TNF-alfa**. Es más, los **corticoides** usados para muchas de estas enfermedades autoinmunes pueden también afectar este equilibrio, al disminuir la liberación hipofisaria de la TSH y, por tanto, influir en la correcta producción de T4 y T3 y de ahí a todas las funciones celulares, que veremos más adelante, que están ejecutadas por la hormona tiroidea T3.

Otro ejemplo más de cómo **los tejidos hablan entre sí** y de que, en el cuerpo, un «simple» evento puede en mayor o menor medida afectar a nuestro equilibrio global.

Una vez que la TSH llega a la tiroides, se une a su puerta el receptor de la TSH. Las personas con **hipertiroidismo autoinmune**

tienen anticuerpos que actúan como una TSH falsa y estimulan continuamente, sin control, este receptor. De ahí que aparezca un exceso de hormonas tiroideas. **Una vez unida la TSH a su receptor**, le da el relevo al inositol 3-fosfato, que permite que se **sintetice la proteína tiroglobulina** a partir del aminoácido tirosina. Recuerda lo del relevo del inositol 3-fosfato, porque este es el razonamiento por el que luego, en el apartado de suplementación, te recomendaré el **myoinositol** para mejorar la sensibilidad de nuestra tiroides a la TSH y, por tanto, mejorar, sin alterar el eje hormonal en sí mismo, la función tiroidea).

La tiroglobulina es el esqueleto de las hormonas tiroideas y, después de formarse, gracias a la enzima **tiroperoxidasa tiroidea, une a la tiroglobulina una molécula de yodo**, lo que da lugar a la prohormona monoyodotironina (1 molécula de yodo con tiroglobulina) y a la diyodotironina (2 moléculas de yodo con tiroglobulina). Estas se unen posteriormente (2 diyodotironinas para dar lugar a tiroxina/ T4 [4 moléculas de yodo] o T3 [1 monoyodotironina + 1 diyodotironina = 3 moléculas de yodo]). Las personas con autoinmunidad tiroidea, generalmente de hipotiroidismo autoinmune, tienen anticuerpos contra la enzima tiroperoxidasa tiroidea; de ahí que su función tiroidea no funcione bien, ya que tanto el esqueleto como la enzima TPO implicada en la síntesis tiroidea están siendo atacadas y destruidas.

Ahora entiendes por qué el yodo se necesita en **cantidades normales** (150 mcg de yodo en población general, cantidades más altas en el caso de embarazo [220 mcg] y lactancia [290 mcg]) **para una adecuada síntesis de hormonas tiroideas**, y por qué, excepto quien tiene **hipertiroidismo**, el yodo debería formar parte de nuestra alimentación, incluyendo a personas con hipotiroidismo, a quienes muchos compañeros de profesión les recomiendan evitarlo. Lo hacen bajo la supuesta creencia de que más yodo estimula la autoinmunidad, pero una cosa es tomar cantidades ingentes y otra muy diferente es dar lo mínimo para que una tiroides funcione bien. Es como querer hacer un brownie de chocolate sin chocolate... Esto es, no estoy diciendo que se necesiten alterar las proporciones de la receta del brownie y doblar las cantidades de chocolate (tomar cantidades ingentes de yodo), pero sí que hay que poner lo que toca (un mínimo). Como ves, las hormonas tiroideas tienen nada más y nada menos que 4 átomos de yodo en la T4 y 3 átomos de yodo en la T3. ¿Cómo producimos hormonas tiroideas sin eso? Yo todavía no lo entiendo… **Al final, más no es mejor; mejor es mejor**. No obstante, al final del capítulo haré una breve aclaración sobre este debate acerca del yodo y la salud tiroidea.

Generalmente, la fuente dietética fundamental es la **sal yodada**. No vale cualquier sal, es decir, la sal en escamas, la sal rosa o la sal celta no llevan yodo, salvo que indique «yodada»; hasta mi saber, solo la sal marina yodada tiene yodo. Otras fuentes de yodo son las algas, los lácteos, los mariscos y la yema de huevo. En cuanto a las algas, no suelo recomendarlas. En función de la especie, puede haber más de 55 veces de diferencia en concentraciones de yodo. Por ejemplo, el alga kombu puede tener más de 2.000 mg de yodo por kg, mientras que el alga nori tiene 36 mcg de yodo por kg. Por otra parte, dentro de la misma especie, en función del agua donde haya crecido, la época del año o las condiciones de procesamiento, pueden tener más o menos yodo, lo que las hace una fuente impredecible para el consumo diario.

Además, en este proceso de síntesis de hormonas tiroideas se necesita que nuestra glándula tiroides tenga **los micronutrientes** necesarios para que todos los subproductos derivados de la síntesis de estas hormonas (como haríamos después de, por ejemplo, preparar una receta de comida: las cáscaras de huevos, los utensilios usados, etc.) **se limpien, para evitar que se acumulen y aumente el estrés oxidativo en la glándula tiroides**. Esto repercutiría no solo en una disminución de la función tiroidea, sino, en personas predispuestas, en la aparición de autoinmunidad tiroidea que con el tiempo puede derivar en hipotiroidismo (en el caso de la enfermedad de Hashimoto) o en hipertiroidismo (en el caso de la enfermedad de Graves).

En este sentido, los micronutrientes clave para mantener una tiroides «limpia» de exceso de radicales libres oxidantes son: el **selenio**, el magnesio, la vitamina B3 y la B1, ya que ayudan a que se pueda formar el NADPH necesario para que la enzima glutatión reductasa **recicle el glutatión** (el antioxidante enzimático endógeno por excelencia) y que este «limpie» todos los residuos. Además de reciclar el glutatión y así ahorrar el gasto de este, también podemos ayudar a **sintetizar nuevo glutatión** que nos ayude a eliminar el exceso de radicales libres oxidantes derivado del propio proceso de síntesis de hormonas tiroideas con la **N-acetilcisteína**. En cuanto al selenio, se ha demostrado que la combinación de selenio y myoinositol es capaz de reducir de manera efectiva los anticuerpos antitiroideos tipo anti-TPO y anti-TG, típicos de las personas con autoinmunidad tiroidea y enfermedades como la enfermedad de Hashimoto o enfermedad de Graves. Pero esto te lo resumiré al final del capítulo. Por ahora, que te suene el porqué, para que al final sepas el razonamiento de mis recomendaciones.

Ante tu más que razonable pregunta de por qué no dar glutatión directamente, la respuesta es que el glutatión de manera general se rompe en el tracto gastrointestinal por **vía oral**, y por tanto no merece la pena tomarlo, ya que no lo absorbes como tal. Es mucho más interesante dar los ingredientes para que tus células lo puedan producir autónomamente en función de sus necesidades.

Una vez que la hormona T4 está producida (y en menor medida la T3), sale desde la tiroides a la sangre y se transporta **unida** a unas proteínas, que son fundamentalmente:

- ○ **Globulina de unión a tiroxina (TBG):** el 75 por ciento de la T4 y T3 están unidas a la TBG.
- ○ **Transtiretina** (**TTR**; anteriormente conocida como «prealbúmina» y renombrada en reconocimiento a su papel en la unión a retinol como «**transporte de hormona tiroidea y retinol**»): el 20 por ciento de la T4 se une a la transtiretina junto con el 5 por ciento de la T3.

○ **Albúmina:** el 5 por ciento de la T4 se une a la albúmina junto con el 20 por ciento de la T3.

Por motivos didácticos vamos a quedarnos con la **TBG**, ya que es la más abundante y la que tiene más repercusión en la adecuada función del eje tiroideo. Y tú te preguntarás: **¿por qué es importante conocer a estas proteínas?** Porque tenemos que saber que, cuando **una hormona está unida a una proteína para circular en sangre, esa hormona es inactiva**. Es decir, por mucho que en sangre esté presente y lo podamos medir en los análisis, esa hormona no va a estar «libre» para poder entrar en las células y ejercer su función.

Así, **el cuerpo mantiene un estrecho control de los ejes hormonales** e impide que de manera descontrolada todas las hormonas producidas en diferentes glándulas entren de «golpe» a las células y se descontrolen las funciones. Otro punto más de equilibrio hormonal.

Como verás a lo largo del libro, **la idea que más te voy a repetir es que el cuerpo siempre tiende al equilibrio**, y para ello, durante miles de millones de años en la evolución humana, se han diseñado **múltiples puntos de control hormonal** para que, si una parte del eje falla, al menos haya otras que compensen. Así, **estas proteínas transportadoras van a permitir que las hormonas circulen en sangre, y además van a controlar cuánta hormona está disponible libre** para que entre al interior de las células, y ahí, la T4 pueda convertirse en la T3 y la pequeña cantidad de T3 que ya sale de la tiroides comience a hacer su efecto.

Antes de entrar a explicarte la peculiaridad de la activación de la hormona T4 inactiva en T3 activa, y por qué **la hormona T3, excepto en casos contados de patología como el hipertiroidismo, no se debe medir en sangre** (pues es una molécula **intracelular**), te tengo que decir que hay **condiciones que pueden producir que tengamos mucha TBG o poca TBG**, lo que afecta por tanto a la proporción de hormona libre disponible.

En condiciones donde hay **demasiada TBG**, hay demasiada hormona T4 unida a esta proteína y, por tanto, **menos porcentaje de T4 disponible** para entrar en las células. Esto puede llevar a una disminución de los efectos de las hormonas tiroideas (sin tener un problema de tiroides, porque tu tiroides funciona bien, el problema está en la proteína que transporta estas hormonas). Es como cuando **pides una pizza a domicilio**: el pizzero hace la pizza que tú has pedido, pero si el responsable de llevártela a casa se pierde o a medio camino se para a descansar, tu pizza no llegará, aunque en el restaurante te la hayan hecho perfecta... Pues esto es igual: cualquier condición que afecte de manera anormal a estas proteínas puede alterar todo.

Por eso, para medir de manera correcta una hormona en sangre, en aquellos casos que sea técnicamente posible, no solo hay que medir la hormona total (en el caso de la hormona tiroidea T4, que es la que se puede medir en sangre en condiciones normales: T4 total = T4 libre + T4 unida a TBG, transtiretina o albúmina), sino también la T4 libre, que es la que está disponible para entrar en las células.

¿Por qué es importante? **Porque si solo medimos la hormona total, puede darnos «normal» a expensas de que mucha circule unida a las proteínas (y, por tanto, inaccesible a las células).**

Las condiciones más habituales que cursan con **alteraciones en los niveles de TBG son**:

○ **Los estrógenos:** los **estrógenos aumentan los niveles de TBG**, de manera que cualquier condición donde haya un marcado aumento de los mismos, como el embarazo o la toma de anticonceptivos hormonales, va a elevar la cantidad de TBG, por lo que la hormona libre disponible es menor. Esto lo saben bien las mujeres con hipotiroidismo y durante el embarazo, o que inician la toma de anticonceptivos, pues habitualmente deben subir las dosis del fármaco levotiroxina (hormona T4) para mantenerse controladas en cuanto a síntomas y signos, puesto que la TBG incrementa la inactivación de la T4, lo que hace que no tengan la suficiente para realizar sus funciones celulares.

Asimismo, puedes preguntarte por otras condiciones como la **etapa de la menopausia**, donde puede haber una disminución de la TBG y, por tanto, «más hormona tiroidea activa» porque hay menos estrógenos, ergo menos proteína TBG que la inactiva… Pero aquí nos juntamos con que, con el paso del tiempo en mujeres y en hombres, hay una disminución de la producción de hormonas tiroideas. De ahí que lo comido por lo servido, y generalmente (así es la fisiología del cuerpo humano) incluso predomina el descenso de la función tiroidea. Por eso, con el paso de los años, todas las funciones metabólicas (metabolismo de proteínas, grasas, carbohidratos, absorción de vitaminas y minerales, etc.) asociadas a las hormonas tiroideas (que explicaré más adelante) predominan (todavía la edad nos puede).

○ **Condiciones que DISMINUYEN la TBG:** los andrógenos, la hormona del crecimiento (clave en los niños y adolescentes, lo que garantiza una sinergia entre esta hormona y las hormonas tiroideas para el adecuado crecimiento, al permitir que haya más hormona tiroidea libre que pueda ayudar al metabolismo y por tanto al desarrollo adecuado en esta etapa), los glucocorticoides, la insuficiencia hepática, la enfermedad grave no tiroidea, las nefropatías perdedoras de proteínas (por pérdida de la TBG en el riñón) o los trastornos gastrointestinales.

Una vez que **la hormona T4 que está libre entra en las células**, debe convertirse en su **hormona activa, la T3**. Como te he dicho antes, solo una pequeña cantidad de la hormona activa T3 se produce en la tiroides en situaciones normales, y esto tiene todo el sentido del mundo y pone de manifiesto **lo maravilloso que es el cuerpo humano y que su fina regulación está en equilibrio.**

Fíjate, el hecho de que nuestra glándula tiroides produzca la mayor parte de la hormona tiroidea en forma de T4 inactiva permite que **cada célula del cuerpo se autorregule en función de sus necesidades, que cambian en cada momento**. Es decir, si nuestras hormonas tiroideas salieran activas directamente desde la tiroides, nuestras células no podrían elegir en qué momento activarlas, lo que podría llevar a un exceso de función tiroidea, por ejemplo, en el corazón (apareciendo taquicardias), en los huesos (produciendo osteoporosis) o en el cabello (produciendo caída del cabello). **Por eso es clave que nuestro cuerpo haya creado un intermedio: la hormona T4, que tiene el poder de convertirse en la hormona tiroidea T3 activa cuando y como lo necesite.**

En este sentido, y puesto que la hormona tiroidea activa T3, como ves, se produce mayoritariamente **dentro** de las células y cada célula la usa, **no sale a la sangre**. De ahí que medir tanto la hormona T3 como su versión inactiva tras su uso, la rT3, no sea útil hoy en día porque **no podemos medir lo que ocurre en el INTERIOR de las células con respecto a esa hormona**, solo medimos lo que hay en la sangre que proviene de la tiroides, y eso representa menos del 20 por ciento de la película completa. Es decir, que tengas una T3 «bien» en sangre no quiere decir que tus células tengan niveles adecuados. Por ejemplo, puede ser que no la estén activando bien en su interior o que se esté inactivando excesivamente en forma de rT3. **Todo esto** ocurre **dentro** de las células, no en la sangre.

Por eso, solo se debe medir la T3 en sangre cuando se sospeche que la tiroides está mal, en concreto, que ha decidido producir **mucha mucha** hormona T3, como ocurre en ciertos casos de **hipertiroidismo**. En esos casos sí que medimos la hormona T3 en sangre, porque ahí sí que tiene sentido, ya que medimos ese porcentaje de hormona T3 producida por la tiroides que, de manera normal, es ínfimo, pero que en situaciones de patología como el hipertiroidismo está aumentada. **¿Ves la sutil diferencia?**

Por eso creo que es clave que sepas esto, porque en redes sociales o en internet mucha gente te sugiere que siempre hay que valorar la T3

EN SANGRE, y eso confunde. Además, bajo mi punto de vista, refleja el no conocimiento completo de la fisiología tiroidea.

Ahora, la siguiente pregunta que te harás es: «**Isa, ¿y quién se encarga de activar la hormona T4 a T3 en el interior de las células permitiendo que se active cuando y como se necesite?**». Pues unas enzimas denominadas desyodasas tipo 1 y tipo 2 (desyodar = quitar un yodo, pasando de T4 con 4 moléculas de yodo a T3 con 3 moléculas de yodo).

Para que estas enzimas funcionen bien se necesita, entre otras cosas, **selenio, zinc y coenzima Q10**. El selenio y zinc permiten que se forme bien la T3, y la coenzima Q10 evita que se inactive prematuramente la hormona T3 a rT3 (versión inactiva de la T3) por medio de la desyodasa tipo 3. Todos estos micronutrientes te los agruparé al final del capítulo, no te preocupes. Pero necesito que sepas el porqué de las cosas. Es decir, las recomendaciones de micronutrientes siempre tienen un porqué, y creo que conocer ese porqué te permite saber más para temer menos y elegir mejor (frase que repetiré mucho a lo largo del libro porque creo que es la base de todo lo que pretendo transmitirte de la mejor manera que pueda y sepa).

Tabla esquemática de las principales diferencias entre la hormona T4 (producida en la tiroides o ingerida en forma de sal sódica en personas que requieren sustitución hormonal por hipotiroidismo) y la T3 (hormona activa realmente producida en el interior de las células y una pequeña parte en la tiroides):

PROPIEDAD HORMONAL	T4	T3
Fracción procedente de la tiroides	100 %	20 % (solo el 20 % del total de hormonas tiroideas producidas por la tiroides)
Vida media en sangre	7 días (por eso, si tomas el fármaco levotiroxina y olvidas una toma, puedes tomarlo al día siguiente, ya que el efecto del fármaco no es agudo, sino que dura bastante tiempo)	18 horas, vida media muy corta; por eso, si decides hacer terapia con T3, hay que darla incluso varias veces al día

(Continúa)

Tabla esquemática de las principales diferencias entre la hormona T4 (producida en la tiroides o ingerida en forma de sal sódica en personas que requieren sustitución hormonal por hipotiroidismo) y la T3 (hormona activa realmente producida en el interior de las células y una pequeña parte en la tiroides): *(continuación)*

PROPIEDAD HORMONAL	T4	T3
Concentraciones en sangre de la hormona total	8 mcg / 100 ml	0,14 mcg / 100 ml Concentraciones muy bajas en sangre porque la mayor parte está en el interior de las células, no en la sangre, en situaciones normales
Cuánta hormona está dentro de las células	20 %	70-80 % (la mayor parte de la T3 está en el interior porque se produce a partir de la conversión de la T4 que ha entrado)
Potencia metabólica	0,3	1 (la más activa y, por tanto, considerada de manera general la hormona funcional)

Antes de pasar a explicarte qué funciones cumplen las hormonas tiroideas, es indispensable que entiendas el eje que regula todo lo que te he contado. ¿Por qué? Porque, tal y como te he esbozado al principio de este capítulo, este proceso de producción de TRH → TSH → T4 y, en menor medida, T3 → transporte en la sangre → entrada en la célula y función, no es infinito. Es decir, todo esto está sujeto a un control de retroalimentación negativa/positiva, ya que no podemos estar infinitamente estimulando esto, porque entonces todo el mundo tendría muchísima hormona tiroidea. Y esto, como has visto a lo largo del libro, va en contra de nuestra máxima: el cuerpo está sano cuando sus hormonas están en equilibrio. Ni mucho ni poco. Los excesos siempre son un problema, y en las hormonas, más todavía.

Así, en el cerebro, la T3 formada se encarga de decirles a las células del hipotálamo productoras de TRH: «Oye, mira que hay bastante hormona tiroidea, aquí estoy yo para que lo veas. No estimules tanto a la hipófisis». Entonces la señal de la TRH disminuye, y con ella la

TSH, evitando así que se produzca demasiada cantidad de hormonas tiroideas.

En contrapartida, cuando en el cerebro hay poca activación de T3 (porque anticipa que va a haber poca T4 disponible), el hipotálamo «echa en falta» la T3 y dice: «Ostras, ¡tengo que estimular el eje!». Y manda más TRH para que la hipófisis produzca más TSH, y esa mayor TSH estimula a la tiroides para que deje de producir poquita hormona tiroidea y la mantenga bien.

De ahí que las alteraciones de la tiroides siempre se detecten antes con la TSH que con las propias hormonas tiroideas (T4 y T3), porque el cerebro siempre se adelanta. Los cambios de la TSH se anticipan para evitar que nosotros notemos los síntomas de una bajada de hormonas. **El cuerpo nos protege hasta donde puede, y cuando ya la estimulación al alza o a la baja de la TSH no es suficiente, se manifiestan cambios por defecto o exceso de hormonas tiroideas.** Es entonces cuando nosotros lo podemos ver en los análisis, pero antes el cuerpo ha estado compensándolo durante meses.

Este complejo sistema está en equilibrio siempre que no tengamos otras condiciones concomitantes. Ya sabes que los tejidos hablan entre sí y que todo en el cuerpo está conectado. Así, hay determinadas situaciones que pueden requerir fármacos que afectan a este equilibrio normal. Te pongo un ejemplo de cómo, «sin tener ningún problema primario de tiroides», podemos, de hecho, sufrir alteraciones en las funciones dominadas por las hormonas tiroideas al necesitar determinados fármacos. (Ojo, esto no quiere decir que no haya que tomar estos fármacos, solo que conozcas que, si tienes ciertos síntomas de alteraciones tiroideas como los que describiré a continuación, puedas saber que esto existe).

ALGUNOS FÁRMACOS QUE PUEDEN AFECTAR AL EQUILIBRIO TIROIDEO		
EFECTO SOBRE LA TIROIDES	TIPO DE FÁRMACO	CONSECUENCIA FINAL
Afecta al control del eje tiroideo-hipotálamo-hipófisis-tiroides	Fármacos inhibidores del punto de control (anti-PD-L1, anti-PD-1 o anti-CDLA-4) usados para ciertos tipos de tumores, glucocorticoides, fármacos usados para la enfermedad de Parkinson o la metformina	Disminuyen la producción de TSH, con lo que pueden producir hipotiroidismo central. Es decir, que, por disminución del estímulo de la TSH por la reducción de la producción central de ella, la tiroides disminuye su efecto
Afecta a la síntesis de función tiroidea	Contrastes yodados, fármacos con alto contenido de yodo en sus moléculas como el litio o la amiodarona	Pueden aumentar o bloquear la producción de la tiroides especialmente en personas con nódulos o problemas de tiroides previos
Aumentan la autoinmunidad tiroidea	Alemtuzumab (para la esclerosis múltiple) y fármacos inhibidores del punto de control (anti-PD-L1, anti-PD-1 o anti-CDLA-4)	Pueden producir hipotiroidismo tras un periodo transitorio de hipertiroidismo (tirotoxicosis)
Afectan a la proteína de unión de la tiroides	Estrógenos orales, moduladores selectivos de los receptores de estrógenos (tamoxifeno, raloxifeno) andrógenos, glucocorticoides, heparina, algunos antiinflamatorios	Aumentan la proteína de unión a hormonas tiroideas TBG, con lo que se incrementa la concentración total de hormonas tiroideas, pero sin afectar a la porción libre y activa
		Disminuyen la proteína de unión a hormonas tiroideas, con lo que se reduce la porción total de hormonas tiroideas, pero sin afectar a la porción libre activa
Afectación de la activación de las hormonas tiroideas	Amiodarona (para las arritmias cardiacas), corticoides como la dexametasona, altas dosis de propanolol (beta bloqueante) o el propiltiouracilo	Disminuyen la activación de la T4 a t3
Causa resultados analíticos anormales en personas SIN problemas de tiroides	Biotina, heparina	Suelen producir un falso descenso de la TSH, un ascenso de la T4 dando imagen de hipertiroidismo. Incluso pueden positivizar falsamente los niveles de autoanticuerpos tiroideos anti-TPO y anti-Tg

Funciones de la hormona tiroidea T3

Ahora sí, después de todo esto, tenemos la hormona T3 producida en el interior de las células, y te dirás: «Menudas funciones clave debe tener esta hormona tan compleja y maravillosamente regulada, ¿no?».

Pues en efecto, las funciones de la hormona T3 son globales, vitales y esenciales para todo el metabolismo de todas las células. **Vamos a destacar algunas:**

1. **Piel:**

    En la salud de la piel y de las glándulas sebáceas, las hormonas tiroideas influyen de diversas maneras, y ponen de manifiesto el papel único y ubicuo de los receptores para estas hormonas en el órgano con más superficie que tenemos: la piel.

    Las hormonas tiroideas son claves en el correcto equilibrio de la cantidad de glucosaminoglicanos como el ácido hialurónico o el condroitín sulfato B presentes en la dermis de la piel o tejidos articulares. Estas moléculas son fundamentales para aportar la **correcta hidratación y apariencia de piel tersa y jugosa** (característica de la juventud), así como la correcta hidratación e integridad de los tejidos articulares.

    En el **hipotiroidismo** se produce una alteración en la eliminación de estos compuestos, lo que lleva a una acumulación de los mismos en la dermis, lo que produce edema palpebral (bolsas en los ojos), en el dorso de las manos y pies o en la fosa supraclavicular. En casos de hipotiroidismo grave, la manifestación más extrema de esta acumulación se denomina «mixedema», que afecta a todo el cuerpo.

    En contrapartida, **un exceso de hormona tiroidea** lleva a un elevado consumo de dichos compuestos, lo que favorece la aparición de piel fina y frágil, dolores articulares por pérdida de componentes de lubricación articular y pérdida de la integridad de los cartílagos.

Asimismo, las hormonas tiroideas son claves en la **regulación de la oxigenación sanguínea de la piel, ya que modulan el calibre de los vasos sanguíneos**. Ese es el motivo de que en el **hipotiroidismo** se produzca una vasoconstricción de los capilares, que da lugar a una piel pálida, mientras que en el **hipertiroidismo** puede aparecer enrojecimiento de la piel, especialmente en la cara, y piel cálida por un aumento del flujo sanguíneo.

Por otra parte, las hormonas tiroideas también modulan la **secreción de las glándulas sebáceas y sudoríparas**. Así, una insuficiente cantidad de hormona tiroidea puede dar lugar a una piel seca y áspera. En contrapartida, un exceso de hormonas tiroideas puede dar lugar a una piel grasa, aparición de acné y sudoración excesiva, especialmente en las palmas de las manos.

Por último, en relación con la función clave de las hormonas tiroideas en la salud de la piel, siendo esto característico de la disminución de su función, se puede producir una **hiperpigmentación anaranjada de las palmas y plantas de los pies** conocida como «**carotenemia**». (No obstante, también se puede producir por la ingesta de cantidades muy altas de alimentos ricos en carotenos como zanahorias, boniato, calabaza, brócoli…).

Esta coloración anaranjada se debe a que la **disminución de las hormonas tiroideas produce una menor conversión de carotenos como el alfa y beta caroteno a retinol**, por lo que aumentan los niveles de carotenoides en sangre y se favorece su precipitación. En menor medida, las personas con hipotiroidismo suelen tener un aumento de los lípidos sanguíneos que transportan los carotenos, por lo que a más lípidos, más capacidad de transporte y mayor probabilidad de que se acumulen. Si tienes más coches por una misma carretera hay más probabilidad de que haya atascos que si circulan solo unos pocos coches; pues lo mismo: más lípidos = más carotenos transportados = más probabilidad de acumulación en palmas y plantas.

2. Pelo:

Las hormonas tiroideas son una hormona poco valorada en la salud capilar, pero muy importante. De hecho, tanto el **hipertiroidismo como el hipotiroidismo se asocian a pérdida de cabello** (en el hipotiroidismo, además, se produce una pérdida de cabello característicamente en la **cola de las cejas**). Esto se debe a que las hormonas tiroideas intervienen en procesos críticos para la salud capilar como:

○ Estimulación del ciclo del folículo piloso:

Las hormonas tiroideas son moduladoras del ciclo capilar, especialmente favorecen la fase anágena (fase de crecimiento del cabello). Cuando hay alteraciones tiroideas, se altera el equilibrio normal entre crecimiento y caída del cabello, lo que puede producir un tipo de caída capilar conocida como «**efluvio telógeno**».

En concreto, en la insuficiencia de hormona tiroidea se acorta la fase de crecimiento (anágena) y aumenta la fase de reposo (telógena). Como resultado el cabello se vuelve más fino, quebradizo y propenso a la caída.

En contrapartida, un exceso de hormona tiroidea, y aunque pudiera parecer que más hormona tiroidea = más tiempo en fase anágena = más cabello en el cuerpo, no funciona así, ya sabes: **más no es mejor, mejor es mejor**.

Un exceso de hormona tiroidea sobrepasa la capacidad de crecimiento del cabello, «se agota» el folículo piloso, deja de crecer y entra en la fase de caída (fase telogénica), lo que produce una caída difusa. **Para aclarar por qué tanto una insuficiencia como un exceso de hormona tiroidea te pueden afectar a la salud capilar, imagina que tienes una planta**: si no le da el sol ni la nutres, se marchitará (hipotiroidismo y caída capilar); mientras que si la inundas de agua y la expones a demasiado sol y calor, se secará y también dejará de crecer y se marchitará (hipertiroidismo y caída capilar).

○ **Cambios en el tipo de cabello:**
Independientemente de la caída, la alteración en el equilibrio de la función tiroidea también puede dar lugar a cambios en las propiedades del cabello: más o menos graso, más o menos grueso.

Esto se debe a que la hormona tiroidea T3 activa es clave para la correcta actividad de los queratinocitos, por lo que un exceso o un defecto afecta a la correcta producción y eliminación de queratina, y por tanto a la estructura y resistencia del cabello (y de las uñas).

○ **Vascularización del folículo piloso:**
Tal como contábamos en la piel, las hormonas tiroideas también son claves para la vascularización del folículo piloso. Cualquier alteración en ellas afecta a la nutrición de la papila dérmica y, por tanto, menos nutrientes y oxígeno = peor crecimiento y salud capilar.

○ **Factores de crecimiento:**
Por último, la hormona tiroidea T3 modula la producción capilar de factores de crecimiento, por lo que cualquier alteración de la misma afecta a la velocidad y magnitud del crecimiento del cabello.

3. Sistema gastrointestinal:

Las hormonas tiroideas juegan un papel indispensable en el correcto metabolismo de nutrientes. Primeramente, **permiten que se produzca la cantidad adecuada de ácido clorhídrico que es necesaria** (y por eso el cuerpo lo produce; recuerda que el cuerpo no produce nada que no necesite, y si existe, tiene una función positiva; ahora bien, como todo, en equilibrio) **para la digestión adecuada de proteínas**, al permitir que el pepsinógeno se convierta en pepsina y las proteínas se rompan en aminoácidos, moléculas que absorbemos para la síntesis de proteínas corporales.

Por otra parte, el pH ácido del estómago (conseguido, entre otras cosas, gracias a una adecuada función tiroidea) **es necesario para absorber vitaminas y minerales como la vitamina B12 o el**

hierro. Ambos micronutrientes **son claves** no solo para la correcta síntesis de hemoglobina (de ahí que una inadecuada función tiroidea se asocie a anemia de diferentes tipos: tanto microcítica [falta de hierro], macrocítica [falta de B12)] o incluso normocítica [si falta hierro y B12 se «compensa» lo macro y lo micro y se queda una anemia "normocítica"]. Esto lo veremos más adelante en la parte de hormonas tiroideas y funciones en las células sanguíneas).

Además, el **hierro**, entre otras cosas, es necesario para la síntesis de otras moléculas clave como la **tiroperoxidasa tiroidea** (que ya sabemos por las páginas anteriores, por eso me encanta explicarte todo, porque así poco a poco puedes ver cómo **todo** en el cuerpo está conectado, que es una enzima necesaria para la producción tiroidea) y **la producción de colágeno u óxido nítrico** (necesario para la correcta vascularización de los órganos desde músculos hasta los órganos del aparato genital).

La vitamina B12 es indispensable para la correcta división de nuestro material genético necesario para la supervivencia celular. **Además, la vitamina B12 juega un papel fundamental en la salud cognitiva y el estado de ánimo.** Tanto es así que la **falta de vitamina B12 es una de las pocas causas de demencia reversible.** Muchas personas con una **insuficiente función tiroidea pueden presentar un estado de ánimo bajo y pérdida de memoria**, no solo por el papel directo que tienen las hormonas tiroideas en la salud cognitiva al modular y favorecer la correcta comunicación neural, sino porque, como te he dicho, una disminución de la hormona tiroidea produce una falta de ácido clorhídrico. Esto causa una disminución de la absorción de vitamina B12 y también afectación de la memoria, ya que la B12 es fundamental para la **correcta mielinización nerviosa** y su falta lleva a la formación de **ácido metilmalónico**, que es directamente tóxico sobre la capa de protección nerviosa y destruye la protección neuronal y nos hace más susceptibles de experimentar pérdidas de memoria.

En cuanto a la **motilidad intestinal**, la hormona tiroidea T3 favorece el **peristaltismo/tránsito intestinal** de dos maneras: tanto **directamente**, al ayudar a la contracción del músculo liso intestinal, como **indirectamente**, al favorecer el correcto funcionamiento del sistema nervioso entérico (el sistema nervioso exclusivo del intestino), ya que estimula la expresión de acetilcolina intestinal. En el intestino, la acetilcolina es un neurotransmisor clave para la correcta motilidad intestinal. De hecho, ciertos fármacos que se dan para otras condiciones como la alergia, la depresión o la incontinencia urinaria pueden producir estreñimiento porque, entre otras cosas, disminuyen la acetilcolina intestinal.

De estas funciones clave de la hormona T3 podemos intuir que un **exceso de hormona** tiroidea acelera «demasiado» el tránsito, lo que produce en muchos casos diarrea o aumento de la frecuencia de las deposiciones, e incluso mala absorción de nutrientes (el rápido tránsito intestinal no permite que el intestino delgado tenga el tiempo suficiente para absorberlos, especialmente en el caso de vitaminas liposolubles [A, D, E, K1 y K2] y grasas esenciales). Esto puede llevar a deficiencias nutricionales y pérdida de peso. Una insuficiencia tiroidea, por el contrario, incrementa las probabilidades de aparición de estreñimiento y distensión abdominal por falta de adecuada motilidad. Asimismo, esa insuficiente motilidad intestinal asociada al **hipotiroidismo** puede predisponer al **sobrecrecimiento bacteriano** (SIBO) (menos movimiento, mayor tiempo para que la comida fermente y crezcan bacterias que deberían estar en menor cantidad).

4. Músculo:

La hormona tiroidea T3 es clave para la correcta **síntesis de las fibras musculares**, tanto las de tipo I (también conocidas como «fibras musculares rojas o de contracción lenta») como las fibras musculares tipo II (contracción rápida o fibras blancas). (Este tema lo ampliaremos en el capítulo del músculo y la vitamina D). Estas fibras musculares tipo II rápidas son clave especialmente porque son las que más se pierden con la edad y las que nos permiten no solo correr esprints, sino, por ejemplo, no caernos cuando nos tropezamos. Es decir, esas fibras que se activan para permitirnos mantener el equilibrio son las fibras musculares tipo II. Por eso, las personas de edad avanzada, cuando se tropiezan, suelan caerse en vez de mantener el equilibrio, debido, entre otros factores, a la pérdida de estas fibras musculares tipo II que, entre otras cosas (por ejemplo, la falta de vitamina D), **están influidas por la hormona tiroidea T3, que curiosamente disminuye con la edad... ¿Ves cómo todo tiene un porqué? Es maravilloso, ¿verdad?**

Así, un adecuado nivel intracelular de hormona tiroidea T3 es **clave para activar la maquinaria genética que permite la correcta expresión y síntesis de ambas fibras musculares.** Además, la hormona T3 influye también en los **procesos de inervación muscular, lo que permite un correcto equilibrio entre la contracción y la relajación muscular.** Por eso, las personas con **hipertiroidismo** pueden tener cansancio y fatiga muscular por excesivos ciclos de contracción y relajación. Las personas con **insuficiente función tiroidea** o con problemas de activación intracelular de la T4 a T3 pueden experimentar lentitud de movimientos y dolor muscular porque se pierde ese equilibrio entre los ciclos de contracción-relajación. Esta situación es típica de la edad, donde no solo hay una disminución de la producción de hormonas tiroideas desde la tiroides, sino también una disminución de la activación intracelular de la hormona T4 a T3.

Asimismo, al ser «más lentos» los ciclos de contracción-relajación muscular, los músculos trabajan menos, por lo que consumen menos energía/calorías, y esto es parte causal de la disminución del metabolismo asociado a una inadecuada función tiroidea. Es decir, cuando ponemos a funcionar los músculos, estos no consumen las calorías adecuadas, lo que hace que, con el mismo ejercicio, es posible que las personas con hipotiroidismo no tengan los mismos resultados que una persona con función tiroidea óptima, ya que sus músculos no gastan tantas calorías.

Ahora bien, esto parece revertir cuando la función tiroidea se mejora, aunque no de manera inmediata. Porque no solo hay que mejorar los análisis de la TSH optimizando, en el caso que se necesite, la toma de levotiroxina sódica (forma farmacéutica de T4), sino que hay que asegurar que intracelularmente se produce de manera efectiva la conversión de T4 a T3. Una vez que eso suceda, hay que dejar un tiempo para que esta hormona vuelva a poner en marcha la maquinaria adecuada de síntesis de fibras musculares, así como devolver equilibrio entre los ciclos de contracción-relajación. **En la parte final del libro te contaré algunas medidas que pueden optimizar esta conversión, no te preocupes.**

5. Salud ósea:

Las hormonas tiroideas son fundamentales para el crecimiento normal y la maduración del esqueleto. Estas funciones las cumplen de manera directa gracias a los receptores para la hormona tiroidea T3 presentes en los huesos, que permiten estimular los **centros de osificación** y a la vez se encargan de la remodelación del hueso (la destrucción controlada y necesaria para eliminar el hueso «antiguo» para que se sintetice nuevo hueso más resistente y adaptado a las diferentes cargas a las que está expuesto en el día a día) y de manera indirecta, por el papel que tienen las hormonas tiroideas en el metabolismo de proteínas (claves para la formación del colágeno y proteínas como la osteocalcina, fundamentales para la síntesis de hueso). Destacan asimismo las funciones que ejerce la hormona T3 en el equilibrio del calcio y el fósforo, minerales fundamentales en la composición del hueso.

Así, por ejemplo, un exceso de función tiroidea se asocia con un aumento de pérdida de calcio y fósforo por la orina y las heces, lo que reduce la disponibilidad de estos minerales, además de que estimula en exceso tanto la formación como la destrucción ósea. Con el tiempo, la formación comienza a claudicar al no poder seguir el rit-mo de la destrucción ósea por un recambio demasiado rápido, lo que conduce a una pérdida de hueso y un incremento marcado del riesgo de osteopenia u osteoporosis.

Sin embargo, una **inadecuada función tiroidea es mucho más relevante en la época del crecimiento, pues es una de las primeras causas de una talla baja**, afortunadamente rever-sible si se diagnostica y se trata a tiempo.

6. Salud cardiovascular:

El sistema cardiovascular tiene receptores para las hormonas tiroi-deas a lo largo de toda su superficie. De hecho, en el corazón, los adecuados niveles de hormonas tiroideas son claves para una co-rrecta frecuencia cardiaca y volumen de eyección del corazón (la cantidad de sangre que el corazón bombea a la circulación general). De ahí que **un exceso o defecto de los niveles de hormonas tiroideas pueda producir taquicardias como la fibrilación auricular o bradicardia, respectivamente**. Asimismo, las hor-monas tiroideas son necesarias para mantener la adecuada **tensión arterial**, lo que permite que la sangre llegue a todos los órganos. **Poca tensión arterial por una insuficiente hormona tiroi-dea** hace que los diferentes órganos y tejidos no se oxigenen bien, porque la sangre no tiene la «suficiente fuerza» para impulsarse y llegar a lugares alejados del corazón. **Esto explica por qué las personas con hipotiroidismo pueden tener más tendencia al frío** y la piel pálida, puesto que esta no recibe el adecuado flujo sanguíneo que lo permite… Además, esa disminución del flujo san-guíneo y la consecuente nutrición de los tejidos (con la sangre llegan el oxígeno y los nutrientes que necesitan las células) es también en parte responsable de la disminución del metabolismo basal de las diferentes células y órganos.

7. Metabolismo energético:

Una de las cosas que más comúnmente se conoce de las hormonas tiroideas (especialmente la T3 activa) es su **papel como «acelerador» del metabolismo. Es decir, se asocia: hormona tiroidea = mejor metabolismo**. ¿Esto por qué es? Pues porque la hormona tiroidea T3 es fundamental para modular cómo usamos los nutrientes: cuánta proteína construimos o degradamos, cuánta grasa movilizamos o almacenamos, y cómo usamos la glucosa como fuente de energía. Por lo que cualquier exceso o defecto en sus niveles puede afectar de manera global a nuestro uso de macronutrientes y, por tanto, a nuestro metabolismo.

En el caso del **hipertiroidismo**, donde hay un exceso de hormona tiroidea, se acelera todo: aumentan el apetito, la producción de calor y el consumo de energía. Pero aunque se coma más, el cuerpo quema tanto que puede llevar a un estado de déficit que, si se prolonga en el tiempo, produciría pérdida de peso y desnutrición de ciertos nutrientes. A nivel **muscular**, aumentan tanto la síntesis como la degradación de proteínas, pero gana la degradación. El resultado: pérdida de masa muscular, debilidad, pérdida de peso y, en casos más graves, incluso bajada de la albúmina en sangre (la proteína fundamental para el transporte de numerosas moléculas: desde la bilirrubina hasta las propias hormonas tiroideas, la testosterona, el cortisol…). En cuanto a las **grasas**, también ocurre algo similar: se activan tanto la formación (lipogénesis) como la destrucción (lipólisis), pero, de nuevo, predomina la destrucción. La explicación está en que las hormonas tiroideas activan las rutas mitocondriales de quema de grasa (β-oxidación) y además aumentan la respuesta del cuerpo a otras hormonas como la adrenalina, lo que acelera aún más la movilización y oxidación (quema) de grasas. Esto, aunque pueda parecer «algo bueno» en una sociedad donde el exceso de grasa corporal es predominante, de manera crónica no es algo adecuado, pues puede llevar a una desnutrición importante y a perder grasas esenciales que se necesitan para, por ejemplo, la síntesis de la bicapa lipídica que forma las membranas celulares que protegen las células y permiten que numerosas hormonas hagan su función.

En cambio, en el **hipotiroidismo**, todo va más lento. Baja el gasto metabólico basal (es decir, lo que tu cuerpo gasta simplemente por sobrevivir), la temperatura corporal suele ser un poco más baja, y la persona se siente con menos energía. **A nivel proteico**, tanto la síntesis como la degradación de proteínas se reducen, pero el balance es casi neutro. Aun así, como la síntesis es un poco más lenta, puede notarse un desarrollo muscular también más lento o dificultad para mantener la masa muscular, especialmente si hay otros factores como sedentarismo o mala alimentación.

En cuanto al metabolismo de la **glucosa**, aquí hay otro punto clave: la hormona T3 participa en la formación del **transportador de glucosa GLUT-4** en el músculo y en el tejido adiposo, que es lo que permite que la glucosa entre en las células. Si este mecanismo falla, la glucosa se queda circulando por la sangre, lo que puede dañar capilares, nervios y membranas celulares.

Por eso el músculo es tan importante, porque nos permite captar de manera autónoma la glucosa, incluso sin necesidad de insulina u hormona T3. Tener masa muscular es una de nuestras mejores herramientas para mantenernos sanos metabólicamente. En este caso también es un «órgano salvavidas» que nos protege cuando hay desequilibrios hormonales (sobre la importancia de la salud muscular tenemos un capítulo esperándonos más adelante).

Y otro dato no tan conocido: **al ir más lento el metabolismo general, también se ralentiza la eliminación de otras hormonas**. Esto puede ser un problema en, por ejemplo, personas con diabetes tipo 1 o tipo 2 que usan insulina inyectable, porque la insulina (por su metabolismo de eliminación más lento) puede durar más de lo esperado en sangre. ¿El resultado? Mayor riesgo de hipoglucemia. Así que en pacientes con hipotiroidismo que requieren el uso de insulina puede ser necesario ajustar las dosis para evitar sustos.

8. Sistema reproductivo:

En ambos sexos, las hormonas tiroideas influyen en el desarrollo sexual y en la función reproductiva. De hecho, el **hipotiroidismo infantil** (muchísimo más común que el hipertiroidismo), si no se trata, lleva a inmadurez sexual, y el hipotiroidismo juvenil provoca un retraso en la pubertad.

En la edad **adulta**, las hormonas tiroideas siguen jugando un papel clave en la salud reproductiva y sexual al **regular la amplitud y los pulsos de la hormona hipotalámica GnRH, modulando predominantemente la liberación de LH hipofisaria**. Esta modulación es clave porque la LH en **mujeres** se encarga, entre otras cosas, de la ovulación (y la producción necesaria de progesterona que permite un adecuado grosor y adecuación endometrial, importante para la salud endometrial en general, evitando sangrados excesivos y, en el caso de que se desee, para la correcta implantación y avance del embarazo) y de la producción adecuada de testosterona en el estroma ovárico, clave para, entre otras cosas, la modulación de la libido y la salud muscular en mujeres (que veremos más adelante en el capítulo correspondiente). En **hombres**, los picos de LH en amplitud y pulso adecuados son claves para que las células testiculares de Leydig produzcan la **testosterona** necesaria no solo para mantener la espermatogénesis local, sino para todas aquellas funciones dominadas por la testosterona: la libido, la función **eréctil**, la salud muscular, la salud cardiovascular y la salud cognitiva (como veremos más adelante en el capítulo correspondiente).

Estas funciones clave de las hormonas tiroideas en la salud reproductiva se pueden ver afectadas tanto en el caso de un exceso de la función tiroidea como en una falta de hormona tiroidea, asociada entre otras cosas a la edad. ¿Ves? Al final parece que «solo» perdemos salud reproductiva por el eje de las hormonas reproductivas estrógenos-progesterona-prolactina-testosterona, pero realmente, tal y como te he dicho en la introducción, **todo está conectado**

entre sí. Y esa es la clave de la salud y la longevidad: **entender que no podemos reducir el cuerpo humano a un eje hormonal o metabólico, que todo, absolutamente todo, está conectado** en mayor o menor medida. Por eso, optimizar la salud tiroidea también puede reportarnos, además de lo comúnmente asociado con más energía, una mejora de la salud general, al optimizar la producción de los niveles adecuados de las hormonas del eje gonadal (estrógenos-progesterona-prolactina-testosterona).

Por otra parte, las hormonas **tiroideas son claves en la adecuada síntesis de la proteína principal de transporte de andrógenos, la SHBG**, encargada de transportar la testosterona y, en menor medida, el estradiol, y de mantener un porcentaje de andrógenos y estradiol inactivos, en reserva, circulando por la sangre para evitar tener «demasiado» testosterona y estradiol a la vez, pero al mismo tiempo guardar siempre una reserva de estas hormonas por si fuera necesario liberarla y no perder las funciones clave de estas hormonas. Así, un **exceso de hormona tiroidea lleva a un aumento de la SHBG**, con lo que hay un aumento de la testosterona y el estradiol total (suma de la fracción de la hormona unida a SHBG + libre), pero menos testosterona y estradiol libres circulantes capaces de ejercer sus funciones (fracción de hormona libre = fracción de hormona capaz de actuar). Por otra parte, **una disminución de las hormonas tiroideas por debajo de los valores adecuados lleva a una disminución de la SHBG**, lo que implica una disminución de los niveles totales de testosterona y estradiol, pero aumentan las fracciones libres (libre = activa) capaces de actuar en los diferentes tejidos, con lo que puede haber manifestaciones de un exceso de andrógenos y estrógenos, que veremos en capítulos correspondientes.

Por último, pero no menos importante, **el embarazo en mujeres con anticuerpos antiperoxidasa tiroidea (anti-TPO) positivos**, pero con TSH dentro del rango normal, ha mostrado una mayor incidencia de partos prematuros y abortos espontáneos, lo cual puede revertirse con tratamiento. Incluso varios estudios apuntan al papel beneficioso de la combinación de **selenio y myoinositol** para la disminución de estos anticuerpos en la población general y en mujeres embarazadas.

9. Sistema nervioso:

La hormona tiroidea es esencial para el desarrollo del sistema nervioso central. Tanto es así que una deficiencia de hormona tiroidea en la vida fetal o en las primeras semanas de vida impide el **correcto desarrollo neurológico**, lo que lleva a una hipoplasia de las neuronas corticales y la afectación de la **mielinización** de los nervios (la cubierta protectora que asegura la integridad de las neuronas y la correcta transmisión del impulso nervioso. Imagina que la mielina es el recubrimiento de los cables de cobre de electricidad que se ponen para evitar que el cobre se dañe y se vea afectada la transmisión de la electricidad). Por último, pero no menos importante, los adecuados niveles de hormona tiroidea son necesarios para **una correcta vascularización y, por tanto, oxigenación y nutrición cerebral**.

En la edad adulta, las hormonas tiroideas siguen cumpliendo el mismo papel clave en la función cerebral. Sin embargo, y puesto que el neurodesarrollo ha finalizado, las consecuencias de unos niveles inadecuados de hormonas tiroideas no son tan marcadas. No obstante, unos niveles inadecuados hormonales tiroideos tanto por exceso como, sobre todo, por niveles subóptimos (desde una disminución propia de la edad hasta los casos de hipotiroidismo por enfermedad autoinmune, fármacos…) llevan a una alteración de la correcta transmisión del impulso nervioso y una afectación de la mielinización que hace que las personas puedan experimentar una «**neblina mental**», notar lentitud mental o pérdidas de memoria (de hecho, el hipotiroidismo, al igual que la falta de B12, como te dije, es una de las causas reversibles de demencia).

10. Otras funciones claves:

La hormona tiroidea T3 es **fundamental en la correcta producción de glóbulos rojos y en su adecuado metabolismo**. De ahí que un exceso de hormonas tiroideas puede dar lugar a anemia por sobreconsumo (el metabolismo celular incrementado aumenta asimismo el recambio de glóbulos rojos a tal velocidad que la producción no puede igualar). Del mismo modo, **aproximadamente el 3-6 por ciento de los pacientes con enfermedad de Graves** (el hipertiroidismo de causa autoinmune, como veremos más adelante) presentan anemia por falta de B12 por anticuerpos contra el factor intrínseco (necesario para absorber la B12 en el intestino) y contra las células parietales gástricas productoras de ácido. Por eso, si bien hay que asegurar el consumo de micronutrientes claves para la correcta producción de glóbulos rojos como el hierro, las vitaminas B2, B5, B6, cobre, la vitamina C y el ácido fólico, la vitamina B12, por ser la que más probablemente esté en deficiencia y dado lo limitado de su presencia en alimentos (solo en carnes y pescados), sería uno de los nutrientes que se deberían valorar en estos pacientes, sobre todo en fases donde no esté controlada la sintomatología.

En cuanto al **hipotiroidismo**, la anemia puede ser de diversos tipos:

○ Por falta de hierro (anemia microcítica → los glóbulos rojos son muy pequeños, «micro») porque, como te he explicado, las hormonas tiroideas son necesarias para la adecuada producción de ácido, que, a su vez, es necesario para la absorción de hierro de la alimentación.

○ Por falta de B12 (anemia macrocítica → los glóbulos rojos son muy grandes, megaloblásticos, «macro»), también asociada a la falta de producción de ácido necesario para la absorción de la vitamina B12.

○ Puede haber anemia normocítica asociada a que en el hipotiroidismo hay una disminución de la proteína EPO (eritropoyetina), encargada de hacer crecer los glóbulos rojos. Se puede dar el caso de que una persona tenga falta de hierro (anemia microcítica) y falta de B12 (anemia macrocítica), y que el resultado sea anemia normocítica (es decir, se compensa el micro y macro, y se queda una anemia «normal»).

En relación con los **glóbulos blancos y plaquetas**, no parece que las hormonas tiroideas tengan una relación tan importante como sí existe en los glóbulos rojos, aunque en ciertos casos de hipotiroidismo las plaquetas pueden perder funcionalidad (disminución de la adhesión plaquetaria), lo que en ciertos casos incrementa el riesgo de sangrados.

11. **Salud ocular:**

En este caso te contaré (por ser lo más estudiado) cómo un exceso de hormona tiroidea puede afectar a la salud ocular. Una de las cosas más visibles, y a veces más incómodas, en personas con hipertiroidismo es lo que ocurre en los ojos.

Por ejemplo, puede notarse una retracción de los párpados (tanto superior como inferior), que deja visible una franja blanca de la esclera (la parte blanca del ojo), entre el párpado y el iris. Es lo que da esa mirada intensa o fija tan característica de algunas personas con hipertiroidismo. También puede aparecer lo que llamamos «*lid lag*», que básicamente es cuando el párpado superior va más lento que el ojo cuando miramos hacia abajo. Lo normal sería que el párpado superior acompañe el movimiento del ojo, pero cuando tenemos *lid lag*, el párpado se queda «pegado» arriba unos segundos, y el ojo baja primero, con lo que se ve más la parte blanca del ojo por encima del iris, lo que da color a los ojos. También puede aparecer el *globe lag*, que es justo al revés: le pides a la persona que mire hacia arriba y, si bien lo normal es que el ojo y el párpado superior se muevan juntos hacia arriba, en el *globe lag*, el párpado sube rápido, pero el ojo va más lento. **¿La causa de estas manifestaciones oculares?** Un exceso de tono simpático (adrenérgico). Es decir, el sistema nervioso está «tan» activado por el exceso de hormona tiroidea que incluso los músculos de los ojos se comportan de forma exagerada.

> Nota: es **importante diferenciar esto (que pueden coexistir) de la orbitopatía tiroidea autoinmune**, que es algo mucho más específico y característico del hipertiroidismo por enfermedad de Graves, en la que hay una inflamación de los músculos y tejidos que rodean al ojo. En los casos de orbitopatía tiroidea autoinmune suele aparecer dolor, sensación de presión, visión doble o incluso pérdida de visión si se comprime el nervio óptico. En estos casos el problema **no es solo el exceso de hormona tiroidea**, sino una **reacción autoinmune que ataca los tejidos de la órbita**. El tratamiento suele incluir desde corticoides hasta cirugía en los casos más graves.

Valoración analítica de la función tiroidea

Sabiendo que los análisis de sangre son **pruebas complementarias**, es decir, no sustituyen nunca una adecuada historia clínica, que es la clave de cualquier valoración médica y que realmente nunca deberíamos, ni los médicos ni los pacientes, perder de vista. **Ya que lo que nos cuentan en la consulta es lo clave. Los médicos, en mi opinión, somos «traductores»**: la información que **nos dais los pacientes, nosotros la traducimos en explicaciones y diagnósticos médicos**, pero necesitamos la información más importante, que es lo que nos cuenta la persona que está delante de nosotros, porque nadie se conoce mejor que uno mismo. Tras esta breve aclaración, los análisis, como cualquier otra prueba complementaria, nos permiten afinar más la primera aproximación que hemos hecho escuchándote y explorándote.

En este contexto, los valores típicamente solicitados son:

> **Nota en cuanto a los valores:** en ciertos laboratorios pueden variar ligeramente los rangos, pero a grandes rasgos estos son los más globalmente aceptados.

○ **TSH. Rangos «normales»:** 0,4-4,2 mIU/mL (**idealmente**, sobre todo en mujeres que desean la búsqueda de embarazo, sería que estuviera **por debajo de 2,5 mIU/mL**, sin llegar a valores por debajo de 0,1-0,4 mIU/mL).

○ **T4 libre. Rangos normales:** 0,8–1,8 ng/dL (aquí, dado el estrecho margen, no hay valores «óptimos»).

○ En ciertos casos donde la historia clínica y la exploración nos orienten a un **hipertiroidismo: T3 libre**: 2,3-4,2 pg/mL. Fíjate en la diferencia de unidades. Como ves en el caso de la T3 en sangre, la unidad es picogramos, que es 1.000 veces menor que los nanogramos (ng) de la T4, lo que refleja lo que te he contado: que en sangre la cantidad de T3 es normalmente **mínima**, porque el 80 por ciento de la hormona T3 del cuerpo se produce y se usa en el interior de las células. De ahí que solo haya que medirla en casos donde se sospeche de un exceso medible en sangre por la tiroides.

○ En ciertos casos donde se sospeche un exceso de la proteína transportadora de hormonas tiroideas se puede solicitar la **TBG. Valores normales**: 1-2 µg/mL (las mujeres en etapa reproductiva lo tenemos en el rango más alto por los estrógenos, mientras que en la etapa de la menopausia y los hombres, por el predominio de andrógenos, suele estar en el rango más bajo, teniendo más hormona libre).

○ En casos de seguimiento de personas con antecedentes de **cáncer de tiroides**, donde se haya extirpado por completo la glándula

tiroides, y para confirmar que no hay restos de células productoras de hormonas tiroideas que podrían indicar que no se ha extirpado todo el tejido tiroideo o que hay afectación de otras estructuras adyacentes por el tumor, se puede solicitar la **proteína
precursora** (el esqueleto) de las hormonas tiroideas: la **tiroglobulina**. Si está por encima de ciertos valores, nos indica que hay
algo de resto tiroideo y, por tanto, requiere una reevaluación. Excepto en estos contextos, no debería medirse este «esqueleto» de
hormona tiroidea, pues no nos aporta nada relevante. **Valores
normales:** entre 3-42 ng/mL (en personas tras un cáncer de tiroides se buscan niveles casi indetectables: por debajo de 1 ng/mL).

Anticuerpos:

○ **Asociados con el hipotiroidismo de Hashimoto** (pero que
también pueden estar en situaciones de hipertiroidismo, paradójicamente): **anti-TPO** (anticuerpos contra la enzima TPO que hemos aprendido anteriormente; si están presentes, destruyen una
de las principales encargadas del mantenimiento de la homeostasis tiroidea), **anticuerpos anti-TG** (anticuerpos contra la tiroglobulina, que hemos visto que es el esqueleto sobre el que se forman las hormonas tiroideas). Teniéndolos altos, no solo se ven
afectados (como ves) el esqueleto y la enzima TPO encargada de
la producción de las hormonas T4 y, en menor medida, T3 tiroidea, sino que la inflamación asociada a la presencia de anticuerpos, que atrae a células del sistema inmune, destruye el tejido cir-
cundante. Es decir, los anticuerpos atacan estas estructuras, pero
todo lo que conlleva la presencia de autoanticuerpos (entrada ma-
siva de células del sistema inmune) destruye lo que pasa por su
camino, como, por ejemplo, el tejido folicular tiroideo. Por lo tanto, poco a poco va afectando a la producción de hormonas tiroideas, al principio sin producir síntomas o signos aparentes, hasta
que la destrucción es tal que, ¡oh!, aparece en los análisis el hipoti-

roidismo, cuando es posible que la persona lleve tiempo experimentando manifestaciones de una inadecuada función tiroidea. **Los valores de anticuerpos anti-TPO deberían ser indetectables** (esto es, menos de 2 IU/mL) y los **antitiroglobulina**, similar (deberían ser menos de 4 IU/mL).

○ **Anticuerpos típicos del hipertiroidismo autoinmune de Graves:** anticuerpos estimulantes de la TSH (TSHAb/TSI). En este caso, los autoanticuerpos no destruyen a la glándula, sino que **estimulan** al receptor tiroideo de la TSH y, como sabemos, a más TSH, más estimulación de la glándula tiroides. En este caso, esto pasa el control fisiológico (por eso es una patología) y activa sin control la producción de hormonas tiroideas, con lo que nuestra tiroides, sin control, produzca mucha T4 y T3... Por eso en estos casos sí que hay que pedir la T3, porque sí estará alta en sangre, ya que viene directamente de la tiroides y sale a la sangre (a diferencia de la que se produce en el interior de las células del cuerpo para su uso y disfrute y que no sale a la sangre). **Los valores de anticuerpos TRAb deberían ser indetectables en sangre**, esto es, menos de 1,75 IU/L.

A continuación, te **intentaré resumir cómo se interpretan los valores**... Como siempre, esto no sustituye a la valoración de tu médico. Solo es para fines orientativos por si te han solicitado análisis y hay un lapso de tiempo entre los resultados y la cita con tu médico, para que la consulta en internet no te lleve a inquietudes que no son reales (porque en internet siempre se prioriza lo peor y las malas noticias..., así funcionan los algoritmos, lamentablemente).

PERFIL HORMONAL (TSH / T4-T3 LIBRE)	INTERPRETACIÓN	CAUSAS FRECUENTES Y ADICIONALES
⇓ TSH + ⇑ T4 libre / T3 libre	Hipertiroidismo primario	• **Hipertiroidismo autoinmune de Graves** • **Bocio multinodular toxico** (el tiroides está con **numerosos nódulos** y esos nódulos de manera **independiente** producen un exceso de tiroides) • **Adenoma tiroideo tóxico** (en el tiroides hay un nódulo «adenoma» que se ha vuelto autónomo y produce de manera descontrolada mucha hormona tiroidea «tóxica») • **Tiroiditis** (posparto, vírica [**inflamación de la tiroides** que suele causar **dolor en el cuello, sensibilidad en el cuello y sensación de calor**, como cualquier proceso inflamatorio, pero en este caso de la tiroides] que se da generalmente tras una infección viral de las vías respiratorias [por «cercanía» se transmite la inflamación a la tiroides y la tiroides se inflama] o tras cambios drásticos hormonales, como en el posparto, lo que hace que la tiroides se inflame y **de golpe «librera» toda la hormona preformada** que tiene; **no es que produzca más, sino que libera toda la que tiene de golpe, sin control** afortunadamente suele ser **transitorio**) • **Hipertiroidismo transitorio del embarazo** en el primer trimestre • **Enfermedad trofoblástica del embarazo** • **Toma de exceso de hormona tiroidea** • **Exceso de consumo de yodo** • Mutaciones activadoras de TSHR (el receptor de la TSH tiene una **mutación** que hace que con poca cantidad de TSH active a la tiroides excesivamente) • **Interferencias analíticas por la toma de biotina** (es decir, no hay problemas en la función, sino que los métodos analíticos empleados se artefactan con la presencia de cantidades excesivas de **biotina** en suplementos

(Continúa)

PERFIL HORMONAL (TSH / T4-T3 LIBRE)	INTERPRETACIÓN	CAUSAS FRECUENTES Y ADICIONALES
⇓ TSH + T4 libre / T3 libre **normal**	Hipertiroidismo subclínico	Situación donde **todavía** no se ha producido un hipertiroidismo clínico, pero ya se **detecta un descenso de la TSH como primer signo de que el eje tiroideo está comenzando a desajustarse.** La tiroides aún no produce cantidades excesivas de hormona tiroidea (T3 y T4 están en rango), pero el cuerpo ya percibe un exceso relativo y **la hipófisis reduce la TSH** para intentar frenar la estimulación de la glándula. Si esta situación persiste en el tiempo, o si se suman otros factores (como inflamación tiroidea, exceso de yodo o un nódulo que empieza a volverse autónomo), puede evolucionar hacia un hipertiroidismo clínico con síntomas y alteraciones más evidentes
⇑ TSH + T4 libre **normal**	Hipotiroidismo subclínico	**Situación donde todavía no está tan afectado el eje tiroideo** como para ser un hipotiroidismo clínico. La primera manifestación es que la TSH aumenta en un intento de estimular a la tiroides para que no se siga «durmiendo» y produzca adecuados niveles de hormonas tiroideas. Cuando esto se prolonga en el tiempo, y si coexisten otras circunstancias, pueden precipitar que este sistema falle y pasemos a hipotiroidismo primario. El **envejecimiento** celular es una de las principales causas del hipotiroidismo subclínico. Asimismo, hay condiciones que por sí mismas suelen cursar con **una mala absorción o incumplimiento de la toma de levotiroxina,** insuficiencia suprarrenal, fase de recuperación posenfermedad, interferencias analíticas por la toma de **biotina**

(Continúa)

PON TUS HORMONAS A FUNCIONAR

PERFIL HORMONAL (TSH / T4-T3 LIBRE)	INTERPRETACIÓN	CAUSAS FRECUENTES Y ADICIONALES
⇑ TSH + ⇓ T4 libre	Hipotiroidismo primario	• **Enfermedad de Hashimoto** • **Hipotiroidismo postiroiditis** (en algunos casos, tras la inflamación de la tiroides y el hipertiroidismo transitorio por la liberación «de golpe» de toda la hormona preformada, hay personas cuya tiroides no puede recuperarse y se queda con una hipofunción tiroidea porque el tejido tiroideo no ha podido «regenerar» lo dañado por la inflamación. De ahí que, tras una tiroiditis y tras el periodo transitorio de hipertiroidismo, haya que seguir a la persona por si desarrolla en los meses posteriores un hipotiroidismo, que, aunque como te digo, no es lo más frecuente, sí es una posibilidad) • **Poscirugía o radioyodo** • Infiltración de la tiroides en enfermedades por depósito como la **amiloidosis** • **Disgenesia tiroidea** (alteración durante la gestación del correcto desarrollo de la tiroides) • **Deficiencia de yodo** • **Fármacos** (amiodarona, que se usa para arritmias cardiacas, litio, antitiroideos) • **Interferencias en los análisis** por situaciones como la toma de suplementos que contengan **biotina**
⇓ TSH + ⇓ T4 libre	Hipotiroidismo central	• Enfermedades hipotalámico-hipofisarias (tumores, cirugía, irradiación), déficit congénito de genes implicados en el eje tiroideo (mutaciones en POU1F1, PROP1, LHX3, HESX1), **deficiencia de yodo,** interferencias analíticas por la toma de biotina

(Continúa)

INTERPRETACIÓN DE PERFILES HORMONALES TIROIDEOS *(continuación)*		
PERFIL HORMONAL (TSH / T4-T3 LIBRE)	**INTERPRETACIÓN**	**CAUSAS FRECUENTES Y ADICIONALES**
TSH normal o ⇑ + ⇑ T4 libre	Hipertiroidismo con TSH inapropiadamente normal o ligeramente elevada	• **Alteraciones genéticas como**: **resistencia a hormonas tiroideas** por mutaciones en el gen **THRB**, que codifica para el **receptor beta de hormona tiroidea**, una proteína que actúa como una «cerradura» a la que se une la hormona T3 (la forma activa de la hormona tiroidea) para ejercer su efecto dentro de las células. Cuando hay una **mutación en el gen THRB**, esta «cerradura» no funciona bien así, y aunque haya niveles adecuados en sangre de hormona T4 y en el interior de la célula se produzca adecuadamente T3, esta no hace su función. En estos casos lo ideal es aumentar todo lo que se pueda la conversión intracelular de T3 porque parece que pasado un determinado umbral se consigue superar esa resistencia a la acción. Piensa en una puerta que no se abre si la empujas tu solo, pero si hay 4 personas conseguís abrirla. Pues esto es igual, y en estos casos el selenio, la coenzima Q10 y el zinc pueden ayudar • Deficiencia de selenoproteínas (**SECISBP2**), que impide que las desyodasas tipo 1 y 2 puedan activar la hormona tiroidea T4 a T3 • **Otras**: el síndrome de Allan-Herndon-Dudley es una **enfermedad genética rara** causada por **mutaciones en el gen MCT8** que codifica un **transportador específico de hormonas tiroideas, especialmente T3**. Así, el MCT8 es como una **puerta especializada** que permite que la **hormona tiroidea T3** entre en las células, **especialmente en el cerebro**. Si esta puerta no funciona, la T3 **no puede llegar al interior de las neuronas** para hacer su trabajo regulando laproducción de TRH y TSH, lo que

(Continúa)

PON TUS HORMONAS A FUNCIONAR

PERFIL HORMONAL (TSH / T4-T3 LIBRE)	INTERPRETACIÓN	CAUSAS FRECUENTES Y ADICIONALES
		causa que el cerebro no identifique que hay hormonas tiroideas. Por tanto, las hormonas tiroideas **no entran bien en el cerebro**, con lo que, además de afectar gravemente el desarrollo neurológico en el resto del cuerpo, **hay exceso de T3 circulante**, que causa síntomas **de hipertiroidismo periférico** (como pérdida de peso, taquicardia, debilidad muscular...)
		• **Interferencias analíticas por alteraciones genéticas en proteínas transportadoras** de hormonas tiroideas (por ejemplo, **hipertiroxinemia disalbuminémica familiar**, por mutaciones en la proteína transportadora albúmina, o mutaciones en la **transtiretina**)
		Causas adquiridas:
		• **TSHoma** (tumor productor de TSH)
		• **Fármacos:** amiodarona, heparina
		• **Interferencias analíticas:** toma de biotina, o presencia de anticuerpos heterófilos

Optimizar la salud tiroidea

Primero me gustaría aportar algo de luz en algunos de los temas que más controversia pueden generar en la población general. Ojalá mi explicación consiga aliviar tus inquietudes y, sobre todo, te haga replantearte conceptos que se te han podido instaurar sin haber grandes cimientos médicos detrás. Ahora bien, destacado esto, si por cualquier motivo tú has decidido hacer lo contrario de lo que digo en estas líneas, también está bien. **Habrás tomado la decisión por un motivo justificado y concreto, y eso es perfecto: tu salud, tu decisión.**

SOJA Y TIROIDES

Todo el mito sobre la soja y una supuesta disminución de la función tiroidea se remonta a un estudio de 1933 hecho en ratas, donde parecía que la soja, al igual que otros alimentos como los frutos secos molidos, podría dificultar la absorción de yodo de los alimentos y, por tanto, agrandar la tiroides y disminuir las hormonas tiroideas. Como sabemos, el yodo es necesario para producir hormonas tiroideas (además de otras funciones, pero que exceden los objetivos de este capítulo).

Sin embargo, en el metaanálisis de Otun J., Sahebkar A., Ostlundh L., Atkin S. L. y Sathyapalan T. publicado en *Scientific Reports* (2019), que examinó el efecto de la soja y las isoflavonas en las hormonas tiroideas e incluyó 18 ensayos clínicos, no se encontró efecto en los niveles libres de T4 o T3. Este análisis incluyó intervenciones con isoflavonas de soja, extractos de soja, proteína de soja, isoflavonas ricas en daidzeína o genisteína aislada, en dosis que oscilaron entre 40 y 200 mg/día.

El metaanálisis encontró un aumento muy modesto en los niveles de TSH, aunque los autores determinaron que no solo el aumento no fue significativo (es decir, sin relevancia matemática ni clínica en la vida real), sino que, además, un examen exhaustivo posterior demostró que solo **4 de los 18 estudios (todos del mismo grupo de investigación)** fueron responsables de los resultados que mostraban ese modesto aumento.

La soja y sus derivados, como cualquier alimento, deben separarse de la toma del fármaco levotiroxina porque este requiere un pH gástrico muy concreto (entre 1,2 y 2,4) para disociarse de la sal en la que está formulado y absorberse. Esto se consigue estando en ayunas de cualquier comida, fármaco, mineral, vitamina (excepto la vitamina C pura, ácido L-ascórbico) y cualquier otro compuesto. Pero, como ves, eso es muy distinto de decir que tanto personas sanas como aquellas con problemas tiroideos (hipo-/hipertiroidismo) no puedan tomar soja. El único «problema» de la soja en este sentido es no tomarla **junto** con la medicación para el hipotiroidismo. Con la del hipertiroidismo no hay problema, ya que se puede tomar con comida e incluso favorece su tolerancia.

TIROIDES Y GLUTEN

Existe una relación entre las enfermedades autoinmunes de la tiroides como la enfermedad de Hashimoto (también conocida como «tiroiditis crónica autoinmune, TCAI») y, en menor medida, la enfermedad de Graves con la presencia de enfermedad celíaca y sensibilidad al gluten/trigo.

De hecho, entre el **5-19 por ciento de las personas con alguna enfermedad autoinmune** de la **tiroides** padecen también **enfermedad celíaca o sensibilidad al gluten/trigo** (diagnosticada o no).

Ello ha motivado que ciertos profesionales de la salud impongan como parte del tratamiento de la enfermedad de Hashimoto una dieta sin gluten, incluso tras haber descartado previamente la presencia de enfermedad celíaca. (Al final de esta sección te pondré un par de aclaraciones sobre el proceso diagnóstico de la enfermedad celíaca). Asimismo, hay muchos otros profesionales sanitarios que se muestran contrarios a dicha recomendación.

Esta aparente contradicción entre profesionales repercute finalmente en quien menos debería repercutir: las personas que sufren una enfermedad autoinmune tiroidea, quienes están sumergidas en un mar de dudas e inquietud sobre qué deberían o no hacer para conseguir lo que cualquier persona con una enfermedad desea, es decir, mejorar su salud y calidad de vida.

Para intentar aportar algo de luz a este dilema, **voy a compartir la jerarquía de medidas de alimentación, micronutrientes y tipo de dieta que como médica para mí son más importantes en esta situación de salud tiroidea** (especialmente en personas con cualquier problema de tiroides, sobre todo en el apartado de tipo de dieta):

ALIMENTACIÓN RICA EN MICRONUTRIENTES CLAVE

Una alimentación rica en alimentos de origen vegetal por su alto contenido en antioxidantes, lo que le otorga unas propiedades antiinflamatorias tan beneficiosas para combatir la inflamación y oxidación típica generada por los anticuerpos presentes en las enfermedades autoinmunes de tiroides.

Esta alimentación será rica en:

Polifenoles:

○ Frutas: frutos rojos como arándanos, frambuesas, moras, fresas, cerezas, uvas moradas (especialmente con piel), manzana con piel y granada.
○ Verduras: espinacas, acelgas, kale, brócoli, coles de Bruselas, alcachofas, pak choi (col china), espárragos, remolacha, cebolla roja, alcaparras/tápenas (estas dos últimas son altísimas en quercetina, un polifenol con gran beneficio intestinal).
○ Café (con cafeína o descafeinado) y té (verde, negro y matcha).
○ Aceite de oliva virgen extra.
○ Cacao puro.

Carotenoides:

○ Licopeno: tomate (mejor cocinado), sandía, guayaba.
○ Luteína y zeaxantina: kale, espinaca, brócoli, maíz y yema de huevo.
○ Astaxantina: algas, levaduras, trucha, kril, camarones, cangrejos de río y salmón rojo (sockeye).
○ Azafrán, oro rojo para nuestra salud.

Sin embargo, en este sentido y especialmente si se buscan cantidades suficientes como para tener beneficios más allá de la diversidad dietética, pueden ser útiles los suplementos de estos compuestos por su capacidad de concentrar estos micronutrientes que, de normal, harían falta kilos de comida para obtener. Por ejemplo, se necesitarían unos 300-400 g de kale al día para obtener los 10 mg de luteína que han demostrado beneficios, y 200-300 g de salmón rojo salvaje para la cantidad de 6 mg de astaxantina. Esto no quiere decir que los complementos nutricionales sustituyan en ningún caso a los alimentos, solo que en determinadas circunstancias pueden ser una estrategia que nos aporta comodidad para llegar, si así lo deseamos, a las cantidades óptimas de micronutrientes.

Vitamina A

○ Verduras: zanahoria, boniato, calabaza, espinacas cocidas y pimiento rojo.
○ Frutas: mango, melón cantalupo, albaricoques secos.
○ Pescados como el arenque o el salmón rojo.

Vitamina E (tocoferoles)

○ Aceites: aceite de germen de trigo, aceite de girasol prensado en frío.
○ Frutos secos y semillas: almendras, avellanas, semillas de girasol.
○ Verduras y frutas: espinacas, acelgas, aguacate.

Vitamina C

○ Guayaba, kiwi, fresas, papaya, pimiento rojo crudo, brócoli, coles de Bruselas, naranja, mandarina y limón.

Ácidos grasos omega-3 (EPA + DHA)

○ Pescado azul: salmón, sardina, caballa, arenque, anchoa.
○ Semillas de chía y lino (incluyendo el aceite de lino), aunque aportan ALA, no los ácidos grasos omega-3 bioactivos EPA/DHA.
○ Microalgas (para opción vegana de EPA/DHA).

IMPORTANCIA DEL YODO EN LAS HORMONAS TIROIDEAS

El yodo, como hemos leído al principio del capítulo, es un mineral clave para la síntesis de las hormonas tiroideas. Concretamente, se necesitan 4 moléculas de yodo para producir la hormona tiroidea T4 y 3 moléculas de yodo para producir la hormona tiroidea T3.

Asimismo, también sabes que las hormonas tiroideas tienen efecto en todas y cada una de las células de tu cuerpo, por lo que al día se necesita producir una gran cantidad de hormonas tiroideas. Por tanto, tu glándula tiroides debe disponer del yodo como «ingrediente» para fabricar las hormonas tiroideas. De ahí que se necesite consumir una cantidad diaria de yodo.

NECESIDADES DIARIAS DE YODO

Al día se necesitan en torno a 150-290 mcg de yodo para cubrir los requerimientos mínimos. Siendo el límite más alto el recomendado en el embarazo y la lactancia, donde las necesidades de yodo aumentan, pues el bebé usa las fuentes maternas de yodo para producir sus propias hormonas tiroideas, como te he contado en las primeras páginas de este capítulo que está llegando a su fin.

Un insuficiente consumo de yodo se asocia a una disminución de la función tiroidea con todos los efectos perjudiciales que ello conlleva (dificultad para concentrarse, alteraciones menstruales, dolor muscular, elevación del colesterol…) y, en el caso del embarazo y la lactancia, una inadecuada maduración cerebral del bebé.

Fíjate si es importante que, en España, al ser una población yodo deficiente, se optó por el enriquecimiento de alimentos de consumo diario como la sal (sal yodada) para evitar esta deficiencia. A pesar de ello, España sigue siendo una población deficiente en yodo.

¿Quiénes necesitan y quiénes no necesitan yodo?

Con respecto a su consumo, hay mucha controversia. Hoy en día, las únicas personas para las que **no** estaría recomendada la toma de alimentos ricos en yodo son las personas con hipertiroidismo activo, pues su consumo podría hacer que el fármaco usado para tratarlo no fuera todo lo eficaz que debería ser. Es decir, en una tiroides que patológicamente produce mucha hormona tiroidea, hay que tratar de limitar los nutrientes que le damos para que no tenga los ingredientes necesarios para seguir produciendo hormona tiroidea. Insisto, como ves, esto es una situación patológica, no la norma. Es como cuando no quieres comer galletas en casa y no las compras. Pues aquí igual: no quieres producir tanta hormona tiroidea, pues no consumas yodo.

Las personas con **hipotiroidismo**, incluyendo las que no tienen tiroides, también necesitan yodo. **Ojo**: se debe tomar como cualquier persona normal, ni más (para compensar) ni menos. No tiene mucho sentido (si lo piensas) que, a las personas cuya función tiroidea está disminuida, se les prive de un nutriente necesario para la síntesis de hormonas tiroideas.

Ciertos profesionales discrepan de esta afirmación, refieren que el yodo puede activar el sistema inmune en los hipotiroidismos autoinmunes. Sin embargo, esto no es del todo así, y si lo fuera, sería en cantidades por encima de lo normal (cosa que no estoy recomendando). **No obstante, ante la duda, consulta a tu médico personal y comparte esto que te he explicado.**

Con respecto a por qué una **persona sin tiroides puede también beneficiarse del consumo dietético de yodo**, es porque este mineral es necesario para la producción de enzimas como las peroxidasas (implicadas en la defensa oxidativa del cuerpo), para el adecuado funcionamiento del sistema inmune y para una correcta síntesis de hormonas como los estrógenos, la progesterona y la testosterona. De hecho, la falta de yodo se asocia a un incremento del riesgo de mastopatía fibroquística.

FUENTES DE YODO

○ Sal yodada (consumiendo 3-5 g de sal al día tendrías la cantidad adecuada de yodo). Nota: solo la sal que pone claramente «yodada» está enriquecida y es fuente de yodo. Esto quiere decir que la sal marina, la sal rosada del Himalaya, la sal Celtic y cualquier otra sal que no ponga «yodada» no es fuente de yodo.

○ Pescados y mariscos.

○ Leche y yogur.

○ Huevos.

Si sigues una dieta vegetariana o vegana, con muy pocas fuentes ricas en yodo, considera un suplemento adecuado que contenga yodo en su composición.

Generalmente, los multivitamínicos y minerales del embarazo y lactancia contienen yodo para garantizar las necesidades aumentadas en estos periodos.

¿Y las algas?

No recomiendo consumir algas como fuente de yodo, pues su contenido en yodo es tremendamente variable, lo que puede dar lugar a deficiencias o intoxicación por yodo. Así que, si consumes algas, que sea de manera esporádica, en comidas como el sushi, pero no las consumas a diario.

DIETA LIBRE DE GLUTEN

Prueba, si lo deseas (**tras descartar previamente la enfermedad celíaca**), una dieta libre de gluten.

Esta **estrategia puede ser útil en casos de niveles altos de anticuerpos específicos de la enfermedad autoinmune** (anti-TPO, anti-Tg, anticuerpos THsAb/TSI) en sangre y cuando se experimentan síntomas digestivos como dolor o distensión abdominal, estreñimiento o síntomas sistémicos no explicados por otras causas: dolor articular, fatiga crónica, alteraciones en el estado de ánimo o capacidad de concentración.

En estos casos puedes probar a seguir una dieta sin gluten durante un mes por el potencial beneficio. Esta recomendación se basa en que es cierto que, en personas con enfermedad tiroidea autoinmune, la dieta libre de gluten y enfocada en alimentos de origen vegetal puede reducir los niveles de anticuerpos y la actividad inflamatoria, lo que **mejora los síntomas asociados a la inflamación circulante de dichos anticuerpos por la sangre**.

Puesto que es una medida que no produce daño a la persona y solo potencia beneficio o, como mucho, no efecto, puedes probarlo y determinar por ti mismo si te beneficia o no, y si seguir una dieta libre de gluten es factible. Seguir una dieta sin gluten es un esfuerzo tanto económico como mental, y te lo digo yo como paciente con enfermedad celíaca diagnosticada.

Así que, si no tienes el diagnóstico de enfermedad celíaca y decides seguirla por el razonamiento que te he explicado, debes saber que es complicado hacerla bien. Sin tener enfermedad celíaca quizá no haya que ser tan estrictos con, por ejemplo, las contaminaciones cruzadas en restaurantes, alimentos, cremas, especias, etc.

Es importantísimo que, **independientemente de que elijas seguir una dieta libre de gluten o no teniendo enfermedad de Hashimoto**, antes descartes la presencia de enfermedad celíaca en dicho momento mediante la solicitud de anticuerpos:

○ Anticuerpos antitransglutaminasa tisular IgA.

○ Anticuerpos antiendomisio IgA.

○ Anticuerpos antigliadina desaminada IgA/IgG → sobre todo útiles en niños.

○ Anticuerpos IgA totales: ya que en las personas con enfermedad celíaca hay una alta probabilidad de que coexista un déficit selectivo de IgA, por lo que si no se pide la IgA total junto con los anticuerpos descritos anteriormente (que son subtipos de IgA) puede dar lugar a errores en el diagnóstico. Se suele pensar que no se tiene los anticuerpos elevados porque no hay enfermedad celíaca, cuando realmente esos anticuerpos no se elevan porque falta «la materia prima» para producirlos: los IgA totales.

Así, si los IgA totales son bajos, hay que pedir «otros» anticuerpos, que son los anticuerpos antitransglutaminasa tisular del tipo IgG.

Otras medidas globales para optimizar la salud tiroidea

Sabiendo todo esto, te diría que, para cuidar la salud tiroidea, en contra de lo que muchas veces pueda parecer en redes sociales, no hay que hacer muchísimas cosas «especiales». Si sabemos que, para la adecuada síntesis de hormonas tiroideas, así como para la activación de la T4 a T3, se necesitan determinados micronutrientes, podemos intentar optimizar cada uno de estos pasos con:

Síntesis adecuada de hormonas tiroideas:

- **Alimentos ricos en tirosina**, el aminoácido precursor de las hormonas tiroideas: pescado, soja y derivados (soja texturizada, tofu, tempeh…), carnes como pollo y pavo, lácteos, aguacates, semillas de calabaza y de sésamo, plátano y almendras, entre otros.
- **Mejorar la sensibilidad de la tiroides a la señal de la TSH**, es decir, que nuestra tiroides esté más alerta y no tan «vaga» cuando la TSH le dice: «Ponte a funcionar». Para eso es útil el **myoinositol**, 600 mg (para otras situaciones como la sensibilidad a la insulina o la fertilidad se necesitan 2 y 4 g respectivamente). Este compuesto, que se consideraba antiguamente vitamina B8, es una de las mejores estrategias para atenuar el envejecimiento tiroideo, ya que, con la edad, la sensibilidad de la tiroides a la señal de la TSH disminuye. De este modo, entre otras cosas, se reduce la producción de T4 y T3 y, por tanto, se ve afectado el adecuado funcionamiento celular (ya que menos hormona T4, menos activación de T4 a T3 y menos capacidad de la hormona T3 de hacer su acción en las células en cuestión).

  Aunque hay ciertos alimentos ricos en myoinositol, en este punto y sentido quizá lo más cómodo sería a través de la suplementación. No obstante, algunos alimentos ricos en myoinositol pueden ser: judías verdes, alcachofas, berenjenas, naranjas, melón cantalupo, kiwi, pomelo, nectarina, mango y legumbres como judías.

○ Micronutrientes indispensables para el adecuado funcionamiento de las **enzimas necesarias** para que, a partir de la tirosina, se produzca la hormona T4 y T3: **yodo**, vitaminas **B1, B2, B3** (nicotinamida mejor que niacina, ya que esta última en cantidades altas puede producir enrojecimiento de la piel, entre otras cosas), **vitamina C, selenio, magnesio** y **hierro**.

○ Micronutrientes que ayudan a la activación de la hormona T4 a T3: **selenio y zinc**.

○ Micronutrientes que ayudan a **reducir la inactivación intracelular de la T3 a la rT3** (especialmente útil también para ayudar en otra de las manifestaciones del envejecimiento tiroideo, que es la inactivación intracelular temprana de la T3 a rT3; no medible en análisis porque ocurre intracelularmente, o sea, no sale a la sangre, por lo que no se puede medir en sangre): **coenzima Q10**.

Aclaro que, si bien en muchos casos merece la pena elegir formas bioactivas o más biodisponibles de vitaminas y minerales, con la CoQ10 es indiferente la forma (ubiquinona u ubiquinol [esta última mucho más cara, pero sin diferencias significativas en efectividad]). Lo importante de la CoQ10 es tomarla con una fuente de grasa para su adecuada absorción.

Estos micronutrientes sirven tanto para **la población general como para las personas con hipotiroidismo de cualquier origen**. Sin embargo, para el hipertiroidismo, los micronutrientes difieren ligeramente, siendo los ideales:

○ **Micronutrientes que en personas con hipertiroidismo pueden ayudar** sobre todo a reducir las manifestaciones de un exceso de hormona tiroidea y prevenir o reducir, en fases iniciales, las manifestaciones oculares del hipertiroidismo: **selenio, L-carnitina, quercetina** y **N-acetilcisteína**.

○ Además, y dado el riesgo de osteoporosis de las personas con hipertiroidismo, la **vitamina D3K2, el magnesio** y una adecuada ingesta dietética de **calcio** son clave.

○ Asimismo, el **magnesio** y la **vitamina D**, junto con otros compuestos como la **creatina monohidrato de calidad**, pueden ayudar a reducir los síntomas de fatiga comunes en personas con hipertiroidismo.

Conclusión

○ La tiroides regula el metabolismo de todo el cuerpo a través de las hormonas T4 y sobre todo la T3, **que influyen en prácticamente todos los órganos**: piel, cabello, intestino, músculos, huesos, sistema cardiovascular, salud reproductiva y función cerebral. Su producción y activación requieren pasos complejos y micronutrientes clave como yodo, selenio, zinc, hierro, magnesio, vitaminas del grupo B y coenzima Q10.

○ La mayoría de la hormona **T3 activa se genera dentro de las células** a partir de la T4 y no circula en grandes cantidades en sangre. Por eso, el verdadero estado funcional tiroideo **no siempre se refleja en las analíticas convencionales**, especialmente si no se considera el contexto clínico.

○ Optimizar la función tiroidea no requiere hacer cosas «especiales», sino cubrir bien los requerimientos de **micronutrientes**, garantizar un aporte adecuado de yodo (excepto en casos de hipertiroidismo activo) y considerar el uso de myoinositol en casos concretos para mejorar la respuesta de la tiroides a la TSH.

○ Las alteraciones en la función tiroidea pueden venir tanto de fallos en la producción como de problemas en la conversión o acción intracelular, y también por factores como fármacos, inflamación crónica, edad o alteraciones en proteínas transportadoras (como la TBG), por lo que las **analíticas deben interpretarse con el contexto completo del paciente**.

○ **Ni la soja ni el gluten deben ser eliminados sistemáticamente en todas las personas con enfermedad tiroidea.** La soja no afecta de forma negativa a la función tiroidea si no se toma junto con el fármaco levotiroxina en personas con hipotiroidismo. En cuanto al gluten, solo tendría sentido retirarlo tras descartar celiaquía y si hay síntomas digestivos o autoinmunidad activa con anticuerpos elevados.

CAPÍTULO 2

La insulina: aprende a ser sensible a ella, y será tu mayor aliada

La insulina es una hormona que, aun siendo una hormona vital, no solo porque regula los niveles de **glucosa** en sangre, sino porque es clave para la **preservación y síntesis de proteínas**, incluyendo las musculares y para la **síntesis de ADN**, ha recibido en los últimos lustros una desmerecida fama como «**la hormona que engorda**», «la hormona que hay que evitar que suba», y por ende han surgido numerosas corrientes de alimentación centradas en evitar que la insulina se eleve en sangre. Si esto fuera así, y de verdad tener la insulina lo más baja posible fuera sano, nos tendríamos que plantear dos preguntas:

1. ¿Para qué nuestro cuerpo de manera normal produciría esta hormona que «hay que tener baja»?
2. Las personas con diabetes tipo 1, una enfermedad autoinmune que cursa con una destrucción propia de las células del páncreas que producen insulina, no tendrían sí o sí que inyectarse insulina para vivir.

Así, a lo largo de este capítulo me encantaría hacerte ver que el verdadero problema no radica en la hormona insulina en sí misma, sino en la **resistencia a su acción**, que afecta principalmente a los músculos, el tejido adiposo y el hígado. Esta resistencia puede favorecer la aparición de problemas de salud como la diabetes tipo 2, el síndrome metabólico, el síndrome del ovario poliquístico (SOP), la obesidad, el deterioro cognitivo, las enfermedades cardiovasculares o, incluso, el empeoramiento de enfermedades crónicas como las enfermedades autoinmunes.

¿Qué significa ser resistente a la insulina?

Imagina que vas a hacer una ruta por la montaña y las previsiones meteorológicas te informan de que va a llover. Como eres una persona precavida, te pones un **chubasquero impermeable** para evitar que el agua entre en contacto con tu cuerpo y permanezcas seco. Es decir, el chubasquero evita que el agua entre en contacto contigo.

Ahora, en el caso de la resistencia insulina, imagina que tus **células se ponen esa «capa protectora» para evitar que la hormona insulina haga su acción**.

Por tanto, si tienes una capa protectora de resistencia a la insulina, tus células **no serán sensibles a su efecto** y, por tanto, no podrán introducir de manera correcta y efectiva el azúcar al interior de los músculos y el hígado. El azúcar (el nombre médico adecuado es **glucosa,** pero para hacerlo más entendible usaré el término «azúcar» en varias ocasiones a lo largo del capítulo, si me lo permites), permanecerá en la sangre. Esto favorece el aumento de la **viscosidad sanguínea**, lo que puede llevar a **obstrucciones en vasos pequeños** y provocar accidentes cerebrovasculares (comúnmente conocidos como «ictus»), infartos o interrupciones del flujo sanguíneo en otros órganos con una vascularización muy fina, como los órganos genitales, que da lugar a la aparición, por ejemplo, de **disfunción eréctil**. De hecho, la disfunción eréctil precede en 3-5 años la aparición de una enfermedad cardiovascular. Esto se debe a que, al ser vasos muy finitos, la arteriosclerosis producida (entre otras cosas) por una resistencia a la insulina obstruye de manera temprana (por una mera explicación física de diámetro más pequeño) los vasos sanguíneos más estrechos del cuerpo humano, como los de los cuerpos cavernosos del pene. Este pequeño dato refleja como todos y cada uno de los órganos de nuestro cuerpo están **conectados entre sí** y muchas veces lo que nosotros vemos como una

condición en sí misma (por ejemplo, la disfunción eréctil) es la consecuencia de una alteración previa mucho más importante en el metabolismo de las hormonas.

Asimismo, la sangre con un **exceso** de azúcar (como consecuencia
de una resistencia a la insulina) activa **vías inflamatorias** que dañan
diversas proteínas y afectan la función muscular. Además, si tus células
son resistentes a la insulina, tampoco se podrán activar correctamente
numerosas vías celulares indispensables y moduladas por la insulina,
como la síntesis de proteínas, la síntesis de material genético y el correcto metabolismo de lípidos, con las consecuencias negativas para nuestra salud que ello conlleva.

Como puedes ver, el verdadero problema no es la insulina en sí, sino
el **funcionamiento inadecuado de la insulina debido a la resistencia a ella**. Es decir, nuestro cuerpo se vuelve insensible a ella y,
como mecanismo **compensatorio**, nuestro páncreas, que libera insulina de manera normal, piensa que no está produciendo suficiente, por
lo que comienza a incrementar su producción **excesivamente**. Aquí
está la clave: **el problema no es la insulina en exceso ni en defecto, sino todo lo que está fuera de la normalidad**. Este exceso
de insulina, sumado a la falta de respuesta de nuestras células, es lo que
lleva a la aparición de problemas de salud, como la diabetes tipo 2 en
casos avanzados o una inflamación crónica de bajo grado en casos más
tempranos. Esto afecta no solo al metabolismo de carbohidratos, proteínas y grasas, sino también empeora enfermedades habituales como
la hipertensión, el colesterol alto, las enfermedades autoinmunes e incluso las enfermedades neurodegenerativas.

¿Cómo saber si eres resistente a la insulina?

Uno de los signos más evidentes de resistencia a la insulina es la **acumulación de grasa abdominal**, que no solo indica una baja sensibilidad a esta hormona, sino que también aumenta el riesgo de sufrir
complicaciones metabólicas.

En cuanto a los **marcadores sanguíneos** que permiten medir la resistencia a la insulina, siempre expongo mis dudas acerca de la efectividad de medirla en sangre, porque actualmente solo podemos determinar la resistencia a la insulina en **ayunas**. Esto se hace mediante el valor denominado **HOMA-IR**, que calcula la resistencia a la insulina a partir de la medición de glucosa e insulina en **ayunas**.

Concretamente, la fórmula **es HOMA-IR = glucosa en ayunas (mg/dL) × insulina en ayunas (µIU/mL)/ 405.**

Si el valor es **mayor o igual** que 2-2,5, se considera que la persona tiene resistencia a la insulina. Aunque no hay un consenso universal al respecto, la mayor parte de la literatura médica apunta a estos valores como los puntos de corte para el diagnóstico.

Pero, si sabemos que la insulina es una hormona que se libera **principalmente después de las comidas**, ¿por qué no podemos medir sus niveles **tras las comidas** si somos sensibles o resistentes a ella cuando mayor es su acción, esto es, después de ingerir alimentos?

Realmente, desde un punto de vista fisiológico, lo más útil para tener una idea lo más cercana a la realidad de nuestro metabolismo de la insulina sería medir sus niveles tras las comidas. En estudios científicos se utiliza el índice **OGIS** (que mide la velocidad con la que los músculos y el hígado captan el azúcar como medida indirecta de la sensibilidad a la insulina). Así, en el índice OGIS, **cuanto más rápido capten glucosa los músculos y el hígado (y, por tanto, más alto sea el valor), más sensible serás a la insulina** tras la administración de una cantidad determinada de comida. Sin embargo, el uso de este índice todavía no se ha extendido en la práctica clínica habitual, probablemente por lo tedioso de su realización en cuanto a infraestructuras y tiempo.

Aun así, me pregunto muchas veces si se encontrará alguna manera de implementarlo en la medicina «práctica»: a cuántas personas conseguiríamos diagnosticar antes de que tuvieran un metabolismo de la insulina inadecuado, y así pudiéramos iniciar las medidas de estilo de vida que se requirieran para evitar que esa resistencia a la insulina avanzara hasta ser manifiesta en ayunas. Esto es lo que actualmente podemos diagnosticar con el HOMA-IR. Incluso podríamos, por qué no, **prevenir** numerosas enfermedades metabólicas y cardiovasculares que nos azotan en el día a día.

Así, y aunque el **HOMA-IR** es un marcador útil y fiable para medir la resistencia a la insulina en ayunas, no nos dice cómo está tu metabolismo de la insulina después de las comidas, que sería lo más importante.

Mientras se cambia el paradigma del diagnóstico de la resistencia a la insulina, nosotros seguimos avanzando, y una manera accesible y simple de intuir un metabolismo inadecuado de la insulina sería mediante la combinación del HOMA-IR con la medición de la **circunferencia de la cintura**.

Existen diferentes valores según las sociedades médicas: según el **European Group for the Study of Insulin Resistance (EGIR)**, **una circunferencia de cintura mayor o igual a 80 cm en mujeres y 94 cm en hombres es un marcador de resistencia a la insulina**. Sin embargo, la **International Diabetes Federation (IDF)** y la **International Association for the Study of Obesity (IASO)** ajustan los valores por regiones. En Europa y América (Norte, Centro y Sur), consideran elevada una circunferencia mayor o igual a 88 cm en mujeres y 102 cm en hombres. En poblaciones asiáticas, tienen en cuenta valores más bajos: una circunferencia de la cintura mayor o igual a 80-85 cm en mujeres y 90-95 cm en hombres se considera un indicador de resistencia a la insulina.

Nota: para medir la circunferencia de la cintura correctamente, sigue estos pasos:

○ Ponte de pie, sin ropa ajustada, con los pies separados al ancho de los hombros.

○ Colócate una cinta de medir alrededor del cuerpo, en la parte superior del hueso de la cadera, que suele ser al nivel del ombligo.

○ Rodea la cintura asegurándote de que esté ajustada, pero sin comprimirte y tampoco «metiendo» la barriga (no hagamos trampa).

○ La medición debe realizarse al final de una exhalación normal, sin contener la respiración.

Resistencia a la insulina e inflamación crónica: el círculo vicioso que deberías evitar

Existe una relación bidireccional entre la resistencia a la insulina y la **inflamación crónica de bajo grado**, implicada en muchas enfermedades, como la endometriosis, la infertilidad, el síndrome del intestino irritable, la arteriosclerosis y la enfermedad de Alzheimer, e incluso en disfunciones de otras hormonas como la testosterona y el cortisol.

Es importante entender que las hormonas se comunican entre sí, y cuando una hormona se ve afectada o nuestras células se vuelven resistentes a ella, el resto de las hormonas pueden verse alteradas en mayor o menor grado. La **inflamación crónica de bajo grado asociada a la resistencia a la insulina** actúa como un pequeño fuego constante, como **brasas** encendidas que, poco a poco, van deteriorando la funcionalidad de cada célula del cuerpo. Esto impide que nuestro organismo funcione a plena capacidad, ya que se ve afectado continuamente por esa inflamación subyacente.

A su vez, cuando existe inflamación crónica de bajo grado, el metabolismo de la insulina se ve afectado, ya que esta inflamación impide que la señal celular que debe activarse tras la liberación de la insulina se ejecute correctamente. Esto repercute en el funcionamiento de otras funciones celulares. Por tanto, **mejorar la resistencia a la insulina también contribuye a reducir la inflamación crónica y reducir la inflamación crónica ayuda, a su vez, a mejorar la resistencia a la insulina.**

¿Cómo ser más sensibles a la insulina?

El **músculo** es el principal órgano sensibilizador de la insulina. Además de ser un almacén de glucosa, el músculo libera mioquinas, que como veremos en un capítulo posterior son hormonas con un potente efecto **antiinflamatorio.** Por ello, mantener y aumentar la masa muscular a través del ejercicio físico es clave para mejorar la sensibilidad a la insulina. En este contexto, es fundamental realizar una combinación de ejercicio de fuerza que permita ganar masa muscular. Cuanto **más músculo tengamos, mayor capacidad tendremos para almacenar glucosa**, lo que reduce el riesgo de que esta quede circulando en la sangre, que afectaría a nuestra salud metabólica y celular.

Imagínate al músculo como un aparcamiento, a la **glucosa como los coches** que circulan por la calle en busca de un sitio donde aparcar y que, cuando se acumulan porque no encuentran aparcamiento, producen atascos con todo el caos que ello conlleva… Así, cuanto más músculo tengas, más plazas de aparcamiento tendrás y, por tanto, más «hueco» para que la glucosa entre y aparque. De este modo se evita el colapso del tráfico (ya que se impide que se acumule la glucosa en sangre y favorezca la aparición de las numerosas enfermedades metabólicas descritas).

Además, al tener más músculo, tendremos mayor liberación de **mioquinas antiinflamatorias**, que nos ayudarán a reducir la inflamación crónica de bajo grado, la cual, como hemos explicado, está estrechamente relacionada con la resistencia a la insulina.

La combinación de ejercicio de fuerza con ejercicio cardiovascular también es fundamental, ya que mejora la oxigenación sanguínea. Esto no solo optimiza la llegada de nutrientes a los músculos y células, sino que también ayuda a eliminar productos metabólicos tóxicos que, si se acumulan debido a una mala oxigenación, pueden incrementar la inflamación crónica.

En cuanto a la cantidad de ejercicio, lo ideal es combinar ambos tipos de actividad, con un mínimo de **150-300 minutos semanales**. En este punto, voy a ser un poco estricta y te animaré a alcanzar el rango más alto, es decir, 300 minutos a la semana. Quiero aclarar que no significa que otros tipos de ejercicios no sean beneficiosos, pero la combinación de fuerza y cardiovascular es lo **óptimo** para mejorar el metabolismo de la insulina.

Por otra parte, en cuanto a la **alimentación**, nuestro mejor aliado para mejorar el metabolismo de la hormona insulina y el de otros nutrientes, como las proteínas, las grasas y los azúcares, es y siempre será la **fibra**.

La fibra, tanto soluble como insoluble, ha demostrado mejorar la sensibilidad a la insulina por varias razones. En primer lugar, enlentece el vaciamiento gástrico, ya que controla la entrada de nutrientes al organismo y evita que lo hagan demasiado rápido, lo que previene un pico elevado de insulina que podría empeorar la situación. Además, la fibra soluble sirve de alimento para nuestra microbiota, puesto que permite que esta produzca ácidos grasos de cadena corta, como el acetato, el propionato y el butirato, que son fundamentales para mejorar la producción de **hormonas intestinales como el GLP-1 y el péptido YY**. Estas hormonas no solo mejoran el metabolismo de los carbohidratos, sino que también favorecen la saciedad y regulan el apetito.

El **butirato**, un producto metabólico que produce nuestra microbiota en respuesta al consumo de fibra dietética, reduce, además, la liberación de **citocinas** inflamatorias como el **TNF-alfa**, lo que mejora la inflamación crónica de bajo grado, que, como hemos mencionado, está implicada en la resistencia a la insulina. Asimismo, la fibra soluble ha demostrado ser capaz de mejorar la **integridad de la barrera intestinal**, que evita un exceso de permeabilidad que permita la entrada de sustancias que no deberían ingresar al cuerpo, provocando inflamación crónica.

Se recomienda consumir al menos entre **20-35 g de fibra al día**. En niños, lo recomendable es un mínimo de 14 g en los primeros años, y se aumentaría la dosis a medida que crecen, que también estaría en torno a un mínimo de 20 g a partir de los 4 años.

Recalco la palabra **mínimo** porque **no existe un límite máximo**, ya que depende de lo que cada intestino tolere, y esta tolerancia mejora con el tiempo. Si no estás acostumbrado a consumir fibra, no empieces de repente a consumir 40 g, ya que te sentará mal y podrías desistir. Piénsalo como cuando empiezas a entrenar en el gimnasio: no levantas todo el peso el primer día, sino que lo haces progresivamente. Con la fibra, es igual.

Fuentes más ricas en fibra insoluble:

○ Salvado de trigo (no apto para personas con enfermedad celíaca, sensibilidad al trigo/gluten o alergia al trigo)
○ Frutas: kiwi, frutos rojos, aguacate (sí, es una fruta), manzana, albaricoque y pera con piel
○ Verduras de hoja verde
○ Semillas sin moler de linaza y chía
○ Frutos secos enteros

Fuentes más ricas en fibra soluble:

○ Legumbres
○ Almidón resistente (te explico abajo cómo «hacer» almidón resistente)
○ Cereales integrales como la avena
○ Frutas como la manzana y el kiwi
○ Semillas molidas de linaza y chía

Fuentes de fibra en suplementos:

○ Fibra guar parcialmente hidrolizada, psyllium, xilooligosacáridos, goma arábiga, fibra de baobab, de bambú o de kiwi.

El **almidón resistente** es un tipo de fibra soluble que no se digiere ni se absorbe en el intestino delgado, sino que pasa directamente al intestino grueso, donde es fermentado por la microbiota. Para crear almidón resistente en alimentos como las patatas, el arroz o el pan, se puede seguir un proceso sencillo de cocción y enfriado.

1. **Cocción:** cocina el alimento (por ejemplo, patatas, arroz o pasta) de la manera habitual.
2. **Enfriamiento, aquí te explico como hacerlo:** después de cocinar, deja enfriar el alimento a temperatura ambiente durante unos minutos, y luego colócalo en la nevera unas 12 horas. Durante este proceso de enfriamiento, una parte del almidón sufre una modificación llamada «**retrogradación**» que lo transforma en almidón **resistente**.
3. **Recalentado (opcional):** pasado ese tiempo, puedes consumir el alimento frío o recalentarlo antes de comer. El almidón resistente se mantiene incluso después de recalentar el alimento.

Este proceso funciona porque el almidón en los alimentos cambia su estructura cuando se enfría, y se convierte en una forma menos accesible (de ahí el término almidón «resistente») para las enzimas digestivas, lo que impide que se absorba en la sangre y se transforma en alimento prebiótico para nuestra microbiota.

Suplementos útiles para mejorar la sensibilidad a la insulina

1. Berberina

○ Mejora la sensibilidad a la insulina al aumentar el número de receptores y favorecer la translocación de los transportadores GLUT 4. Esto permite que tus células sean más sensibles a la insulina y que se necesite menos cantidad de esta hormona para que la glucosa entre en tus células, lo que evita que permanezca en la sangre y oxide y dañe los tejidos.

○ Aumenta la oxidación de ácidos grasos y disminuye la síntesis de triglicéridos al inhibir la enzima acetil-CoA carboxilasa en los hepatocitos, lo que previene la acumulación de triglicéridos y metabolitos tóxicos como las ceramidas.

○ Disminuye la síntesis de colesterol al inhibir PSCK9, lo que aumenta la captación hepática de LDLc, independientemente de los niveles de colesterol plasmático.

○ Tiene efecto antiinflamatorio al reducir la expresión del factor de transcripción inflamatorio NF-kB.

○ Al activar la vía de la AMPK, estimula la biogénesis mitocondrial. Esto es, contribuye a crear más mitocondrias, que son la fábrica de combustión de ácidos grasos de nuestras células.

No todas las berberinas son iguales. Si buscas un suplemento de berberina con el fin de mejorar el **metabolismo de la insulina** y ves «Berberina HCl», no la compres, ya que solo absorberás un 5 por ciento. Para beneficiarte de sus efectos, busca una berberina «protegida» con fitosoma, liposoma o que contenga extracto de pimienta negra o aceite de MCT, lo que mejorará su absorción.

2. Gymnema Sylvestre (std. 75 por ciento de ácidos gymnémicos)

○ Disminuye la absorción de glucosa en el intestino al unirse y bloquear el receptor SGLT1 intestinal.

○ Mejora la sensibilidad pancreática de la glucosa, lo que optimiza la secreción de insulina.

○ Reduce la formación de fructosa a partir del sorbitol en el hígado, lo que disminuye la oxidación y la inflamación hepática.

3. **Silimarina** (obtenida a partir del extracto seco de cardo mariano)

○ Conocida por sus propiedades antioxidantes y hepatoprotectoras, aumenta la biodisponibilidad de la berberina y reduce los marcadores de inflamación hepática, lo que previene la fibrosis en hígado graso.

4. **Picolinato de cromo**

○ El cromo es clave para sintetizar **cromomodulina**, que mejora la función de la insulina. La suplementación con picolinato de cromo optimiza los niveles de este péptido.

5. **Creatina**

○ Entre otros muchos efectos, la creatina favorece la entrada de glucosa en el músculo mediante la apertura del transportador GLUT 4, lo que permite la captación de glucosa en el músculo y el tejido adiposo, y evita que permanezca en exceso en sangre.

6. **Myoinositol**

○ Estimula la translocación del receptor GLUT 4 en músculo y tejido adiposo, y disminuye la liberación de ácidos grasos libres.

7. **D-chiro Inositol**

○ Estimula la síntesis de glucógeno muscular.

8. **Zinc**

○ Mejora la captación de glucosa a nivel muscular y favorece la liberación de insulina por el páncreas.

9. **Extracto de melón amargo**

○ Inhibe las alfa-glucosidasas intestinales, con lo que disminuye la absorción de glucosa y mejora la captación de glucosa en el músculo.

Conclusión

○ **Hormona vital:** la insulina es necesaria para regular los niveles de glucosa en sangre, el metabolismo de grasas y para la **preservación y síntesis de proteínas**, incluyendo las musculares.

○ **Resistencia a la insulina:** se produce cuando las células no responden adecuadamente a la insulina, es decir, se vuelven «impermeables» a ella y por tanto no se ejercen sus funciones normales con las cantidades habituales y nuestro páncreas tiene que producir un exceso para intentar «vencer» esa resistencia-impermeabilidad.

○ **Relación con la inflamación crónica:** la resistencia a la insulina está asociada a la inflamación crónica de bajo grado, que agrava problemas de salud metabólica y hormonal.

○ **Signos de resistencia a la insulina:** la grasa abdominal es uno de los indicadores más evidentes de resistencia a la insulina, junto con valores analíticos como el HOMA-IR, aunque sería más útil medir la insulina después de las comidas.

○ **Importancia del músculo:** el músculo es el principal órgano sensibilizador de la insulina, pues actúa como un almacén de glucosa y libera hormonas antiinflamatorias (mioquinas) que mejoran la resistencia a la insulina.

○ **Ejercicio físico:** la combinación de ejercicio de fuerza y cardiovascular es esencial para mejorar la sensibilidad a la insulina, optimizar la oxigenación y reducir la inflamación crónica.

○ **Alimentación:** la **fibra** es clave para mejorar la sensibilidad a la insulina, puesto que regula la absorción de nutrientes y favorece la salud intestinal, lo que reduce la inflamación crónica de bajo grado.

○ **Suplementos útiles:** entre los suplementos que ayudan a mejorar la sensibilidad a la insulina están la berberina, gymnema Sylvestre, silimarina, picolinato de cromo, creatina, myoinositol, D-chiro inositol, zinc y el extracto de melón amargo.

CAPÍTULO 3

El cortisol: reconcíliate con él, no es tan malo como piensas

Menudo capítulo tenemos por delante con una hormona que cada vez nos suena más. Pero **¿realmente la conocemos bien?** ¿La entendemos y somos capaces de utilizarla en nuestro favor? Cada vez somos más conscientes del **impacto que tiene el estrés crónico en nuestra salud**, no solo en nuestro estado de ánimo, sino también en nuestro metabolismo y en el equilibrio hormonal. Ante esto, podemos resignarnos y pensar que el estrés es algo inevitable en la época en la que vivimos, o podemos conocer mejor los mecanismos implicados en el estrés crónico y, con esta información, enfrentarnos al «enemigo» para ganar la batalla. Y eso pasa inevitablemente por entender al cortisol, la hormona clave en las consecuencias negativas del estrés crónico.

Entonces, lo primero que debes saber es que el cortisol es una **hormona necesaria para vivir**. Muy muy necesaria. **Sin cortisol, una persona no puede sobrevivir más de 24 horas**; se muere. Esto lo saben bien las personas que padecen insuficiencia adrenal, una enfermedad caracterizada fundamentalmente por la falta de cortisol.

Las funciones vitales del cortisol: una hormona de supervivencia

El cortisol es una **hormona de supervivencia**. Evolutivamente, está diseñada para permitirnos responder a amenazas externas, adaptarnos y asegurar nuestra supervivencia. Aquí va un símil: cuando haces ejercicio intenso, las pulsaciones se elevan y el cuerpo consume primero carbohidratos, pero si te mantienes un tiempo más prolongado haciendo ejercicio y a una intensidad moderada, el cuerpo comienza a usar de manera preferente la grasa. Algo similar ocurre con el cortisol: en una situación de estrés, en los **primeros segundos**, el cuerpo libera **adrenalina y noradrenalina** desde la médula de las glándulas suprarrenales, lo que activa de inmediato el corazón, los músculos y el sistema nervioso, poniéndonos en alerta rápida y momentánea.

Unos minutos después, entra en acción el **cortisol**, liberado desde la corteza de las glándulas suprarrenales. Esta hormona **perpetúa la respuesta de estrés inicial** y permite que nuestro cuerpo mantenga la respuesta, con lo que asegura nuestra capacidad de resistencia. Este mecanismo de supervivencia nos fue esencial cuando vivíamos en cavernas. Actualmente nuestro organismo sigue de la misma manera programado frente a cualquier tipo de estrés, es decir, activa las mismas vías, ya sea una persecución de un depredador en la sabana o una sobrecarga de notificaciones, multitarea e hiperestimulación en nuestra vida moderna.

La pérdida del ritmo circadiano del cortisol por estrés crónico

El cortisol no solo necesita estar en niveles adecuados, sino también seguir un **ritmo circadiano**. En condiciones normales, el cortisol presenta picos específicos: el más alto alrededor de las 8 de la mañana, otro más leve hacia las 11 y un último pico pequeño alrededor de las 4 de la tarde. Después de este último, los niveles descienden progresivamente hasta su punto más bajo, alrededor de las 10 de la noche, lo que facilita el sueño y la secreción de melatonina. Este ciclo es fundamental para una correcta regulación hormonal y energética.

En condiciones de **estrés crónico**, este ritmo se pierde: en lugar de alternar entre picos y valles, el cortisol se mantiene en un **nivel constante y medio**. Esto provoca una paradoja de síntomas: por un lado, los efectos de un exceso de cortisol (grasa abdominal, fragilidad cutánea, resistencia a la insulina, predisposición a infecciones) y, por otro, los efectos de un déficit de cortisol (cansancio, apatía, dolor abdominal, tendencia a la tensión baja, disminución de la libido y niveles bajos de sodio y glucosa en análisis).

Nota: es importante diferenciar estas alteraciones del ritmo normal de cortisol, propias del estrés crónico, de las situaciones patológicas orgánicas que presentan un sustrato anatómico, como las condiciones englobadas bajo el nombre médico de **síndrome de Cushing**. El síndrome de Cushing se refiere a un conjunto de síntomas y signos asociados a un exceso medido de cortisol, que combina tanto la pérdida del ritmo circadiano como niveles de **cortisol excepcionalmente altos**, a diferencia del estrés crónico, donde predomina la pérdida del ritmo sin un exceso extremo de cortisol.

En el síndrome de Cushing, este exceso de cortisol junto con la alteración del ritmo puede deberse a varias causas, tales como:

○ Un tumor productor de la hormona precursora del cortisol a nivel hipofisario.
○ Un tumor productor de cortisol en las glándulas suprarrenales.
○ Tumores ectópicos productores de hormonas, como el carcinoma pulmonar de células pequeñas, el tumor carcinoide bronquial, los tumores en páncreas u ovarios, o el carcinoma **medular** de tiroides.

Además, puede existir un exceso de cortisol no relacionado con el estrés ni con enfermedades tumorales, conocido como «**síndrome de Cushing iatrogénico**», causado por la administración **crónica** de **corticoides**, prescritos habitualmente para tratar enfermedades autoinmunes o autoinflamatorias.

Para diferenciar entre la pérdida del ritmo normal de cortisol asociada al estrés crónico y la pérdida del ritmo junto con un exceso significativo de cortisol propio de las enfermedades orgánicas o del uso crónico de corticoides, se utiliza el término **«pseudo-Cushing»** en referencia a la alteración debida al estrés crónico. En el pseudo-Cushing, además de los síntomas de pérdida del ritmo circadiano, pueden coexistir síntomas de cortisol bajo, especialmente debido a la ausencia de los picos matutinos necesarios que nos mantendrían «despiertos» y activos al comenzar el día.

¿Qué hace el cortisol en el organismo?

El cortisol prepara al cuerpo para sobrevivir, ya que asegura reservas energéticas y mantiene el estado de alerta. Entre sus funciones destacadas:

1. **Atenúa la respuesta inflamatoria:** de forma **aguda**, el cortisol **reduce** la actividad del sistema inmunológico. Al disminuir linfocitos y eosinófilos y aumentar neutrófilos, evita que el sistema inmune responda con inflamación, lo que nos permite enfocarnos en la supervivencia. Con el cortisol elevado, el cuerpo deja de priorizar la eliminación de infecciones o agentes externos y se centra en prepararse para una emergencia, lo que, en efecto, aumenta nuestra susceptibilidad a infecciones. Esto tiene muchas ventajas de forma aguda, pero ¿qué ocurre en la sociedad actual? La respuesta aguda ya no es ocasional, sino que el estrés crónico nos lleva a perder los ritmos normales de cortisol, de modo que los niveles medio-altos permanecen sin alternar los picos y valles fisiológicos. Este «silenciamiento» continuo del sistema inmune se hace crónico, lo que nos deja vulnerables a infecciones.

2. **Redistribuye la grasa corporal:** el cortisol tiende a almacenar grasa en el abdomen, ya que esta grasa es fácilmente accesible para los órganos vitales como el hígado, el corazón y el intes-

tino. Así, el cuerpo prioriza acumular grasa en el abdomen sobre otras áreas menos relevantes para la supervivencia, como las caderas, los brazos y las piernas. Al igual que en el caso anterior, esta estrategia ofrece una ventaja evolutiva a corto plazo. Sin embargo, cuando se mantiene en el tiempo, el cortisol elevado produce una acumulación persistente de grasa abdominal, característica de las personas con estrés crónico o enfermedades relacionadas con exceso de cortisol y que incrementa la inflamación crónica, ya que la grasa abdominal tiene un perfil mucho más inflamatorio que cualquier otro tipo de grasa como la subcutánea (la que está en brazos, piernas o caderas).

3. **Provoca resistencia a la insulina:** en situaciones de estrés agudo, el aumento de cortisol permite que la glucosa **no entre en las células** de manera inmediata, sino que **permanece en la sangre** para estar **rápidamente disponible para órganos vitales como el cerebro, la corteza suprarrenal y los glóbulos rojos**. Esta resistencia **temporal** a la insulina también facilita que el tejido adiposo almacene grasa, la cual, en condiciones de hambruna, podría ser vital para sobrevivir. Sin embargo, en el contexto actual, esta **resistencia a la insulina se vuelve crónica debido al estrés constante**, causado por el exceso de cortisol y la pérdida de su ritmo natural. Esto conduce a un almacenamiento constante de grasa, un metabolismo ineficiente de la glucosa que daña las paredes arteriales, provoca arteriosclerosis y aumenta el riesgo cardiovascular.

Otros efectos de la pérdida del ritmo normal de cortisol asociado al estrés crónico son:

○ Fragilidad **cutánea**: el cortisol adelgaza la piel, la hace más frágil y favorece la aparición de estrías, especialmente de color rojo intenso, en áreas como el abdomen, los brazos y las axilas.
○ Alteración **del metabolismo**: el cortisol afecta la capacidad del

hígado para metabolizar nutrientes de forma adecuada, y convierte gran parte de los alimentos en triglicéridos, que luego se **almacenan como grasa**.

Retención **de líquidos y aumento de la presión arterial**: el cortisol eleva los niveles de la hormona aldosterona (además de poder actuar como esta en casos de niveles altos de cortisol), lo que incrementa la reabsorción de sal y agua, favorece la retención de líquidos y, como resultado, **eleva la presión arterial**.

○ Impacto **en el estado de ánimo**: en el cerebro, el exceso de cortisol provoca fatiga emocional, lo que sume al cerebro en un estado «neutral», sin emociones fuertes ni alegría que, mantenido en el tiempo, puede derivar en trastornos del estado de ánimo como el síndrome depresivo. Además, las alteraciones derivadas de la pérdida del ritmo normal de cortisol como consecuencia del estrés crónico pueden afectar el delicado equilibrio de neurotransmisores, como la dopamina y el glutamato, y generar síntomas conocidos como «**psicosis corticoidea**». Estos síntomas pueden incluir desde ansiedad hasta alucinaciones, delirios y comportamientos paranoicos.

○ Efecto **en el sistema reproductivo**: el cortisol elevado envía al cerebro la señal de que el cuerpo está en peligro, lo que inhibe la función reproductiva y afecta la fertilidad. **En mujeres y hombres, el cortisol elevado disminuye la hormona GnRH en el hipotálamo**, lo que reduce la producción de FSH y LH, necesarias para el correcto funcionamiento de los ejes reproductivos: la producción de estrógenos, la ovulación y la producción de andrógenos en la mujer, así como la producción de testosterona y espermatozoides en el hombre.

○ Función **tiroidea**: el estrés crónico también reduce la función tiroidea y pone al organismo en «**modo ahorro de energía**», ya que el cuerpo interpreta que debe conservar recursos. Puesto que las hormonas tiroideas son las activadoras de todo el metabolismo celular, en estas situaciones no compensa tener el metabolismo «derrochando» energía. Para nuestro cuerpo, estar en estrés equivale a estar en peligro, y hay que ahorrar, por si la situación de peligro se alarga.

Medir el cortisol

Tras leer esto, te estará surgiendo la duda de cómo medir el cortisol en sangre para averiguar si has perdido tu ritmo normal de secreción. Aquí estarás tentado de ir en ayunas, como siempre haces, a medirte el cortisol en sangre a las 8:00. Permíteme que te diga que esta no es la manera de medir un ritmo hormonal.

El cortisol a las 8:00 en ayunas es una medida útil que nos sirve para **orientarnos** sobre la **falta de cortisol**, esto es, una inadecuada producción de cortisol que puede comprometer la vida, como en el caso de personas que tienen **insuficiencia suprarrenal**. El cortisol a las 8:00 **no sirve** ni para detectar aumentos **patológicos** de la secreción de cortisol, como te he comentado que sucede en los casos de **síndrome de Cushing,** ni para valorar la pérdida de **ritmo** de cortisol asociado al **estrés crónico**.

Como puedes intuir el ritmo de cortisol no se puede valorar con una medición única, sino que se debe valorar en diferentes momentos del día para poder establecer una línea que nos permite ver un ritmo. En este contexto, lo **ideal** sería hacer diferentes mediciones a lo largo del día, incluyendo mediciones en los tres puntos del día que hemos comentado en que deben haber «picos normales», así como valorar el descenso normal y necesario que debería producirse a partir de las 18:00. Esto es un poco tedioso porque requiere, como ves, de múltiples muestras de sangre y de orina de un día entero o, por los métodos más modernos, de saliva. Puesto que es un poco engorroso de realizar, se puede valorar de manera inicial (y sin ser una prueba definitiva) la pérdida de ritmo del cortisol midiendo el valor en sangre o saliva a las **23:00**. Si ese cortisol en saliva (que se puede medir desde casa con la simple masticación de una torunda) está **elevado** (en torno a valores por encima de **120-145 ng/dL**), existe una alta probabilidad de que se haya perdido el ritmo de secreción normal de cortisol y, por tanto, se requerirá estudiar de dónde viene esa pérdida normal, que en muchos casos es por estrés crónico.

El razonamiento de medirlo a esa hora es porque si todo sigue su **ritmo fisiológico**, a las 23:00 el nivel de cortisol en saliva **debería ser mínimo** y, por tanto, cualquier elevación indicaría que se han perdido los tiempos normales de secreción de cortisol y nuestro cuerpo produce cantidades de cortisol que no debería, ya que se supone que a las 23:00 deberíamos estar descansando.

Una vez explicado esto, la siguiente pregunta será: Isabel, ¿cómo puedo recuperar mi ritmo normal de cortisol?

La primera recomendación, y me siento en la obligación de enfatizarlo, es **identificar la causa del estrés**. Sé que esto puede resultar complicado, pero es importante desglosarlo en etapas. Aunque existen suplementos que pueden ayudar (como te comentaré más adelante), estos solo tendrán un efecto temporal si no se aborda la causa subyacente del estrés. En la medida de lo posible, intenta identificar esa fuente de estrés y trabajar en minimizar su impacto.

¿Cómo identificarlo? Puedes empezar observando tus reacciones: ¿hay personas con las que al estar te sientes incómodo o con ansiedad? ¿O lugares donde, al acercarte, sientes nerviosismo o preocupación, como pensar qué dirá tu jefe o anticipar conflictos? Si es así, reflexiona sobre ello y, si puedes, anótalo. Escribir ayuda a distanciarnos y nos da perspectiva sobre la situación. Este ejercicio puede ayudarte a identificar patrones y pensamientos que contribuyen al estrés.

Contar con el apoyo de un **profesional de la salud mental**, como un psicólogo, también es de gran ayuda, aunque sé que el acceso a estos profesionales puede ser limitado.

Una vez identificada la causa, el siguiente paso es **hacer ejercicio físico**.

El ejercicio físico ha demostrado ser capaz de reducir los síntomas depresivos y de recuperar el ritmo normal de cortisol, ya que atenúa las respuestas hipotalámicas al estrés. Al realizar ejercicio, el cuerpo produce **endorfinas** que contrarrestan el impacto del estrés en el cerebro. No obstante, evita el ejercicio **extremo o excesivo**, ya que este puede tener el efecto contrario y aumentar el cortisol. **Lo importante es hacer el ejercicio que disfrutes**: zumba, pilates, yoga, pesas o cualquier actividad que te permita conectar con tu cuerpo y concentrarte en el momento presente. Esto, junto con el movimiento muscular, ayuda a liberar péptidos que el cerebro convierte en endorfinas.

Para **optimizar el ritmo normal de cortisol**, podemos ayudar al cuerpo en la eliminación de cortisol, que favorece su conversión a cortisona, un metabolito menos activo. Para este proceso, el organismo necesita niveles adecuados de vitamina C, vitaminas del grupo B (especialmente B5), magnesio, selenio, zinc y vitamina D. Algunos de estos nutrientes pueden obtenerse en la dieta de manera natural, aunque también se puede optar por la suplementación. Aquí tienes algunas fuentes alimentarias para cada nutriente:

- **Vitamina C:** frutos rojos, kiwi, papaya, pimiento rojo, sandía, naranja, tomate y brócoli.
- **Vitaminas B5 y B6:** levadura nutricional (diferente de la levadura de cerveza), semillas de girasol, salmón, aguacate, pollo, lácteos, plátano, garbanzos y patata.
- **Zinc:** mariscos, legumbres, huevos, productos lácteos, frutos secos y cereales integrales.
- **Selenio:** nueces de Brasil (las cultivadas en la región amazónica suelen ser más ricas en selenio), halibut, almejas, gambas, ostras y pargo. Las nueces de Brasil provenientes de Bolivia y Perú pueden tener menos selenio debido a las características del suelo.

○ **Magnesio:** halibut, bacalao, legumbres, espinacas, almendras y anacardos

Dado que la pérdida del ritmo de cortisol también altera el estado de ánimo, es ideal apoyar al cuerpo con una alimentación que favorezca la síntesis de neurotransmisores clave para el bienestar, como la **serotonina**, la **dopamina**, el **GABA** y la **glicina**. Para su producción, además de vitamina C, magnesio y vitamina B6, el organismo necesita ciertos aminoácidos esenciales: **taurina, triptófano y tirosina**.

○ **Alimentos ricos en taurina:** la taurina regula el equilibrio excitatorio e inhibitorio en el cerebro. Los alimentos ricos en taurina incluyen pescados, mariscos, huevos, carnes blancas y algunas algas (wakame y nori). Aunque los alimentos vegetales no son fuente directa de taurina, los frutos secos y las legumbres aportan metionina y cisteína, precursores de taurina.
○ **Alimentos ricos en triptófano:** el triptófano es el aminoácido precursor de la serotonina, fundamental para el estado de ánimo y el bienestar. Entre los alimentos más ricos en triptófano tenemos semillas de calabaza, tofu, tempeh, salmón, pavo y lácteos como el queso.
○ **Alimentos ricos en tirosina:**
1. **Queso:** especialmente los quesos curados, aunque no los deben consumir las personas intolerantes a la histamina.
2. **Pavo y pollo:** estas carnes magras son buenas fuentes de tirosina y proteínas.
3. **Pescado:** como el salmón y el atún, que además aportan grasas saludables como los omega-3.
4. **Soja y derivados (como tofu y tempeh):** ricos en tirosina, ideales en una dieta vegetariana.

5. **Semillas de calabaza:** estas semillas no solo aportan tirosina, sino también magnesio y zinc.

Suplementos para ayudar con el estrés crónico: adaptógenos

¿QUÉ SON LOS ADAPTÓGENOS?

Yo los llamo «**vitaminas antiestrés**», ya que son un conjunto de sustancias naturales que estimulan nuestras defensas frente a los efectos que se producen a nivel celular cuando estamos expuestos a diferentes formas de estrés. Los adaptógenos refuerzan **nuestras defensas internas**, responsables de compensar las alteraciones corporales que ocurren ante estímulos estresantes crónicos, como el trabajo, los conflictos personales, la contaminación, los disruptores hormonales, las enfermedades o simplemente las noches con numerosos «pecados». Su principal propiedad es que ayudan al cuerpo a «**ayudarse a sí mismo**».

HISTORIA DE LOS ADAPTÓGENOS

La investigación científica moderna sobre adaptógenos comenzó durante la Segunda Guerra Mundial, cuando se buscaba mejorar la resistencia y el rendimiento de soldados, pilotos y en general cualquier persona involucrada en el conflicto.

Los primeros estudios sobre los adaptógenos fueron realizados con la schisandra gracias a las investigaciones etnofarmacológicas realizadas a finales del siglo XIX en el extremo oriente de Siberia. Diversos investigadores descubrieron que la tribu cazadora **nanai** utilizaba las bayas y semillas de schisandra como tónico para reducir la sed, el hambre y el agotamiento, y para mejorar la visión nocturna.

Así, a principios de la década de 1960, el estudio de los adaptógenos se convirtió en un campo de investigación fructífero en la antigua Unión de Repúblicas Socialistas Soviéticas (URSS). Se llevaron a cabo numerosos estudios centrados en extractos de **eleutero** (*Eleutherococcus senticosus*), bayas de **schisandra**, raíz de **ginseng asiático** (*Panax ginseng*) y la *Rhodiola rosea*. Como ves, aunque los adaptógenos puedan sonar «modernos», el campo de la suplementación para optimizar los mecanismos de defensa frente al estrés cuenta con décadas de literatura, experiencia y conocimiento.

UNA ACLARACIÓN IMPORTANTE: ADAPTÓGENOS VS. ESTIMULANTES

La diferencia entre los estimulantes como el café, el té o las bebidas energéticas con efedrina y los adaptógenos **es que los estimulantes proporcionan un impulso, incluso cuando el organismo está en equilibrio**. Este impulso es breve y, si se excede, puede llevar a efectos secundarios como temblores, aumento de la frecuencia cardiaca, sudoración y dificultades para dormir, así como mayor fatiga posterior. La efedrina, por ejemplo, puede dañar el sistema cardiovascular. En contraste, **los adaptógenos** ofrecen un efecto más prolongado y estable, **mantienen los sentidos alerta y mejoran la motricidad sin el «bajón» que dejan los estimulantes**.

MECANISMOS DE ACCIÓN DE LOS ADAPTÓGENOS

Un cuerpo sano está en equilibrio, lo que significa que las células consumen tantos recursos como los que se les proporcionan. Este equilibrio entre sistemas que aceleran y frenan se llama «homeostasis», y es fundamental para nuestra supervivencia. En situaciones de estrés, **se desencadenan procesos que aumentan la demanda de recursos**, en los que el cerebro (principalmente el hipotálamo y la hipófisis) y las glándulas suprarrenales juegan un papel esencial. Este sistema se conoce como el «eje del estrés» o «eje HPA» (hipotálamo-pituitaria-suprarrenal).

Normalmente, **cuando el estrés no supera nuestras defensas, se restablece el equilibrio** mediante mecanismos de amortiguación que restauran la homeostasis a un nuevo nivel de actividad. Sin embargo, **el estrés crónico agota estos mecanismos, y es aquí donde los adaptógenos son útiles.**

Los adaptógenos refuerzan la capacidad del cuerpo para adaptarse a los estresores ambientales, emocionales y físicos, lo que facilita el retorno al equilibrio interno mediante la estimulación del sistema de «amortiguación» del estrés a través de:

○ **La liberación del neuropéptido Y (NPY)**, que reduce la intensidad de la respuesta al estrés y ayuda a mantener la calma y la claridad mental.
○ **El fomento de la síntesis de proteínas de choque térmico (Hsp)** o «proteínas del estrés», que protegen las células de los efectos del estrés crónico. Estas proteínas se producen en respuesta a condiciones de estrés y son esenciales para la protección celular.

TIPOS DE ADAPTÓGENOS

○ **Adaptógenos indirectos:** trabajan aportando los micronutrientes necesarios para la síntesis y degradación adecuada de hormonas y neurotransmisores claves, como serotonina, melatonina, dopamina, cortisol, adrenalina y noradrenalina. Algunos ejemplos son el magnesio, la **teanina**, la **glicina**, la pasiflora, la **melisa**, la **valeriana**, la vitamina D3 y las vitaminas B6, B9 y B12.
○ **Adaptógenos directos:**
  1. **Hongos (no alucinógenos):** entre ellos, el **reishi** (*Ganoderma lucidum*) tiene un efecto regulador sobre el sistema nervioso central, lo que reduce la hiperactividad neuronal gracias a un terpenoide llamado «ácido ganodérico». Además, sus **betaglucanos** optimizan la respuesta inmunológica, que aumenta la resistencia frente a infecciones. Los ácidos ganodéricos del reishi actúan también como antioxidantes, reducen el estrés oxi-

dativo, reconstruyen tejidos dañados y ayudan a aliviar el dolor y la inflamación. El reishi también tiene efectos positivos en la regulación del metabolismo de andrógenos y estrógenos.

Otro hongo útil para mejorar la resistencia al estrés es el *Cordyceps*.

2. **Extractos herbáceos:** entre estos, el **eleuterococo** (mal llamado «ginseng siberiano», ya que **no es un ginseng** al no pertenecer a la familia botánica del *Panax ginseng*) actúa de forma parecida al ginseng en algunos mecanismos, aunque sus efectos son diferentes.

Otros adaptógenos conocidos incluyen la **schisandra**, la **Rhodiola rosea** y la **ashwagandha**. La ashwagandha es muy popular hoy en día por su papel positivo en la regulación del estrés. Sin embargo, debe usarse con **precaución en personas con problemas tiroideos**, especialmente en casos de hipertiroidismo. También podría no ser la mejor opción para mujeres con predisposición a niveles elevados de testosterona, como ocurre en el síndrome del ovario poliquístico, debido a su potencial para elevar la testosterona.

En conclusión, los adaptógenos son un recurso natural valioso para ayudar al cuerpo a enfrentarse al estrés crónico, puesto que promueven un equilibrio interno que nos ayuda a restaurar el **equilibrio** y a protegernos de los efectos negativos del estrés a largo plazo.

Conclusión

○ El cortisol es esencial para la **supervivencia**, ya que actúa como una hormona clave en la respuesta al estrés y regula funciones vitales como la energía, la inflamación y el sistema inmune.

○ La **pérdida del ritmo circadiano del cortisol**, causada por el estrés crónico, puede provocar síntomas de exceso y déficit a la vez, como grasa abdominal, fatiga y alteración del sistema inmune, problemas de fertilidad o fragilidad de la piel.

○ **Restablecer el ritmo del cortisol** implica identificar y reducir las fuentes de estrés, incorporar ejercicio moderado y potenciar nuestra alimentación con micronutrientes clave (como la vitamina C, el magnesio, la vitamina B, el zinc y el selenio), que facilitan su metabolismo.

○ **Adaptógenos** como el reishi, la schisandra, el eleuterococo, la rhodiola y la ashwagandha pueden ayudar al cuerpo a gestionar mejor el estrés, al restaurar el equilibrio y protegerlo frente a los efectos negativos del cortisol elevado a largo plazo.

CAPÍTULO 4
El músculo: la fábrica de «cuasihormonas»

Podría resumir este capítulo con la siguiente frase: «Nadie, a los 80 años, desearía no estar tan fuerte». A lo largo de estas líneas, si me lo permites, intentaré mostrarte por qué.

La disminución del rendimiento físico con el paso de los años contribuye significativamente a la aparición de condiciones que afectan tanto a la salud como a la calidad de vida. Gran parte de esta disminución se debe a la pérdida de **masa** muscular, **fuerza** y **función**, lo cual **define** a la enfermedad conocida como «**sarcopenia**» (sí, la falta de cantidad, calidad y función muscular es reconocida por la OMS como una enfermedad). Es una enfermedad porque la sarcopenia se asocia con pérdida de movilidad, mayor riesgo de infecciones, discapacidad e incluso un aumento en la mortalidad.

El músculo **saludable**, cuando se contrae, libera una serie de **moléculas** clave que, aunque formalmente no se pueden llamar hormonas, cumplen funciones muy similares. Estas «**cuasihormonas**», conocidas como «**miocinas**», al igual que las hormonas, son moléculas de **señalización** que se liberan al torrente sanguíneo y ejercen efectos en tejidos y órganos distantes, con lo que regulan funciones en diversos sistemas del cuerpo: el metabolismo, el sistema inmune y el sistema nervioso. Sin embargo, **a diferencia de las hormonas**, que suelen ser producidas por glándulas endocrinas específicas (como el páncreas o la tiroides), las miocinas las produce el **músculo** durante la contracción muscular, que no es una glándula, sino más bien un **tejido**, lo cual les otorga un **carácter único** y específico en su interacción con otros sistemas.

Las miocinas son péptidos y otras moléculas señalizadoras que desempeñan un papel fundamental en la comunicación entre el músculo y otros sistemas del organismo. A continuación, te detallo algunas de las miocinas más importantes y sus funciones.

Irisina

La irisina es una **molécula producida por el músculo** cuando se contrae (lo usamos) y es liberada en la circulación durante el ejercicio; tiene numerosos beneficios a nivel metabólico. El **hueso** es el órgano principal en el que actúa la irisina: promueve el **metabolismo anabólico óseo** al aumentar la formación ósea y reducir la destrucción de hueso. Es más, **niveles bajos** de irisina se han reconocido como un **marcador predictivo** no solo para la sarcopenia, sino también para la **osteoporosis**. De hecho, se está estudiando su papel protector en estas condiciones, y diversos estudios realizados en cultivos celulares y ratones han documentado que la administración de irisina podría promover la **curación del músculo** esquelético distrófico, **prevenir** la atrofia muscular y la pérdida ósea en ratones sedentarios. Toda una promesa esta molécula que produce nuestro músculo cuando lo usamos, ¿eh?

Por otra parte, la **irisina** tiene un papel de **regulación del metabolismo** al aumentar el gasto energético y promover la transformación de la grasa blanca (almacenadora de energía) en **grasa parda** (quemadora de energía), lo que facilita el **consumo de calorías**.

BDNF (FACTOR NEUROTRÓFICO DERIVADO DEL CEREBRO)

○ **Apoyo al sistema nervioso:** el BDNF es fundamental para el crecimiento, la supervivencia y la diferenciación de las neuronas. Facilita la formación de nuevas **conexiones neuronales** y refuerza las ya existentes, lo cual es esencial para el aprendizaje y la memoria.

○ **Función muscular:** en el contexto muscular, el BDNF ayuda en la regeneración y **reparación del músculo**, además de activar las **células satélite** (células madre musculares) que promueven la regeneración tras lesiones.

Miostatina

La miostatina actúa como **un inhibidor natural del crecimiento muscular** al regular el tamaño y la proliferación de las fibras musculares. Su presencia limita la cantidad de masa muscular en el cuerpo. Así, niveles **elevados** de miostatina están **asociados con la pérdida de masa muscular**. De hecho, el bloqueo de la miostatina es una estrategia en investigación para tratar la atrofia muscular y mejorar la fuerza y el tamaño muscular en personas mayores o con enfermedades degenerativas.

Curiosamente, la producción y liberación de miostatina por los músculos **predomina en condiciones de inactividad física,** es decir, cuando no activamos el músculo.

Cuando el **músculo no se contrae** con regularidad, la producción de BDNF y de irisina disminuye, mientras que aumenta la liberación de miostatina y de ciertas citoquinas inflamatorias como la IL-1 o el TNF-alfa.

Otras **miocinas interesantes** producidas por nuestro músculo sano incluyen el **FGF-2**, que promueve la síntesis de masa muscular, y la **decorina**, que favorece la regeneración y reparación muscular. La **BAIBA** (beta-aminoisobutírico) previene la pérdida de masa muscular, mientras que las interleucinas **IL-6 e IL-15** actúan como reguladoras del metabolismo muscular, con lo que evitan una destrucción excesiva de músculo. Además, estas miocinas no solo actúan sobre el propio músculo, sino que también, de manera **paracrina** (cuando una molécula se libera y actúa en células cercanas sin entrar en la circulación sanguínea, a diferencia de la señalización endocrina), **influyen en el hueso al promover su formación y disminuir la destrucción ósea.**

¿Qué ocurre con el músculo cuando envejecemos?

El deterioro de la salud muscular relacionada con la edad **comienza** alrededor de los **40 años**. Las tasas de pérdida **anual** promedio son:

1. **masa/tamaño muscular:** 0,5-1 por ciento
2. **fuerza:** 1-3 por ciento
3. **potencia:** 3-4 por ciento

En un periodo de 10 años, esto se traduce en una pérdida del 10 por ciento de la masa muscular, del 30 por ciento de la fuerza y hasta del 40 por ciento de la potencia. Esta pérdida se duplica a partir de los 70 años, lo que hace que aumente la fragilidad en la octava década de vida y se ponga en riesgo la autonomía y la salud.

Este deterioro afecta sobre todo a las fibras musculares de contracción rápida, las **fibras tipo 2**, que son las que **nos ayudan a mantener el equilibrio** y la **postura** al tropezarnos, con lo que evitamos caídas y, potencialmente, fracturas (una de las causas de mortalidad más comunes en la vejez). Más del **20 por ciento de las personas mayores de 60 años que sufren una fractura de cadera no sobreviven más de un año después del accidente.**

Por otra parte, y menos conocido, es el papel protector del músculo frente a la principal causa de muerte prevenible en el mundo desarrollado: **las enfermedades cardiovasculares.** El estudio ATTICA de 2020 «Skeletal Muscle Mass in Relation to 10- year Cardiovascular Disease Incidence among Middle-aged and Older Adults» documentó que un **mayor volumen de masa muscular se asocia con una probabilidad 81 por ciento menor de sufrir eventos cardiovasculares.** Este estudio, que contó con más de 1.000 participantes a los que se hizo seguimiento durante nada menos que 10 años, es particularmente relevante porque un seguimiento tan extenso en el tiempo y con un tamaño muestral tan grande aporta una notable solidez y fiabilidad a los resultados, lo que respalda de forma contundente la importancia de mantener una masa muscular adecuada para reducir el riesgo cardiovascular en la edad adulta.

Isa, me has dicho que antes de perder masa muscular y yo «verlo» en el espejo, se pierde potencia y fuerza, ¿hay alguna manera de saber *cómo de fuerte* estoy desde casa?

Sí, aunque la fuerza tradicionalmente se mide en la consulta con un **dinamómetro**, desde casa y sin más herramientas que una silla y un temporizador podemos saber **cómo de fuertes** y ágiles estamos. De este modo sabemos desde dónde partimos y podemos valorar nuestro progreso más allá de nuestras sensaciones y apariencia física.

¿CÓMO?
Mediante **la prueba 5XSST** (Five Times Sit-to-Stand Test, por sus siglas en inglés), que es una prueba diseñada para **evaluar la fuerza en las extremidades inferiores** (siendo extrapolable en la mayor parte de personas con la fuerza general del cuerpo), **el equilibrio dinámico y el riesgo de caídas**, al medir el tiempo (en segundos) que tarda en levantarse de una silla y sentarse de nuevo **cinco veces consecutivas**.

¿CÓMO SE HACE?
En una silla de respaldo recto, con una altura de 43-45 cm. Nos sentamos apoyados en el respaldo de la silla y cruzamos los brazos sobre el pecho. Le decimos a una persona que nos ponga el cronómetro o nosotros lo ponemos, y en ese momento nos levantamos y nos sentamos en la silla cinco veces lo más rápido posible, sin apoyarnos con los brazos ni descansar la espalda o las piernas en la silla entre repeticiones. El

cronómetro se detiene cuando los glúteos tocan el asiento tras la última repetición.

Si la persona necesita apoyo de los brazos o no completa las cinco repeticiones, la prueba se considera fallida y, por tanto, no valorable.

INTERPRETACIÓN DE LOS RESULTADOS

Cuanto menor sea el tiempo, mejor es el resultado. Si logras completar la prueba en menos de 12 segundos, tu fuerza y capacidad funcional se encuentran dentro de lo esperado, **pero** eso no indica que no requieras ejercicio, simplemente que estás OK, aunque siempre **se puede** mejorar. Toda piedra hace pared.

Puedes pararte y hacer el test ahora, o marcar la página para terminar el capítulo y hacerlo. Independientemente de lo que te salga, ya habrás leído qué medidas del estilo de vida pueden irte bien para optimizar los resultados.

Las miocinas del eje músculo-cerebro y sus consecuencias cognitivas en el envejecimiento

Otro factor frecuentemente olvidado como consecuencia de la pérdida de masa, fuerza y potencia muscular son las repercusiones a nivel cognitivo.

Aunque la mayoría de los datos actuales son de carácter asociativo, cada vez hay más evidencia que sugiere que la pérdida de masa muscular podría contribuir al deterioro cognitivo y, posiblemente, a la demencia, a trastornos neuropsiquiátricos y a la atrofia cerebral. De hecho, una revisión sistemática y un metaanálisis titulado «Physical Activity a Potential Preventive Factor for Vascular Dementia? A Systematic Review», publicado en *Aging & Mental Health* en 2010, mostró que la **actividad física podría reducir el riesgo de demencia vascular en**

un 30-40 por ciento en adultos mayores físicamente activos, en comparación con aquellos inactivos. La coexistencia de sarcopenia y deterioro cognitivo en la vejez está ampliamente documentada, y se observa una relación directa entre una **velocidad de marcha reducida y un bajo rendimiento cognitivo.** Además, se ha concluido que un **buen estado muscular protege la estructura cerebral** y la función cognitiva frente a los cambios negativos asociados a la edad, como se demostró en un estudio de 10 años en gemelas mayores que viven en comunidad, independientemente de factores relacionados con el estilo de vida y la salud.

¿De qué manera conecta la contracción muscular con el cerebro?

Recientemente, se ha descrito el vínculo entre el músculo y la cognición en adultos mayores, y se ha propuesto que las miocinas son las moléculas responsables de esta comunicación entre el músculo y el cerebro.

La contracción muscular regula la expresión de **miocinas** y eleva sus niveles en el torrente sanguíneo. Varios estudios sugieren que la liberación de miocinas inducida por el ejercicio facilita la comunicación entre el cerebro y el músculo, lo que podría explicar el aumento en la actividad de la corteza prefrontal y el hipocampo, dos regiones del cerebro fundamentales para la memoria y la cognición durante y después del ejercicio físico.

Por otro lado, los efectos negativos de un estilo de vida inactivo están bien documentados. La inactividad física se asocia con una síntesis y producción anormal de miocinas, con un predominio, por ejemplo, en la liberación de **miostatina** (la miocina que inhibe la producción de masa muscular de la que hemos hablado al principio del capítulo). Esto puede agravar la pérdida de masa muscular en personas con poca musculatura. **Además, la inactividad física incrementa la liberación de citocinas inflamatorias, lo que empeora el *inflammaging* típico de la edad y contribuye al envejecimiento celular.**

¿Por qué envejece el músculo?

○ Primero, porque **no le damos motivos para quedarse**. Es decir, no lo usamos. Y lo que no se usa en el cuerpo, como todo en la vida, se desgasta y desaparece. Al cuerpo no le gusta mantener cosas que no usa. Así, la atrofia muscular por desuso es uno de los principales factores de la pérdida de masa muscular asociada con la edad.

○ **Inflamación crónica de bajo grado y estrés oxidativo:** a medida que envejecemos, las células modifican sus características e incrementan la liberación de citocinas proinflamatorias, como la IL-6 y el TNF-alfa, que afectan directamente al músculo, lo que favorece su degradación e impide su síntesis y reparación adecuadas. Esto sucede porque estas citocinas inhiben la vía mTOR, esencial para la síntesis de proteínas y la hipertrofia muscular.

○ **Disfunción mitocondrial:** el envejecimiento se asocia con un declive en la función mitocondrial en diferentes tejidos, especialmente en aquellos con alta capacidad oxidativa como el músculo. Este declive implica una reducción en la reparación y el reciclaje de mitocondrias, lo que permite la acumulación de mitocondrias disfuncionales que liberan radicales libres oxidantes. Este proceso contribuye a un mayor estrés oxidativo, inflamación y destrucción muscular, además de reducir nuestra capacidad aeróbica para realizar ejercicio físico y nuestra capacidad de oxidar grasa. Parece que esto no «mola», ¿verdad?

○ **Defectos en las uniones neuromusculares y pérdida de motoneuronas:** con la edad, disminuyen rápidamente el número y el tamaño de las fibras musculares de contracción rápida, las tipo 2. El ejercicio ayuda a que las unidades motoras supervivientes inerven a las fibras musculares que han quedado sin conexión, de modo que se agrandan estas unidades motoras.

○ **Cambios hormonales:** tanto en hombres como en mujeres, el envejecimiento trae consigo una disminución en los niveles de testosterona libre, estradiol, hormona del crecimiento (GH/IGF-1) y hormonas tiroideas, junto con un aumento del cortisol y de los niveles de insulina, derivado de la resistencia a su acción (como ya hemos abordado en el capítulo de la insulina).

○ **Disminución de la perfusión sanguínea en los músculos:** esto conlleva una menor oxigenación y un suministro reducido de nutrientes, y afecta directamente a la salud muscular.

○ **Enfermedades crónicas coexistentes:** la resistencia a la insulina, la obesidad, la diabetes tipo 2, las enfermedades autoinmunes que requieren tratamiento crónico con corticoides, la arteriosclerosis y neuropatías diversas contribuyen al aumento de miostatina, disminuyen la síntesis de proteínas y provocan disfunción mitocondrial, lo que incrementa el estrés oxidativo. Además, en estas condiciones se reduce la síntesis de irisina y BDNF, y se acelera la pérdida de masa muscular y dificulta su recuperación.

○ **La resistencia anabólica** es otro factor clave en el envejecimiento muscular. En esta condición, la respuesta del cuerpo a los estímulos anabólicos, incluida la proteína dietética, se reduce, lo que incrementa la necesidad de proteínas en comparación con los adultos jóvenes. Este fenómeno se agrava por la ingesta insuficiente de proteínas, común en personas mayores. Se crea así una **combinación problemática**: por un lado, requieren más proteínas debido a la resistencia anabólica, y por otro, no consumen la cantidad suficiente, como veremos más adelante.

Lo bueno de esto es que es altamente **prevenible** con un ejercicio físico y una alimentación adecuados y como extra ciertos complementos nutricionales.

Estrategias para minimizar/evitar la pérdida de calidad y cantidad muscular

1. PARA LA SALUD Y LA LONGEVIDAD, HASTA UN POCO DE EJERCICIO ES MUY BENEFICIOSO

Un estudio reciente publicado en *JAMA Internal Medicine* en 2022, «Estimated Number of Deaths Prevented Through Increased Physical Activity Among US Adults», detalló la relación entre la actividad física de intensidad moderada a vigorosa y las tasas de mortalidad en Estados Unidos.

Así, se demostró cómo aumentar la actividad física de intensidad moderada a vigorosa unos pocos minutos al año podría reducir las muertes prematuras en EE. UU. y proporcionar beneficios muy notables para la salud pública:

- 10 minutos podrían prevenir 111.000 muertes
- 20 minutos podrían prevenir 209.000 muertes
- 30 minutos podrían prevenir 272.000 muertes

Se ha realizado una gran cantidad de investigaciones para identificar estrategias que eviten, o al menos pospongan, la atrofia muscular y la dinapenia (pérdida de fuerza) durante el envejecimiento. Entre ellas son claves:

1. **Las rutinas de ejercicio físico para optimizar la masa muscular:** aunque **todo ejercicio físico es beneficioso, en el contexto de optimizar al máximo la salud muscular**, el ejercicio de fuerza-potencia y el ejercicio aeróbico han demostrado mejorar exitosamente los parámetros relacionados con la cantidad y calidad muscular. Es esencial enfocarse en los tres aspectos que se ven afectados con la edad: masa, fuerza y potencia. Por tanto, una combinación de ejercicios de fuerza y resistencia, junto con ejercicios que trabajen la potencia, es fundamental.

2. Ejercicios de potencia:

○ **Entrenamiento pliométrico:** los ejercicios pliométricos se enfocan en movimientos rápidos y explosivos que utilizan el reflejo de estiramiento del músculo para generar **potencia**. Estos ejercicios optimizan la energía elástica muscular y la fuerza en poco tiempo.

Ejemplos: saltos al cajón, saltos en la comba, sentadillas con saltos incorporados, burpees, saltos en profundidad (saltar desde un cajón hacia abajo y al tocar el suelo saltar de nuevo hacia delante), lanzamiento de balón medicinal contra la pared..., etc. Se suelen practicar en tiempos cortos como periodos de 30 segundos, repetidos 3-4 veces, tras un descanso entre dichos periodos de ejercicio.

○ **Ejercicios de velocidad:** como los esprints o el entrenamiento de fuerza con velocidad (mejor con pesos moderados, enfocándose en realizar el movimiento lo más rápido posible). Esto permite mejorar la velocidad de contracción y secundariamente la potencia.

3. Ejercicios de fuerza: son fundamentales para mantener y desarrollar la masa muscular y combatir la sarcopenia asociada a la edad. Este tipo de entrenamiento estimula el crecimiento y refuerza las conexiones neuromusculares, además de mantener la salud y funcionalidad del músculo.

Ejemplos: 3 series de 10 repeticiones de ejercicios como sentadillas con barra o mancuernas, peso muerto, press de banca, remo con mancuernas, elevaciones laterales de hombros... Aquí, a diferencia de la potencia, no tenemos movimientos explosivos ni con velocidad, sino que debemos contralar el ejercicio, sentimos la contracción muscular y nos tomamos el tiempo de descanso pertinente (que suelen ser 1,30-2 minutos).

4. Ejercicio aeróbico: además de mejorar la salud cardiovascular

y optimizar la oxigenación celular, el ejercicio aeróbico puede prevenir la disfunción mitocondrial y el daño oxidativo a nivel de las neuronas motoras y las uniones neuromusculares asociados al envejecimiento, que contribuyen a la inflamación y al debilitamiento muscular. El ejercicio aeróbico también parece tener efectos beneficiosos al mantener una liberación adecuada de neurotrofinas (como el BDNF), que preservan el sistema neuromuscular.

Ejemplos: correr a ritmo moderado, ciclismo, natación, fútbol, baloncesto, caminatas a un ritmo rápido, elíptica (el ritmo al que debemos ir es aproximadamente el 60-66 por ciento de la frecuencia cardiaca máxima). **La frecuencia cardiaca (FC) máxima es = 220 – tu edad.** Así, si mi edad es 31 años cuando estoy escribiendo este libro, mi FC es: 220 – 31= 189 latidos por minuto (lpm), por lo que mi frecuencia cardiaca a la que aproximadamente debería hacer ejercicio físico con el objetivo de optimizar mi salud cardiovascular es en torno a 113-122 lpm. Esto equivale a una frecuencia cardiaca donde puedo hablar, pero no puedo cantar una canción a pulmón.

5. Otros tipos de ejercicio físico: es importante señalar que existen otros tipos de ejercicio, como las clases colectivas de body-pump, GAP, condicionamiento físico, yoga, pilates, etc. Si bien estos no serían la primera elección para estrictamente optimizar la salud muscular, ni deberían ser los únicos que realicemos, ofrecen otros beneficios importantes, como mejoras a nivel cognitivo, en la salud de tendones y articulaciones, en la postura y en la reducción del estrés, entre otros. Esto no significa que su práctica sea incompatible con los ejercicios de fuerza, potencia y aeróbicos descritos anteriormente; de hecho, pueden complementarse y formar parte de una rutina completa y equilibrada.

Ante la duda, **lo mejor es contar con la ayuda de los magníficos profesionales del ejercicio físico**, como los graduados en actividad física y deporte o los fisioterapeutas, quienes pueden guiar en la elección y la correcta ejecución de los ejercicios para optimizar los resultados y prevenir lesiones.

2. PROTEÍNA

La proteína es el macronutriente esencial para la adecuada síntesis de proteínas en el cuerpo, incluyendo las proteínas musculares. Para que esta síntesis tenga lugar, es necesario contar con los **nueve aminoácidos esenciales**, que debemos incorporar sí o sí a través de la alimentación, ya que nuestro cuerpo no puede producirlos. Entre estos, **el más importante para estimular la síntesis proteica** muscular es la **leucina**, aunque obviamente no es el único, y la presencia de todos los aminoácidos esenciales es crucial para que el proceso sea efectivo.

Además de su papel en el crecimiento y mantenimiento de la masa muscular, la proteína desempeña múltiples funciones en el organismo: es esencial para la reparación de tejidos, la producción de **antioxidantes** claves como el **glutatión** y neurotransmisores como la **serotonina, la dopamina**, y el mantenimiento del sistema **inmunológico**. Su consumo adecuado está indicado tanto para personas físicamente activas como para quienes desean preservar la masa muscular con el paso del tiempo.

En cuanto a las **cantidades** recomendadas en la población general, y sabiendo que **no existe un consenso universal**, se sugieren **1,2-1,6 g de proteína por kg de peso corporal**. Para quienes desean maximizar la **hipertrofia muscular o mantienen dietas de pérdida de peso muy estrictas**, puede haber un beneficio (aunque **muy pequeño**) al incrementar esa ingesta a 1,6-2,2 g de proteína por kg de peso corporal, con el fin de estimular el máximo crecimiento muscular o retener la mayor cantidad de masa muscular, respectivamente. La **excepción** a estas recomendaciones se da en personas con enfermedad renal crónica, especialmente en estadios avanzados (a partir del estadio 3), donde se recomienda restringir la ingesta de proteínas a 0,8 g por kg de peso para no sobrecargar un riñón dañado. Es importante aclarar que **no es que las proteínas dañen el riñón**, sino que, en caso de deficiencia renal, es necesario reducir la carga de trabajo del riñón. Esto incluye disminuir la ingesta de proteínas, ya que parte de los grupos nitrogenados de estas se eliminan por la orina (de la misma forma que se recomienda evitar el exceso de grasa corporal, puesto que también está asociado a una mayor presión dentro del glomérulo renal y, por tanto, una mayor sobrecarga renal).

Distribución de la ingesta de proteína

Si bien lo más importante es alcanzar la cantidad total de proteína recomendada al final del día, distribuir su ingesta a lo largo del día puede ser beneficioso para mejorar el rendimiento físico y la salud muscular. En especial, se recomienda consumir proteína al menos 4 horas **antes** del entrenamiento; si se entrena en ayunas, es clave consumir proteína en la primera o las primeras horas postentrenamiento para optimizar al máximo la **recuperación muscular y la síntesis de proteínas musculares** (anabolismo). Esto es particularmente importante en personas de edad avanzada que presentan **resistencia anabólica**.

Así, en líneas generales se recomiendan **20-30 g de proteína por comida** (el rango aumenta conforme nos vamos haciendo mayores por la resistencia anabólica que existe), y si somos muy pulcros, lo ideal es que de esos 20-30 g de proteína al menos haya **2,5-3 g del aminoácido leucina**.

Por ejemplo: 100 g de bacalao aportan aproximadamente 23 g de proteína y alrededor de 2,8 g de leucina, y 100 g de tempeh proporcionan en torno a 19 g de proteína y 1,3 g de leucina. En este caso, podría complementarse con una pequeña cantidad adicional de otra fuente proteica rica en leucina para optimizar su efecto anabólico, por ejemplo, 20 g de nueces o incluso 5 g de proteína en polvo de suero de leche o de una fuente de proteína vegetal como soja, altramuz, guisante.

Proteína animal vs. vegetal

La capacidad anabólica para sintetizar proteínas es **similar** entre proteínas animales y vegetales. Sin embargo, dado que las proteínas vegetales suelen **contener más fibra que pueden hacer a los aminoá-cidos menos biodisponibles** en algunos casos, se aconseja **optar por el rango más alto** de las recomendaciones de proteína en dietas vegetarianas o veganas, como una medida conservadora. En la mayoría de las ocasiones, las diferencias en la capacidad de síntesis de proteínas musculares entre proteínas animales y vegetales son mínimas, especialmente con proteínas vegetales como la de soja. De hecho, los resultados de un metaanálisis publicado en 2018 (Messina M., Lynch H., Dickinson J. M., Reed K. E., «No Difference between the Effects of Supplementing with Soy Protein Versus Animal Protein on Gains in Muscle Mass and Strength in Response to Resistance Exercise», *International Journal of Sport Nutrition and Exercise Metabolism*, 2018), que incluyó nueve ensayos clínicos, respaldan esta conclusión al encontrar que la proteína de soja promueve ganancias en masa muscular y fuerza de manera similar a las proteínas del suero de leche y otras proteínas animales.

3. COMPLEMENTOS NUTRICIONALES QUE PUEDEN AYUDAR A LA SÍNTESIS Y CONSERVACIÓN DE MASA MUSCULAR

Vitamina D3
La vitamina D media efectos genómicos y no genómicos en las células musculares; específicamente, promueve la contractilidad muscular a través del influjo de calcio, la **diferenciación de mioblastos** (células madre musculares) y la **sensibilidad a la insulina en los músculos**. La **cantidad ideal general** serían 1.000-2.000 IU y si puede ser junto con la vitamina K2, como te he descrito en el capítulo de la vitamina D, mejor. Y ya para sobresaliente añadir magnesio para asegurar el transporte y la activación de la vitamina D3.

Ácidos grasos omega-3
Parece que el papel positivo anabólico de los ácidos grasos poliinsaturados omega-3 en el músculo esquelético se debe a una **reducción en**

las citocinas proinflamatorias, la disminución de la miosteatosis (acumulación de grasa en el músculo), la mejora en la sensibilidad a la insulina, la estimulación de la síntesis de proteínas musculares a través de la vía de señalización mTOR y una disminución en la producción de especies reactivas de oxígeno mitocondriales. Los estudios recientes como el metaanálisis publicado en *Advances in Nutrition* en octubre de 2024, «The Influence of n-3PUFA Supplementation on Muscle Strength, Mass, and Function: A Systematic Review and Meta-Analysis», demuestran que el principal beneficio de los omega-3 sobre todas las vías metabólicas descritas se manifiesta en la mejoría de la fuerza muscular que, como sabemos del inicio del capítulo, es uno de los factores que precede a la pérdida de masa muscular.

La cantidad mínima recomendada de ingesta de los dos principales ácidos grasos omega-3 activos EPA + DHA es entre 250-500 mg. Se recomienda no superar los 2 al día por el posible incremento del riesgo de fibrilación auricular (especialmente con dosis de 3-4 g al día).

Creatina monohidrato

La creatina (en forma de creatina monohidrato, que es la que tiene el 99,9 por ciento de los estudios científicos que respaldan sus beneficios) es el suplemento deportivo mejor y más estudiado, tanto en la población general como específicamente en adultos mayores. Cuando se usa en combinación con el ejercicio físico la creatina puede aumentar la masa magra, mejorar la recuperación muscular tras el entrenamiento, así como mejorar el rendimiento durante la realización del ejercicio físico. Además, en personas físicamente activas se ha reportado que la creatina puede modestamente reducir la grasa corporal.

Aunque la creatina ha sido menos investigada para el rendimiento cognitivo, la salud mental y ósea en comparación con el rendimiento físico, cada vez hay más estudios que evidencian sus efectos beneficiosos en estos contextos. Por último, se cree (aunque, en el momento en el que escribo estas líneas, esto es un campo de estudio que está iniciándose y no tiene ni de lejos la evidencia que respalda a la creatina en salud muscular) que la creatina puede estimular la actividad de los **osteoblastos** (células productoras de hueso), al aportarles la energía en forma de ATP que necesitan para proliferar, diferenciarse y sintetizar la matriz extracelular que finalmente se mineraliza dando lugar al hueso.

Asimismo, parece que la creatina es útil en la **reducción de la fatiga mental**, sobre todo en situaciones de mucho estrés que implican privación de sueño o ejercicio hasta el agotamiento. También puede mejorar algunos aspectos de la **memoria**, especialmente en personas con niveles de creatina por debajo del promedio y en personas que siguen una dieta vegana/vegetariana y adultos mayores. Por último hay también evidencia que sugiere que la creatina podría reducir los síntomas de depresión en personas con **trastorno depresivo mayor o trastorno bipolar** (junto con terapia psicológica).

HMB (Beta-hidroxi-beta-metilbutrirato)

El HMB es un metabolito del aminoácido esencial leucina y su función principal es la **conservación de la masa muscular**. Actúa como un compuesto que ayuda a **reducir** el **catabolismo muscular** y, de forma secundaria, también optimiza la síntesis de proteínas musculares. **Su efecto más notorio y clínicamente interesante** reside en su papel protector de la masa muscular en situaciones de **alto catabolismo**, tales como en personas con movilidad reducida, **sedentarias**, en recuperación de una **lesión** o en casos de toma crónica de **corticoides**. También es valioso en personas de **edad avanzada**, donde el catabolismo aumenta debido al *inflammaging* (inflamación crónica asociada al envejecimiento) y en contextos de **pérdida de peso significativa**, especialmente en personas con exceso de grasa corporal que están en tratamiento con fármacos inyectables como los análogos del receptor de GLP-1/GIP **semaglutida o tirzepatida**, que tanta atención están adquiriendo en los últimos años. Estos fármacos consiguen pérdidas de peso (y aquí se incluye grasa + músculo) porque, entre otros mecanismos, reducen el apetito de manera muy notoria, lo que **com-**

promete la ingesta de proteínas. Además, en muchos casos, se carece de la energía necesaria para **realizar ejercicio físico** a la intensidad requerida para minimizar la pérdida de músculo asociada a la magnitud de la pérdida de peso que consiguen. En este contexto, el HMB-Ca puede ser una estrategia útil para minimizar la pérdida de masa muscular mientras se están tomando estos fármacos.

Mecanismos de acción de HMB para reducir el catabolismo muscular

El HMB ayuda a reducir el catabolismo muscular mediante varios mecanismos clave, entre los que destacan:

○ **Inhibición de la ubiquitinización de proteínas musculares:** el HMB reduce la actividad de la vía ubiquitina-proteasoma, que es una de las principales responsables de la degradación de proteínas musculares. Esto disminuye el desgaste de proteínas en el músculo, lo que protege la masa muscular.

○ **Reducción de la inflamación:** al mitigar los marcadores de inflamación en el músculo, el HMB limita el daño tisular y la degradación muscular en contextos de inflamación crónica.

○ **Estimulación de la síntesis proteica mediante la activación de mTOR:** aunque secundario, el HMB también activa la vía mTOR, que es fundamental para la síntesis de proteínas musculares, lo cual contribuye al mantenimiento y la recuperación de la masa muscular.

El HMB se produce en el hígado, y aproximadamente un 5-10 por ciento de la leucina ingerida se convierte en HMB. Para lograr los 3 g de HMB recomendados diariamente para el mantenimiento de la masa muscular, sería necesario consumir alrededor de **110 huevos** o 2 kg de carne al día, lo cual es inviable. Por ello, la cantidad recomendada de HMB (ya sea en su forma libre o en su forma de sal, HMB-Ca) es de **3 g al día**, que pueden tomarse en una sola toma o, idealmente, distribuidos en dos dosis de 1,5 g cada una para una mejor absorción y eficacia.

Antioxidantes

Dado que la pérdida de masa muscular se asocia con un aumento del estado inflamatorio y, a su vez, el incremento de la inflamación crónica asociada a la edad (*inflammaging*) fomenta el catabolismo (destrucción) muscular, ciertos antioxidantes pueden ser útiles como apoyo (tanto en alimentos como en complementos nutricionales). Entre ellos destacan el **licopeno** (presente en el tomate concentrado, el kétchup sin azúcar o la sandía), **la CoQ10, la astaxantina, la N-acetilcisteína** y los **polifenoles** como el **EGCG**, extraído del té verde. También son beneficiosos antioxidantes la **quercetina** (presente en las alcaparras, las cebollas rojas, el trigo sarraceno o los frutos rojos), así como los taninos, especialmente las **proantocianidinas** de los arándanos, uvas y manzanas rojas. Estos antioxidantes pueden ser una excelente opción como complemento a las estrategias descritas para la preservación de la masa muscular y la reducción del estado inflamatorio.

Puntos clave

1. **Causas de la pérdida de músculo con la edad:** la inactividad física y el envejecimiento son los principales responsables de la pérdida de potencia, fuerza y masa muscular. Factores como la inflamación crónica de bajo grado (*inflammaging*), el estrés oxidativo, la resistencia anabólica y la disminución de hormonas como la testosterona y el estrógeno, y el aumento de cortisol o la resistencia a la insulina contribuyen al deterioro muscular asociado a la edad. Además, la disfunción mitocondrial y las alteraciones en las uniones neuromusculares aceleran este proceso, lo que afecta a la calidad y cantidad del músculo.

2. **Rol de las hormonas y miocinas musculares:** las miocinas como la irisina y el BDNF desempeñan un papel importante en la salud integral, ya que promueven la regeneración muscular, la salud

ósea y la función cognitiva. Estas moléculas, liberadas durante el ejercicio, actúan como el wifi que permite la conexión entre el músculo y todos los órganos y tejidos del cuerpo, lo que hace que el músculo sea un tejido clave en la salud y longevidad.

3. **Importancia del ejercicio físico:** la actividad física, especialmente el entrenamiento de fuerza y potencia, es fundamental para preservar la masa muscular y contrarrestar la sarcopenia.

4. **Proteína como clave en la preservación muscular:** la ingesta adecuada de proteínas es clave para la síntesis de proteínas musculares. De manera general se recomienda un consumo de 20-30 g de proteína por comida. El rango es más alto en personas de edad avanzada debido a la resistencia anabólica asociada a la edad. Distribuir la ingesta de proteínas a lo largo del día y asegurar al menos 2,5-3 g del aminoácido esencial leucina en cada comida optimiza la respuesta anabólica y contribuye al mantenimiento de la masa muscular.

5. **Suplementos de apoyo:** varios complementos nutricionales pueden ayudar a preservar la masa muscular y reducir el catabolismo. Entre ellos destacan la vitamina D3, creatina monohidrato, omega-3, antioxidantes (como la CoQ10 y la quercetina) y el HMB, que protege la masa muscular al disminuir el proceso de ubiquitinización de proteínas musculares. En combinación con el ejercicio, estos suplementos ofrecen apoyo extra para mantener la calidad y cantidad muscular.

CAPÍTULO 5

Mucho más que reproducción: los estrógenos

Cuando hablamos de estrógeno, nos viene a la mente la matriarca de las hormonas sexuales femeninas. Pero ¿qué hace exactamente en el cuerpo? ¿Cuál es su papel en la salud de mujeres y hombres? ¿Y cuáles son las manifestaciones que puedes experimentar si tus niveles de estrógeno están desequilibrados? Sigue leyendo para descubrirlo.

Lo primero de todo, presentemos a los **estrógenos**. Cuando nos referimos a esta hormona, en realidad estamos hablando de **cuatro tipos diferentes de estrógenos**. Es fundamental conocerlos y entender las sutiles diferencias que hay entre ellos:

○ **Estradiol (E2):**
Es el tipo más activo y abundante de estrógeno, y al que en general hacemos referencia cuando mencionamos a los estrógenos. El estradiol se produce mayoritariamente en los **ovarios** durante los años reproductivos, aunque también se **sintetiza en tejidos periféricos** que contienen la enzima **aromatasa**. Esto permite su producción a **partir de la testosterona** en lugares como los **vasos sanguíneos, la piel, la grasa, el tejido mamario y el cerebro**. Como puedes intuir, dado que estas localizaciones existen tanto en mujeres como en hombres, el estradiol es una hormona clave para ambos sexos y desempeña funciones indispensables para el correcto mantenimiento de la salud.

○ **Estrona (E1):**
Es un tipo de estrógeno «débil», ya que en condiciones normales tiene una **potencia menor** de estimular los receptores estrogéni-

cos en comparación con el estradiol. Se sintetiza en mujeres y hombres mayoritariamente en el **tejido adiposo** y otros tejidos periféricos como la **piel,** donde la enzima **aromatasa** convierte las prohormonas **androgénicas** como la **androstenediona** en **estrona.** Este estrógeno **cobra mucha importancia** en situaciones como la posmenopausia, donde la estrona se convierte en la principal forma de estrógeno, y en ciertas circunstancias, como en casos de **exceso de grasa corporal** en hombres y mujeres, donde la producción de estrona puede aumentar considerablemente. En estas circunstancias la estrona puede llegar a **ejercer efectos similares a los del estradiol** (aproximadamente la estrona es **10 veces menos potente** que el estradiol).

○ **Estriol (E3):**

Este es otro estrógeno débil, derivado oxidativamente del estradiol y la estrona, y su conversión tiene lugar en el hígado. Durante el **embarazo**, el estriol se convierte en un estrógeno clave debido a su producción en grandes cantidades en la **placenta**. Su potencia estrogénica es entre 60-80 veces **menor** que el estradiol.

○ **Estetrol (E4):**

Es un tipo de estrógeno producido exclusivamente en el **hígado fetal** durante el embarazo en humanos. Se detecta tanto en la circulación materna como en la fetal, y su síntesis comienza alrededor de la semana 9 de gestación hasta el nacimiento. Hoy en día, se ha empezado a usar en **anticonceptivos orales** y **terapias de reemplazo hormonal** debido a su perfil favorable y acción selectiva en los tejidos. Su potencia estrogénica es entre 50-100 veces **menor** que el estradiol.

Por último, es importante mencionar un tipo de estrógeno que no producimos en nuestro cuerpo, pero al que muchas mujeres están expuestas: el **etinilestradiol**. Este compuesto, sintetizado de manera artificial, es ampliamente utilizado en preparados anticonceptivos hormonales con el fin de suprimir la producción propia de estrógenos. Su potencia para estimular los receptores estrogénicos en comparación con los estrógenos propios es marcadamente superior. En concreto, el etinilestradiol es 100 y 250 veces **más potente** que el estradiol.

Los receptores estrogénicos alfa y beta: la cerradura de entrada de las células para los estrógenos

Para entender cómo actúan los estrógenos en nuestro cuerpo, es fundamental hablar de los receptores estrogénicos, que son las «**cerraduras**» específicas donde los estrógenos, como llaves, se unen para abrir las puertas de las células y el material genético y ejercer sus efectos. Existen dos tipos principales de receptores estrogénicos: los **receptores alfa** (ERα) y los **receptores beta** (ERβ). Aunque ambos se activan por los mismos estrógenos, cumplen funciones algo diferentes. Los receptores **alfa están más relacionados con procesos proliferativos**, como el crecimiento del tejido mamario o el engrosamiento del endometrio en respuesta al ciclo menstrual.

Por otro lado, los **receptores beta** suelen mediar funciones relacionadas con la regulación, como el control de la inflamación, la protección **cardiovascular y la neuroprotección**.

Esta diferenciación es **clave** para entender cómo ciertos compuestos, como las **isoflavonas**, pueden unirse **selectivamente** a los **receptores beta**. Se trata de una herramienta muy útil para mejorar ciertas manifestaciones de la salud relacionadas con los estrógenos sin riesgo de estimular un crecimiento excesivo de tejidos, como veremos al final de este capítulo.

¿Qué hacen los estrógenos?

La función más conocida de los estrógenos es la estimulación de **la proliferación celular y el crecimiento de tejidos**, especialmente en los tejidos de los órganos sexuales y otros relacionados con la reproducción. Las acciones de los estrógenos que describo aquí se dan tanto en mujeres en **edades reproductivas** como en mujeres en etapa de **posmenopausia** y en **hombres**. Sin embargo, debido a los niveles naturalmente más altos en las mujeres en edad fértil, estos efectos serán más pronunciados en ellas. En mujeres en posmenopausia, los niveles de estrógeno son considerablemente más bajos (estradiol <20 pg/ml en comparación con 100 pg/ml de media en edad fértil), al igual que en los hombres, cuyos niveles oscilan entre 10-40 pg/ml.

Esto significa que la **magnitud e impacto de estas funciones** varía en cada persona, según sus niveles fisiológicos de **estrógenos** correspondientes a su etapa vital. Así, en las mujeres en edades reproductivas, que tienen más estrógeno circulante, los efectos de esta hormona serán más marcados e influyentes.

Algunas de las funciones más destacadas de los estrógenos en mujeres y hombres son las siguientes:

1. **Piel y tejido conectivo:** los estrógenos contribuyen de manera significativa a la salud de la piel y del tejido conectivo mediante varios mecanismos:
   - ○ **Hidratación:** aumentan la producción de **ácido hialurónico y glicosaminoglicanos**, componentes clave para mantener la piel bien hidratada.
   - ○ **Elasticidad:** estimulan la **síntesis de colágeno y elastina**, proteínas fundamentales para conservar la elasticidad y resistencia de la piel.
   - ○ **Grosor de la piel:** participan activamente en el **ciclo de renovación celular** de los queratinocitos e impulsan la generación de nuevas células y la eliminación de las superficiales. Además, al favorecer la vascularización, contribuyen a una nutrición óptima de la piel, esencial para su grosor y vitalidad, y clave en la protección contra lesiones e infecciones.
   - ○ **Cicatrización:** promueven la actividad de los fibroblastos, que facilitan la reparación del tejido dañado y la cicatrización.

2. Mucosas (tenemos mucosas en tracto urinario, genital, respiratorio, digestivo, ojos y oídos): los estrógenos desempeñan un papel clave en el mantenimiento de las mucosas distribuidas por el cuerpo. Son esenciales para que estas puedan conservar su función de actuar como una primera línea de defensa frente a infecciones y agresiones externas. Así, en las mucosas los estrógenos se encargan de lo siguiente:

○ **Epitelio vaginal y genital:**
  - Los estrógenos transforman el epitelio vaginal de **cúbico a estratificado**, y lo hacen más resistente a traumas e infecciones, especialmente en comparación con las etapas prepuberales o posmenopáusicas.
  - Mantienen el flujo sanguíneo vaginal, esencial para el aporte de nutrientes y la excitación durante las relaciones sexuales.
  - Estimulan a las células epiteliales para sintetizar **glucógeno**, que sirve como sustrato para los lactobacilos. Estos producen **ácido láctico** y ayudan a mantener un **pH vaginal** alrededor de 4,5, lo que protege frente a infecciones.

○ **Tracto urinario:**
  - Favorecen la **elasticidad y resistencia de la mucosa uretral**, lo que disminuye la susceptibilidad a infecciones urinarias.
  - Contribuyen al equilibrio de la **microbiota uretral** mediante la síntesis de glucógeno.

○ **Tracto respiratorio:**
  - Mejoran la integridad y la hidratación de la **mucosa respiratoria**, puesto que facilitan la **defensa frente a patógenos** y reducen los síntomas de sequedad asociados a la disminución de estrógenos.

○ **Tracto digestivo:**
  - Ayudan a preservar la salud de la mucosa intestinal, ya

que promueven su capacidad de **regeneración** y reducen la permeabilidad intestinal, lo que protege frente a
inflamaciones crónicas.

○ **Ojos y oídos:**
  – En los **ojos**, los estrógenos contribuyen a mantener la
    hidratación de la conjuntiva ocular, lo que reduce
    la sequedad y mejora la función visual.
  – En los **oídos**, preservan la salud del epitelio del canal
    auditivo, con lo que ayudan a prevenir infecciones y mo-
    lestias relacionadas con la sequedad como el **picor**.

3. **Desarrollo mamario:** las glándulas mamarias en mujeres y
   hombres son idénticas en su etapa inicial; bajo la influencia de
   las hormonas adecuadas, incluso en los primeros años de vida,
   la glándula mamaria masculina puede desarrollarse hasta cierto
   punto. Los estrógenos juegan un papel clave en el desarrollo del
   tejido del estroma mamario, el **crecimiento de los conduc-
   tos y el depósito de grasa, y otorgan forma y tamaño** a
   los senos. Sin embargo, para convertir los senos en órganos productores de leche, se requiere también de **progesterona y
   prolactina**, que promueven el desarrollo de los lobulillos y al-
   veolos mamarios.

4. **Huesos y esqueleto:** los estrógenos son claves en el mantenimiento de la salud ósea en mujeres más que hombres, puesto
   que ayudan a **mantener el equilibrio entre la formación y
   la destrucción ósea**. Así, en concreto, los estrógenos ejercen
   su acción mayoritaria en los huesos al **evitar una destrucción
   excesiva** de la masa ósea que pueda ponernos en vulnerabili-
   dad de sufrir osteopenia u osteoporosis. Este papel lo hacen gracias a que inhiben la actividad de los **osteoclastos**, las células
   que descomponen el hueso, lo que favorece una mayor retención de masa ósea. Esto se debe a que los **estrógenos estimulan la osteoprotegerina**, una citoquina que ayuda a prevenir
   la activación de los osteoclastos. Además, los estrógenos pro-

mueven la fusión temprana de las epífisis (extremos de los huesos largos) con las diáfisis, lo que **detiene el crecimiento** longitudinal y contribuye a que, en general, las mujeres sean más bajas que los hombres debido a sus niveles más altos y precoces de estrógeno durante la pubertad.

5. **Distribución de la grasa corporal:** los estrógenos promueven el almacenamiento de grasa subcutánea, especialmente en **áreas específicas** del cuerpo, como caderas y muslos. Esto explica, en parte, el mayor porcentaje de tejido adiposo en mujeres comparado con hombres. Además, ciertos **hombres** con un porcentaje elevado de estrógenos, debido a un exceso de la actividad de la aromatasa secundario a un exceso de tejido adiposo, pueden desarrollar un patrón de distribución de grasa corporal parecido al de las mujeres, incluyendo un incremento del tejido mamario conocido como «**ginecomastia**».

Asimismo, aunque pueda parecer contraintuitivo, al igual que el exceso de estrógenos puede no ser ideal ni en hombres ni en mujeres en cuanto al porcentaje de grasa corporal, su **descenso** también es **perjudicial**, especialmente en hombres. Estudios recientes, como el realizado por Allais *et al.* (2013) y publicado en el *New England Journal of Medicine*, han demostrado la **relevancia de los estrógenos en la distribución de la grasa corporal masculina**. Este estudio investigó los efectos de diferentes niveles de testosterona y su conversión a estradiol sobre la composición corporal en hombres de entre 20 y 50 años sanos. Los resultados indicaron que la **deficiencia de estrógenos está asociada principalmente con un aumento en la grasa corporal**, tanto subcutánea como intraabdominal, mientras que la deficiencia de andrógenos afecta más a la masa muscular y la fuerza.

6. **Colesterol y salud cardiovascular:** los estrógenos aumentan los niveles de lipoproteínas de alta densidad (HDL), o «colesterol bueno», y ayudan a eliminar las lipoproteínas de baja

densidad (LDL), o «colesterol malo», del torrente sanguíneo, con lo que se reduce el riesgo de aterosclerosis. Además, promueven la dilatación de los vasos sanguíneos, lo que mejora no solo el flujo sanguíneo, sino que son claves para reducir el riesgo de aparición de **hipertensión arterial**.

7. **Regulación del estado de ánimo:** los estrógenos juegan un papel fundamental en el equilibrio emocional al influir en neurotransmisores esenciales como la **serotonina** y la **dopamina**. Por un lado, **aumentan la disponibilidad de serotonina** al estimular la expresión de sus receptores y la actividad de la enzima triptófano hidroxilasa, clave para su síntesis. Por otro lado, los estrógenos modulan los **circuitos dopaminérgicos** relacionados con la recompensa y la motivación. Este impacto sobre los neurotransmisores explica por qué las **fluctuaciones** en los niveles de estrógenos, como las que ocurren durante el ciclo menstrual, la perimenopausia, el uso de anticonceptivos hormonales o condiciones médicas específicas que alteren los niveles normales de estrógenos, pueden favorecer la aparición de **alteraciones en el estado de ánimo**, como irritabilidad, tristeza o ansiedad.

8. **Memoria y función cognitiva:** además de su impacto emocional, los estrógenos tienen un papel destacado en la memoria y la función cognitiva tanto en mujeres como en hombres. Actúan directamente en áreas cerebrales como el **hipocampo** y la **corteza prefrontal**, ya que promueven la **plasticidad sináptica**, estimulan la producción del factor neurotrófico derivado del cerebro (BDNF) y **mejoran el flujo sanguíneo cerebral**.

Estas acciones contribuyen (entre otras) a la consolidación de recuerdos y la toma de decisiones razonadas. Tal es la importancia de los estrógenos en la salud cognitiva de mujeres y hombres que los cambios bruscos en sus niveles en etapas que no debería haberlos se han vinculado con un mayor riesgo de deterioro cognitivo y enfermedades neurodegenerativas, como el alzhéimer.

9. **Libido:** los estrógenos tienen un impacto directo en mujeres y hombres. En las **mujeres**, contribuyen al deseo sexual al mejorar la sensibilidad en la zona genital y mantener la lubricación vaginal, además de promover el flujo sanguíneo en esta área. En los **hombres**, aunque la testosterona es la hormona predominante en el deseo sexual, la **aromatización de testosterona a estradiol en el cerebro** es un proceso crucial para mantener la libido. En ambos los estrógenos actúan en regiones cerebrales como el **hipotálamo**, el **núcleo accumbens** y la **amígdala**, áreas que regulan la motivación y el comportamiento sexual.

10. **Regulación del ciclo menstrual y desarrollo reproductivo:** los estrógenos son fundamentales en la regulación del ciclo menstrual y el proceso de ovulación, puesto que coordinan la maduración de los folículos ováricos y promueven la liberación del óvulo durante la ovulación. Además, estimulan el crecimiento y mantenimiento del revestimiento uterino (endometrio) y lo preparan para una posible implantación en caso de fertilización.

    Asimismo, los estrógenos son esenciales para la maduración y funcionalidad del aparato reproductor femenino durante la adolescencia al promover el desarrollo completo de los ovarios, las trompas de Falopio, el útero y la vagina, y asegurar que estos órganos estén preparados para desempeñar sus funciones reproductivas en la etapa adulta.

11. **Desarrollo de características sexuales secundarias:** durante la pubertad, los estrógenos son responsables del desarrollo de los caracteres sexuales secundarios en las mujeres. Este proceso incluye el crecimiento de los senos, el ensanchamiento de las caderas, la distribución femenina de la grasa corporal y el crecimiento de vello púbico y axilar.

12. **Metabolismo:** los estrógenos desempeñan un papel clave en la regulación del equilibrio energético y el metabolismo de lípidos y glucosa. En particular, mejoran el **metabolismo de la insu-**

lina y optimizan todos los aspectos relacionados con el adecuado funcionamiento de esta hormona, como hemos visto en su capítulo correspondiente.

Además, los estrógenos **aumentan la captación muscular de glucosa** al incrementar de manera directa la expresión de los receptores GLUT4, que actúan como «puertas» al permitir la entrada de glucosa en las células musculares.

Por otro lado, en el tejido adiposo, los estrógenos estimulan la liberación de **leptina**, una hormona que no solo favorece el aumento del gasto calórico, sino que también incrementa la sensación de saciedad actuando a nivel del sistema nervioso central.

Además, en el cerebro, los estrógenos promueven la producción de **proopiomelanocortina** (POMC) en el núcleo arcuato del hipotálamo, un mecanismo que contribuye a **disminuir la ingesta calórica, aumentar el gasto energético y mejorar la sensibilidad a la insulina**. Este efecto integral de los estrógenos sobre el metabolismo refuerza su **importancia** para la regulación de la composición corporal y la prevención de alteraciones metabólicas.

El viaje de los estrógenos: cómo se eliminan de tu cuerpo

Los estrógenos son hormonas esenciales, pero, como cualquier molécula biológica, **deben ser eliminados una vez que han cumplido su función**. Este proceso es complejo y cuenta con dos grandes protagonistas: el **hígado y la microbiota intestinal**. A continuación, te explico cómo trabajan en equipo para asegurar que el cuerpo mantenga un equilibrio hormonal saludable.

FASE 1: EL HÍGADO, TU GRAN LABORATORIO QUÍMICO

El hígado actúa como una «**planta de procesamiento**» que transforma los estrógenos en formas más fáciles de eliminar. Este proceso, conocido como «metabolismo de fase 1», está mediado por enzimas del sistema CYP450, que convierten los estrógenos en metabolitos más solubles para su transporte y excreción.

Metabolitos principales:

Estradiol (el estrógeno más activo) se transforma en estrona, y esta, a su vez, en tres subproductos clave:

1. **2-OH-estrona** (vía CYP1A1): constituye más del 70 por ciento de los metabolitos de la estrona. Es la forma más **deseable**, ya que es inactiva y se dirige eficientemente a la fase siguiente para su eliminación.
2. **16-OH-estrona** (vía CYP3A4): representa alrededor del 20 por ciento. Es un metabolito estrogénico que, a diferencia del anterior, sí tiene cierta actividad estrogénica, y lleva, en casos donde no se elimine en la siguiente fase de manera efectiva, a su acumulación y a condiciones de «exceso» relativo de estrógenos. Es un estrógeno más potente y menos deseable, ya que, a diferencia de la 2-OH-estrona, puede acumularse en el cuerpo.
3. **4-OH-estrona** (vía CYP1B1): corresponde al 10 por ciento. Este metabolito también es menos deseable porque, al igual que la 16-OH-estrona, puede contribuir a síntomas de predominio estrogénico si se acumula.

Como ves, en esta fase es clave que se metabolice el estrógeno de manera adecuada, pues los metabolitos menos deseables, si se producen en exceso, pueden actuar como estrógenos débiles, lo que incrementa los niveles totales de estrógenos activos en el organismo. Esto da lugar a síntomas como reglas abundantes y dolorosas, aparición de miomas, alteraciones de la fertilidad, aumento de grasa en hombres y mujeres, y, en general, cualquier manifestación derivada del exceso de una hormona (en este caso, estrógenos).

FASE 2: LA TRANSFORMACIÓN PARA SU ELIMINACIÓN

En esta etapa, los metabolitos generados en la fase 1 son sometidos a una serie de procesos en el hígado, conocidos como «metabolismo de fase 2». Aquí se les añaden «etiquetas químicas» que los inactivan y facilitan su eliminación a través de la bilis o la orina.

Procesos principales:

1. **Glucuronidación:** combina los estrógenos con ácido glucurónico, lo que permite su eliminación por la bilis hacia el intestino.
2. **Sulfatación:** une los estrógenos con sulfatos para que sean excretados por la orina.
3. **Conjugación con glicina y taurina:** une los estrógenos con estos dos aminoácidos con el fin de mejorar la solubilidad y facilitar la excreción por la bilis.
4. **Metilación:** mediado por la enzima COMT, este proceso añade grupos metilo a los metabolitos 4-OH y 16-OH, lo que reduce su potencial dañino. Una baja actividad de la COMT, por factores genéticos, puede aumentar la acumulación de metabolitos reactivos y elevar el riesgo de daño al ADN y de cánceres hormonodependientes.

El estroboloma: tu microbiota como aliada (o enemiga)

Parte de los metabolitos conjugados en el hígado llegan al intestino a través de la bilis. Aquí es donde entra en juego el **estroboloma**, un conjunto específico de bacterias intestinales que producen la enzima **beta-glucuronidasa**, la cual determina si los estrógenos serán eliminados o reabsorbidos.

La **β-glucuronidasa** deconjuga los metabolitos, reactivándolos para que puedan interactuar con los receptores estrogénicos del intestino. Esto puede tener efectos locales, como mantener la integridad intestinal, o sistémicos, al devolver los estrógenos reactivados al torrente sanguíneo.

Impacto del desequilibrio del estroboloma (disbiosis)
Un desequilibrio en la microbiota intestinal, causado por factores como una dieta baja en fibra, consumo excesivo de azúcares refinados, grasas saturadas o el uso indiscriminado de ciertos fármacos (antibióticos, inhibidores de la bomba de protones, AINES como naproxeno e ibuprofeno, anticonceptivos orales, entre otros), puede afectar la actividad del estrobolom. Esto da lugar a dos escenarios opuestos:

1. **Baja actividad de β-glucuronidasa:**
   ○ Puede resultar en niveles bajos de estrógenos activos, lo que predispone a:
      – un síndrome metabólico
      – un deterioro cognitivo
      – un mayor riesgo cardiovascular
2. **Alta actividad de β-glucuronidasa:**
   ○ Aumenta los niveles de estrógenos activos, lo que favorece condiciones como:
      – endometriosis
      – miomas
      – enfermedades autoinmunes y cánceres hormonodependientes

El equilibrio es la clave
Este sofisticado sistema de metabolismo y eliminación de los estrógenos **nos recuerda cómo el cuerpo trabaja para mantener un balance hormonal**. Sin embargo, cualquier disrupción en las fases hepáticas o en el estroboloma puede tener consecuencias significativas para la salud. Más adelante en este capítulo, exploraremos **estrategias** prácticas para optimizar este metabolismo y promover una adecuada eliminación de los estrógenos.

¿Qué afecta a los niveles de estrógenos?

Además de las fluctuaciones naturales que ocurren cada mes en mujeres que menstrúan, muchos otros factores pueden influir en los niveles de estrógeno, incluyendo:

○ **Embarazo, posparto y lactancia.**
○ **Consumo de alcohol:** el alcohol de cualquier tipo aumenta la actividad de la aromatasa en tejidos periféricos, lo que convierte la androstenediona en estrona y la testosterona en estradiol, con lo que se incrementan los niveles de estrógenos circulantes en hombres y mujeres.
○ **Exceso de grasa corporal:** como sabemos, la grasa corporal contiene una gran cantidad de aromatasa, lo que significa que cuanto mayor es el porcentaje de grasa, mayor es la conversión de andrógenos, como la androstenediona en estrona y la testosterona en estradiol.
○ **Dietas muy restrictivas en calorías:** pueden inhibir la producción de la hormona liberadora de gonadotropinas a nivel del hipotálamo, de modo que disminuyen los niveles de FSH y LH. Esto a su vez reduce las hormonas sexuales, incluidos los estrógenos, la testosterona y la progesterona.
○ **Ejercicio intenso o sobreentrenamiento:** especialmente en entrenamientos cardiovasculares extremos, puede producirse una disminución de los niveles de estrógeno por un mecanismo similar al mencionado con las dietas restrictivas.
○ **Estrés crónico:** el estrés prolongado puede afectar a los estrógenos de diversas maneras. En ciertas personas **puede disminuirlos** por un mecanismo similar a las dietas restrictivas, o puede, a través del aumento de la **hormona prolactina** (que conoceremos en un capítulo posterior), hacer **perder el equilibro** estrógeno/progesterona en pro del estrógeno y llevar a una alteración de los niveles normales de estos. Asimismo, el estrés crónico puede

aumentar la producción de precursores **androgénicos supra-rrenales** como DHEA-S y androstenediona, por lo que son más susceptibles de aromatizarse y convertirse en estrona y posteriormente en estradiol.

○ **Uso de ciertos fármacos como los anticonceptivos hormonales orales o anillo:** suprimen las fluctuaciones cíclicas naturales y aportan una cantidad constante y elevada de estrógenos sintéticos, como el etinilestradiol, o, en menor medida, estrógenos bioidénticos, como el estradiol o el estetrol.

○ **Alteraciones hepáticas:** condiciones como la esteatosis hepática metabólica (hígado graso no alcohólico), la esteatohepatitis o la cirrosis, que afectan al metabolismo y la eliminación de los estrógenos, lo que puede contribuir a su incremento en la sangre y células.

○ **Disbiosis intestinal:** como se explicó en párrafos anteriores, un desequilibrio en la microbiota puede influir en la recirculación y reabsorción de estrógenos, y alterar sus niveles.

Condiciones especiales que afectan los niveles de estrógenos

INSUFICIENCIA OVÁRICA PRIMARIA (IOP)

La insuficiencia ovárica primaria es una condición en la que los ovarios pierden su función antes de los 40 años. Se caracteriza por niveles bajos de estrógenos, aumento de FSH y ciclos menstruales irregulares o ausentes. Esto ocurre debido a una **disminución prematura de los folículos ováricos disponibles o una disfunción folicular**. Las causas pueden incluir anomalías genéticas (como el síndrome de Turner o las mutaciones en el gen FMR1), enfermedades **autoinmunes** que atacan los folículos ováricos, infecciones o tratamientos como quimioterapia o radioterapia. Esta deficiencia de estrógenos, que ocurre en edades en las que no debería darse desde el punto de vista evolutivo, impacta no solo en la fertilidad, sino también en la salud ósea, cardiovascular y emocional.

SÍNDROME DE OVARIO POLIQUÍSTICO (SOP)

El SOP es un trastorno **hormono-metabólico** caracterizado por hiperandrogenismo o disfunción ovulatoria u ovarios poliquísticos. En su aparición confluyen una hiperestimulación del eje hipotalámico-hipofisario-ovárico, donde un aumento **desproporcionado** de la frecuencia de pulsos de **LH** en relación con la FSH lleva a un exceso de producción de andrógenos en las células de la teca ovárica. Esto interfiere con el desarrollo folicular normal, lo que da lugar a una ovulación irregular o ausente.

Además, la resistencia a la insulina juega un papel clave, ya que exacerba la producción de andrógenos y aumenta el riesgo de complicaciones metabólicas. Estos desequilibrios hormonales pueden causar acné, caída del cabello de patrón androgénico o hirsutismo (crecimiento excesivo de vello corporal en zonas típicas masculinas).

La conversión de los andrógenos a estradiol, mediada por la enzima aromatasa, también varía entre individuos. En aquellos con una alta conversión, los niveles de estrógenos pueden incrementarse y dar lugar a menstruaciones largas, abundantes o dolorosas. Sin embargo, este incremento puede coexistir con los signos de exceso de andrógenos, ya que no todo el exceso de andrógenos se convierte en estrógenos.

ENDOMETRIOSIS

La endometriosis es una enfermedad crónica dependiente de estrógenos, en la que un tejido similar (aunque **no idéntico**) al endometrial crece fuera de su localización habitual. Las localizaciones más frecuentes incluyen los ovarios, el útero (en forma de adenomiosis) y otras estructuras pélvicas, aunque en casos raros se han descrito implantes en los pulmones o el cerebro, causando complicaciones graves como hemorragias pulmonares o cerebrales.

A diferencia del tejido endometrial normal, este tejido ectópico **es resistente a la acción de la progesterona**, hormona que normalmente tiene efectos antiinflamatorios. Además, presenta una **actividad elevada de aromatasa**, lo que conduce a una producción local excesiva de estrógenos. Este exceso alimenta un ambiente **inflamatorio**, que aumenta la síntesis de prostaglandinas y citocinas proinflamatorias que agravan el dolor, la inflamación y el sangrado.

MIOMAS

Los miomas son tumores benignos formados por fibras musculares lisas y tejido conectivo. Aunque no se conoce completamente su origen, se cree que están relacionados con un **desequilibrio hormonal entre los estrógenos y la progesterona** que favorece a los primeros.

Los estrógenos, con su **capacidad proliferativa**, estimulan la unión a los receptores **alfa** presentes en el miometrio y endometrio, lo que induce el crecimiento descontrolado de las fibras musculares lisas y el tejido conectivo, y lleva a la formación de miomas en diferentes localizaciones del útero. Estos tumores pueden causar menstruaciones abundantes, dolor pélvico, presión en órganos cercanos o infertilidad, dependiendo de su tamaño y localización.

Cuando los estrógenos disminuyen naturalmente: menopausia

Para poder vivir esta etapa de la mejor manera, primero debemos **entenderla**. La menopausia es un proceso biológico universal y natural para todas las mujeres que marca el final de los años fértiles. **No es una enfermedad.** La edad promedio de la menopausia es 51 años. Sin embargo, una minoría, aproximadamente 1 de cada 100 mujeres, experimentará la menopausia antes de los 40 años, y cerca de 1 de cada 1.000 pasará por ella antes de los 30.

Si la menopausia ha comenzado a hacer su aparición en tu vida, no estás sola: alrededor de **7,8 millones de mujeres en España**, 21,6 millones de mujeres en México o 3,2 millones en Chile se encuentran entre la perimenopausia y la posmenopausia, lo que representa aproximadamente un tercio de la población femenina. Y entre el 70-80 por ciento de estas mujeres experimentan síntomas relacionados.

La menopausia es la consecuencia de una **característica biológica con la que nacemos**. Desde el nacimiento, una niña tiene un «almacén» finito de óvulos. Después de nacer, el cuerpo femenino ya no produce óvulos nuevos. Con la pubertad, comienza el ciclo menstrual, en el cual los niveles de estrógeno y progesterona fluctúan en un patrón equilibrado y regulado, lo que facilita la liberación de un óvulo aproximadamente cada mes. A medida que envejecemos, la reserva de óvulos disminuye y los ovarios van perdiendo su capacidad para producir los mismos niveles de hormonas, especialmente estrógenos y progesterona. (Los ovarios también producen testosterona, androstenediona y DHEA, que siguen produciéndose tras la menopausia sin un cambio tan notable como sí lo experimentan los estrógenos y la progesterona). Esta marcada disminución en la producción hormonal (que no sucede en otra glándula u órgano a tal intensidad) es una de las causas principales (no la única) de las manifestaciones que pueden aparecer en la etapa de la perimenopausia.

Así, si bien la menopausia no puede evitarse, reducir el impacto de los síntomas y llevarla de la forma más óptima posible **sí es viable** con el conocimiento adecuado que permita tomar las decisiones que en ese momento más le convengan a la mujer. Al final, cerramos una etapa, pero abrimos otra que, ¿por qué no?, puede ser mucho más fructífera que las anteriores. **Más maduras, más sabias** y con más experiencia que compartir con las generaciones venideras. Vamos a vivir, de media, 30-40 años en la menopausia. **¿Crees realmente que la naturaleza nos dejaría vivir tanto si no tuviéramos algo que aportar al mundo?**

Síntomas de niveles altos de estrógenos

La «**dominancia de estrógeno**» se refiere a una situación en la que los niveles de estrógeno son demasiado altos con relación a otras hormonas sexuales del cuerpo, especialmente la **progesterona** en mujeres y la **testosterona** en hombres. Algunos de los síntomas más comunes incluyen periodos irregulares, sangrado vaginal abundante, retención de líquidos, sensibilidad o inflamación en los senos, ginecomastia en hombres y acumulación de grasa en zonas típicamente asociadas a las mujeres, como caderas, muslos y abdomen bajo.

Síntomas de niveles bajos de estrógeno

Cualquiera de las funciones descritas al principio del capítulo puede verse comprometida cuando los niveles de estrógeno son insuficientes. Por tanto, las manifestaciones son bastante amplias, desde un incremento del colesterol, sofocos, piel seca y sequedad de mucosas, hasta resistencia a la insulina, alteraciones en el estado de ánimo, aumento del apetito y una disminución de la masa ósea.

¿Cómo saber si mis niveles de estrógeno son normales?

En mujeres en edad reproductiva, los niveles de estrógeno fluctúan a lo largo del ciclo menstrual. Por esta razón, se recomienda medirlos en los primeros **2-3 días del ciclo** menstrual, entendiendo como «día uno» el primer día de sangrado.

En el caso de mujeres que usan anticonceptivos hormonales, es ideal esperar al menos 2-3 meses tras haberlos suspendido para obtener una medición fiable. Si estás en etapa **posmenopausia**, no suele ser necesario medir los estrógenos, salvo que se sospeche una mala absorción transdérmica de la terapia hormonal sustitutiva (si es que estás en tratamiento).

En mujeres en edad fértil que no tienen menstruación y en **hombres**, los niveles de estrógeno pueden medirse siempre en ayunas y en las primeras horas de la mañana, ya que esta hormona también presenta fluctuaciones a lo largo del día.

¿Cómo puedo mejorar las manifestaciones de los bajos niveles de estrógenos?

Primero, es importante identificar la causa de los niveles bajos de estrógeno. La razón más común es la menopausia, una etapa fisiológica que conlleva una disminución natural de los estrógenos. Sin embargo, algunos factores relacionados con el estilo de vida, como el tabaquismo, el bajo peso corporal o el ejercicio excesivo, también pueden contribuir a su reducción. Si no has pasado por la menopausia, no tienes condiciones subyacentes y llevas un **estilo de vida saludable** (**ejercicio físico** como parte de tu día a día y la **alimentación** rica en **verduras**, semillas, frutas enteras, frutos secos y adecuados niveles de **proteínas**), pero presentas síntomas asociados a bajos niveles de estrógenos, lo más recomendable es acudir a tu médico para evaluar tu situación en detalle.

Algunos compuestos generalmente compatibles útiles para mejorar las manifestaciones de la mayoría de las condiciones relacionadas con niveles bajos de estrógenos incluyen **isoflavonas de soja y otros fitoestrógenos (de semillas de linaza, trébol rojo)**. Estos compuestos tienen efectos positivos al unirse preferentemente a los receptores **beta estrogénicos** (no a los alfa), lo que puede ayudar a aliviar los síntomas relacionados con la falta de estrógenos, como alteraciones en la piel, parámetros metabólicos, estado de ánimo y salud de las mucosas, **sin** incrementar el riesgo de cáncer de mama o endometrio.

Si estás pensando que podrían no ser seguras, déjame aclararte que, incluso en mujeres que reciben tratamiento con tamoxifeno, las isoflavonas de soja han mostrado ser compatibles. De hecho, la evidencia sugiere que podrían aumentar la efectividad del tratamiento. Numerosas organizaciones internacionales, como la Sociedad Americana del Cáncer, el Instituto Americano para la Investigación del Cáncer (AICR) y la Autoridad Europea de Seguridad Alimentaria (EFSA), entre otras, han concluido que **el consumo de soja**, incluso en mujeres diagnosticadas con cáncer de mama, **no aumenta el riesgo** y puede tener beneficios, como **una mayor supervivencia** y **una posible disminución de recurrencias.**

Organizaciones internacionales que avalan la seguridad del consumo de soja en mujeres con antecedentes de cáncer de mama son, entre otras, las siguientes:

○ Sociedad Americana del Cáncer
○ Instituto Americano para la Investigación del Cáncer (AICR)
○ Sociedad Canadiense del Cáncer
○ Consorcio de Nutrición del Cáncer
○ Instituto de Cáncer Dana-Farber
○ Fundación Alemana de Investigación
○ Autoridad Europea de Seguridad Alimentaria (EFSA)
○ Sociedad Irlandesa de Oncología Médica
○ Centro de Cáncer MD Anderson
○ Fondo Mundial de Investigación sobre el Cáncer

Otros complementos nutricionales

Además de los fitoestrógenos, hay suplementos que pueden ayudar a manejar las diversas manifestaciones asociadas a los bajos niveles de estrógenos:

○ **Extractos herbales: salvia** (estandarizada por el ácido rosmarínico), **extracto de valeriana** (estandarizada por los ácidos valeriánicos), **extracto de azafrán** (estandarizado por crocinas, útil también para mejorar la **libido**).
○ **Vitaminas del complejo B:** como la vitamina B2 y la B6 (en su forma activada **piridoxal 5-fosfato**), por su papel en el equilibrio hormonal y el estado de ánimo.
○ **Salud cerebral, ósea y estado de ánimo:** la **vitamina D3**, junto con la vitamina K2, como sabemos del capítulo de la vitamina D3, cumple un papel clave en la modulación de proteínas como la **osteocalcina** o la **proteína Gla** de matriz. La vitamina

K2 evita que el calcio, tanto el presente en la alimentación como el usado en complementos nutricionales en el caso de que sea necesario, se deposite en tejidos blandos, como arterias o cápsulas articulares, y empeore las placas arteriales ateromatosas o favorezca, en muchos casos, calcificaciones articulares. Además, activa a las células productoras de hueso, los osteoblastos, para comenzar la síntesis de matriz ósea.

Asimismo, **la vitamina D3 influye en la síntesis y producción de serotonina** al modular la actividad de la **triptófano hidroxilasa tipo 2**, la enzima clave en la conversión del triptófano en serotonina, un neurotransmisor fundamental para la salud emocional. Además, la vitamina D3 es necesaria para la producción de dopamina, adrenalina y noradrenalina, neurotransmisores esenciales en el equilibrio emocional, la respuesta al estrés y la regulación del estado de ánimo.

Por otra parte, el **magnesio** no solo juega un papel favorecedor en el proceso de síntesis de matriz ósea y modulación del calcio, sino que recientes investigaciones, como el estudio «Dietary Magnesium Intake is Related to Larger Brain Volumes and Lower White Matter Lesions with Notable Sex Differences», *European Journal of Nutrition*, 2023;62(5):2039-2051, revelaron que las personas, especialmente **mujeres** en posmenopausia, con mayor ingesta de magnesio tenían un mayor volumen cerebral, especialmente en el hipocampo derecho, implicado en la memoria espacial, así como una menor incidencia de aparición de lesiones en la sustancia blanca, cuya presencia se ha asociado a numerosas enfermedades neurodegenerativas. Esto es clave, ya que la enfermedad de Alzheimer causa solo en España la muerte de más de 14.000 mujeres, por encima incluso de infartos o accidentes cardiovasculares. Así, se cree que el magnesio, al jugar un papel favorecedor en la modulación a la baja de los receptores excitatorios y altamente oxidantes NMDA, junto con su papel clave en la producción de glutatión, puede ejercer ese papel protector a nivel cerebral.

En cuanto al **tipo de magnesio**, como sabemos por el capítulo de la vitamina D, lo ideal, con el fin de aprovechar las particularidades que nos ofrecen las diferentes moléculas con las que va unido el magnesio, sería utilizar en los complementos nutricionales una mezcla de varios **tipos de magnesio**: magnesio bisglicinato/glicinado, magnesio malato, magnesio treonato o magnesio taurato. Por otra parte, aunque el magnesio citrato y el óxido de magnesio son bastante usados, suelen tener una mayor incidencia en molestias gastrointestinales, por lo que no sería la primera elección.

Con respecto a la libido en concreto, aunque los compuestos anteriormente descritos, al optimizar en general los síntomas y signos asociados a la disminución de estrógenos, suelen mejorar de forma indirecta la libido, algunos complementos nutricionales que abordan específicamente este aspecto son: la **raíz de maca gelatinizada**, el extracto de corteza de pino francés (Pycnogenol), la **L-Citrulina** y el **extracto de sauzgatillo** (Vitex agnus-castus).

En ciertos casos, será necesario considerar la **terapia hormonal sustitutiva (THS)** tras valorar cuidadosamente los riesgos y beneficios. Aunque este tema excede los objetivos de este libro, es importante saber que existe información válida y segura sobre esta estrategia. La THS puede ser una herramienta fundamental para optimizar los niveles de estrógenos en personas que lo necesiten. Es crucial recordar que cada persona y **cada situación es única,** por lo que no debemos sentirnos mal ni por usarla ni por no hacerlo. Lo esencial es buscar lo mejor para tu caso individual.

Estrógenos y piel: cremas de estrógenos

Como bien hemos hablado en el apartado de las funciones de los estrógenos, una de sus funciones es el mantenimiento de la elasticidad y firmeza de la piel (a través de la producción de colágeno y elastina), la hidratación de la misma y el mantenimiento del grosor epidérmico. Por tanto, en todas aquellas situaciones donde haya una disminución de la producción marcada de estrógenos como, por ejemplo, la etapa de la menopausia, una mujer puede estar más susceptible a experimentar sequedad en la piel, disminución de la firmeza y elasticidad o un aumento de las arrugas finas. En este contexto han surgido hipótesis sobre si el estrógeno por vía tópica en la cara tendría beneficios en la piel. Ahora bien, desde que en medicina surge una hipótesis hasta que, en el mejor de los casos, se demuestra tienen que pasar muchos pasos del conocido como método científico.

En este contexto, existen hasta mi saber no más de 10 estudios piloto. Un estudio piloto o un estudio en fase 1 es como hacer una prueba casera de una nueva receta de bizcocho antes de venderlo en tu panadería. Primero, pruebas con pocos ingredientes y unas pocas personas para ver si te queda bueno y a tu gente cercana le gusta y le sienta bien. Pero eso no significa que tu bizcocho esté listo para venderse en tu panadería y mucho menos distribuirlo por cadenas de supermercados. De igual modo, para que un fármaco, o un tratamiento hormonal como una crema de estrógenos, sea aprobado y recomendado, necesita pasar por muchas etapas más estrictas, con cientos o miles de personas, comparaciones con placebo y pruebas de seguridad a largo plazo. Un estudio piloto es solo el primer paso en un camino muy largo que nos dice si vale la pena seguir investigando, pero no nos dice todavía si funciona o si es seguro para un amplio grupo de población.

¿FUNCIONAN?

Ocho de los diez estudios mostraron beneficios, pero el estudio más grande y de mayor calidad, realizado con crema de estrógenos «Long-term Topical Oestrogen Treatment of Sun-exposed Facial Skin in Post-menopausal Women does not Improve Facial Wrinkles or Skin Elasticity, but Induces Matrix Metalloproteinase-1 Expression», *Acta Dermato-Venereologica*, 2014, no mostró ningún beneficio en arrugas o colágeno, pero aumentó significativamente la enzima MMP-1 mRNA, que degrada el colágeno, especialmente tras la exposición solar.

RASCANDO LA SUPERFICIE DE LOS ESTUDIOS: OTRAS CONSIDERACIONES

Solo tres de los diez estudios han usado un comparador placebo. Esto es fundamental, puesto que, para evaluar objetivamente si un tratamiento, en este caso una crema, funciona, lo ideal es compararlo con un placebo para descartar que otros componentes presentes en la crema, como emolientes e hidratantes, no sean los responsables de los cambios positivos que se producen en la piel de las participantes.

Por otra parte, en los diferentes estudios que han usado cremas de estrógenos, los compuestos han sido diferentes: unos han usado estradiol, otros estriol y otros estrona, lo que dificulta la comparación y la extracción de conclusiones definitivas.

En cuanto a las cantidades usadas, en la mayor parte de los estudios no se han desglosado, lo cual es importante porque se sabe que un exceso de cremas de estrógenos locales sí se absorbe a nivel sistémico, como se constató en este estudio: «Systemic Effects of Vaginally Administered Estrogen Therapy: a Review», *Female Pelvic Medicine and Reconstructive Surgery*, 2010;16(3):188-195. Tanto es así que pueden mejorar síntomas vasomotores e incluso parámetros de salud ósea cuando se administran en cantidades de 2 g al día.

Esto es importante porque, si queremos aplicar una crema de estrógenos en la cara, generalmente no buscamos que se absorba a nivel sistémico, sobre todo por el riesgo de cáncer endometrial, quizá el más olvidado. En ninguno de estos estudios piloto, que si bien fueron de corta duración (como máximo 6 meses), se evaluó la seguridad endometrial al medir el grosor del mismo. Y esto es fundamental cuando se aportan estrógenos sin progesterona/progestágeno para compensar.

Por último, se ha reportado un 11 por ciento de incidencia de la aparición de melasma con la aplicación de crema de estrógenos al 0,01 por ciento, por lo que las mujeres predispuestas a este tipo de hiperpigmentación deberían ser especialmente cautelosas.

Así, aunque puede ser un área prometedora, por el momento considero que los reclamos en redes sociales sobre estas cremas no están suficientemente justificados por la evidencia científica. En mi opinión tratamientos tópicos como retinoides, ácidos como el ácido glicólico, los péptidos, los antioxidantes o las terapias locales como ultrasonidos, láseres, radiofrecuencias y polinucleótidos no solo tienen más efectividad, sino también mayor seguridad y experiencia.

Por lo tanto, de momento mantén una actitud escéptica respecto a estas cremas como «milagro antienvejecimiento». Creo que las mujeres nos merecemos la misma calidad de evidencia científica en nuestros tratamientos que los hombres. Si bien hay estudios maravillosamente bien diseñados para terapias (no exclusivas, pero sí típicamente prescritas en hombres), como el minoxidil o los inhibidores de la 5-alfa-reductasa tópicos, las mujeres no deberíamos ser una excepción.

Y eso implica que no se puede asumir que, porque el estrógeno vaginal es seguro en ciertas dosis, esas mismas dosis sean seguras en la cara. Además, debe someterse a comparaciones directas con terapias basadas en la evidencia, como los compuestos descritos anteriormente. De hecho, en el único estudio donde hay una comparación activa (con ácido glicólico al 15 por ciento), la crema de estrógenos no mostró diferencias respecto al ácido glicólico. Sabiendo la seguridad de este ácido, quizá sea mejor optar por compuestos aprobados y efectivos para prevenir el envejecimiento.

¿Cómo puedo mejorar las manifestaciones de un exceso absoluto o relativo de estrógenos?

Cualquier situación, como el exceso de grasa corporal en mujeres u hombres, la endometriosis o el síndrome de ovario poliquístico, puede cursar con un exceso tanto absoluto como relativo de estrógenos y exacerbar ciertos síntomas o signos. En este contexto, algunas estrategias que podemos seguir para optimizar el metabolismo hepático e intestinal de los estrógenos (además de la **práctica de ejercicio físico regular**, un adecuado **descanso** y manejo del **estrés**) incluyen:

ALIMENTACIÓN:

1. **Consume fibra diariamente:** los alimentos ricos en fibra, como frutas, verduras y cereales integrales, favorecen la eliminación de estrógenos a través de las heces, al mejorar el tránsito intestinal y reducir la reabsorción de estrógenos conjugados en el colon.

2. **Incluye alimentos prebióticos y probióticos:** kéfir, yogur y vegetales fermentados como el chucrut o el kimchi apoyan un estroboloma saludable, lo que equilibra la microbiota intestinal y limita la actividad excesiva de la enzima beta-glucuronidasa, que podría reactivar los estrógenos.

3. **Come crucíferas:** verduras como el brócoli, la coliflor, las coles de Bruselas y el kale contienen compuestos bioactivos, como el indol-3-carbinol y el **sulforafano**, que favorecen un metabolismo del estrógeno en vías menos perjudiciales, con lo que se prioriza la producción de metabolitos como el 2- hidroxiestrona, que tiene efectos protectores.

4. **Disminuye tu exposición a los disruptores endocrinos:** sustancias como los bisfenoles y los ftalatos interfieren con el metabolismo de los estrógenos y pueden actuar como estrógenos ambientales (xenoestrógenos), lo que intensifica los efectos de un exceso de estrógenos. Profundizaremos en este aspecto en el último capítulo del libro.

COMPLEMENTOS NUTRICIONALES

En cuanto a la adición de algunos complementos nutricionales que **pueden optimizar el metabolismo de eliminación de estrógenos**, e incluso reducir su producción en determinadas circunstancias, podemos considerar incluir los siguientes:

○ **N-acetilcisteína:** con propiedades antioxidantes y apoyo en la detoxificación hepática.

○ **Extracto de cúrcuma:** por su efecto antiinflamatorio y modulador del metabolismo hepático.

○ **Vitex agnus-castus:** mejora el equilibrio hormonal al actuar sobre la prolactina, una hormona que exploraremos en capítulos posteriores.

○ **Extractos concentrados de brócoli:** estandarizados por **glucosinolatos** (glucobrasicina, glucorafanina) que favorecen la detoxificación de estrógenos.

○ **Indol-3-carbinol (I3C)** y **diindolilmetano (DIM):** metabolitos avanzados derivados de los glucosinolatos, reconocidos por su capacidad para favorecer un metabolismo estrogénico más favorable. Cabe destacar que, a fecha de octubre de 2024, estos suplementos no están disponibles en España, pero sí en Estados Unidos y en muchos países de Latinoamérica.

○ **Calcio-D-glucarato:** un compuesto que no tiene relación con los suplementos de calcio tradicionales y que ayuda a la eliminación de toxinas, incluyendo estrógenos, a través de la glucuronidación. Al igual que los dos compuestos anteriores, no está disponible en España actualmente.

Conclusión

1. **Tipos y funciones de los estrógenos:** existen cuatro tipos principales de estrógenos (estradiol, estrona, estriol y estetrol). En mujeres y hombres, los estrógenos no solo participan en la reproducción, sino que también son esenciales para la salud ósea, cardiovascular, emocional y metabólica. Los receptores estrogénicos alfa y beta son clave para entender sus diversas acciones en diferentes tejidos.

2. **Equilibrio hormonal:** tanto los niveles altos como bajos de estrógenos pueden desencadenar síntomas y problemas de salud. Un exceso puede provocar dominancia estrogénica, que se asocia con problemas como endometriosis, miomas y acumulación de grasa. Por otro lado, niveles bajos afectan a la salud ósea, el estado de ánimo, la función cognitiva y las mucosas.

3. **Eliminación de estrógenos, un proceso integral:** la eliminación de estrógenos depende del hígado y la microbiota intestinal (estroboloma). Factores como la alimentación rica en fibra, las crucíferas y los probióticos pueden optimizar este proceso, mientras que una disbiosis intestinal o alteraciones hepáticas pueden incrementar el riesgo de acumulación de estrógenos y sus efectos negativos.

4. **Impacto de los disruptores endocrinos:** sustancias como los bisfenoles y los ftalatos presentes en plásticos y productos cotidianos pueden actuar como xenoestrógenos, ya que imitan la acción de los estrógenos naturales y alteran el equilibrio hormonal. Reducir su exposición es fundamental para minimizar estos efectos.

5. **Estrategias de mejora personalizadas:** para manejar tanto la deficiencia como el exceso de estrógenos, se recomienda un enfoque integral que incluya cambios en el estilo de vida (dieta, ejercicio, manejo del estrés) y, en ciertos casos, el uso de suplementos nutricionales como isoflavonas, extracto de azafrán, maca, indol-3-carbinol, DIM o calcio-D-glucarato. En situaciones específicas, la terapia hormonal sustitutiva puede ser una opción válida, efectiva y muy segura bajo supervisión médica.

CAPÍTULO 6
Testosterona: la hormona clave en mujeres y hombres mucho más allá de la libido y la fuerza

Las mujeres en etapa fértil tenemos dos veces más testosterona que estradiol, y en la menopausia, doce veces más testosterona que estradiol. Los hombres tienen de media entre 6 y 112 veces más testosterona que las mujeres.

Este dato espero que sirva para activar tu interés y curiosidad sobre esta hormona, **seas mujer u hombre.** Porque cuando hablamos de testosterona, de forma automática se nos viene a la mente esta secuencia de palabras: hombre, músculo, libido, potencia…, y aunque esto no es del todo mentira, no lo es todo ni mucho menos. A lo largo de este capítulo voy a intentar, de manera general, transmitirte las ideas fundamentales sobre la testosterona.

Ya en la Antigüedad, mucho antes de que la testosterona tuviera nombre, se intuía que las características masculinas, como la fuerza, la agresividad o la fertilidad, estaban relacionadas con los testículos. **En la antigua Grecia, Aristóteles fue uno de los primeros en sugerir que los testículos no solo servían para la reproducción, sino que también influían en el comportamiento y la apariencia del hombre.** De hecho, documentos históricos recogen las prácticas de castración a las que se sometían a esclavos y a jóvenes destinados a ser cantantes en coros eclesiásticos como una forma de sumisión y para preservar la voz aguda, respectivamente.

En siglos posteriores, y sin saber «qué era exactamente» lo que tenían los testículos, pero sabiendo que tenían algo «único» que aportaba virilidad, los médicos intentaron potenciarla con todo tipo de remedios mediante el uso de testículos de animales: con la ingesta directa o con preparados a partir de ellos. Sin embargo, el verdadero cambio se produjo en el siglo XIX con la llegada de la ciencia experimental y la realización de los primeros experimentos con extractos testiculares.

Uno de los momentos más emblemáticos ocurrió en **1889, cuando Charles-Édouard Brown-Séquard**, médico y fisiólogo, se inyectó a sí mismo un extracto de testículos de perro y cobayo. Afirmó que sintió un rejuvenecimiento inmediato: más energía, mayor claridad mental y hasta mejor función sexual. Aunque hoy sabemos que sus resultados fueron más un efecto placebo que otra cosa, este acto pionero despertó un interés inusitado en la búsqueda de la «fuente de la juventud» hormonal.

Fue entonces cuando comenzaron los esfuerzos reales por aislar la sustancia responsable de esos efectos…, pero no sería **hasta 1935 cuando el equipo de Ernst Laqueur logró, por fin, aislar y sintetizar la testosterona a partir de grandes cantidades de orina humana**. Poco después, **Butenandt y Hanisch lograron sintetizarla químicamente** a partir del colesterol, lo que marcó el inicio de la era moderna de la testosterona.

Una vez descubierta, aislada y sintetizada, la testosterona comenzó a usarse clínicamente en hombres con hipogonadismo y otros trastornos relacionados. Pero, como suele suceder con los descubrimientos científicos, no tardó en extenderse su uso más allá del ámbito médico. En las décadas de 1950 y 1960, los atletas empezaron a utilizarla como método para mejorar su rendimiento físico y su masa muscular, lo que desencadenó las primeras regulaciones deportivas sobre el dopaje. Actualmente, aunque mucho más regulado, en ciertos ámbitos sigue haciéndose un uso ilícito de esta hormona o de sus derivados, sobre todo (aunque no únicamente) en el fisioculturismo.

¿Y las mujeres? Las grandes olvidadas en cuanto a la testosterona se refiere

Durante muchos años, la testosterona fue considerada exclusivamente «la hormona de la virilidad». Se ignoró por completo su papel en la fisiología femenina, a pesar de que las mujeres también producimos testosterona, aunque en menor cantidad que los hombres, pero igual de clave (como veremos más adelante) para nuestra salud ósea, nuestro deseo sexual y nuestro bienestar emocional.

De hecho, como te decía en la primera frase del capítulo, las mujeres tenemos de media el doble de testosterona que estradiol. Ya que la testosterona se mide en ng/dL, mientras que los estrógenos en pg/mL, una unidad 10 veces más pequeña, cuando conviertes la media de estradiol que tienen las mujeres en edad fértil (155 pg/mL) o en la etapa de la menopausia (20 pg/mL) a las unidades de la testosterona (ng/dL), nos da valores de 14,5 ng/dL y 2 ng/dL respectivamente.

Comparando con la media de testosterona de 34 ng/dL en edad fértil y 20 ng/dL en la posmenopausia, puedes ver claramente los cálculos que menciono. De ahí que entendamos que la testosterona es una hormona que, en las mujeres, también juega un papel clave. Eso sí, siempre y cuando esté en equilibrio, como bien sabes, ya que a lo largo de todo el libro he intentado transmitirte la misma idea: **toda hormona existe porque es necesaria, eso sí, en su justa medida, en equilibrio, ni mucha ni poca**.

SÍNTESIS DE TESTOSTERONA

Todo empieza en el hipotálamo, el jefe de todos los ejes hormonales. Tanto en mujeres como en hombres, produce la **GnRH** (hormona liberadora de gonadotropinas). Esta hormona llega a otra estructura cerebral que te sonará de capítulos anteriores, la **hipófisis**, y allí se liberan las hormonas **FSH y LH**.

Concretamente, estas dos hormonas se liberan en **pulsos** y con una **frecuencia y amplitud determinadas**. Y, de hecho, esta frecuencia y esta amplitud son claves para que en las gónadas se produzcan las hormonas sexuales necesarias (en el caso de la **LH**, los pulsos se liberan aproximadamente **cada 2 horas** con amplitudes muy variables), así como para que se produzca el desarrollo folicular en mujeres y la espermatogénesis en hombres (en el caso de la FSH). Es decir, no solo es importante que estas hormonas se produzcan, sino que, a diferencia de otras, necesitan liberarse con un **ritmo perfectamente sincronizado**. De hecho, y esto es algo que se ha estudiado en hombres (todavía no tenemos datos tan detallados en mujeres), no solo ocurren **variaciones circadianas** en la producción de testosterona (siendo los niveles **más altos** alrededor de las **ocho de la mañana** y los más **bajos** sobre las **ocho de la tarde**), sino que, además, **estas oscilaciones pueden ser tan marcadas como de hasta 140 ng/dL en hombres jóvenes**. En los hombres de edad más avanzada, esta variación circadiana se atenúa, pero sigue estando presente, con un ascenso máximo de unos **60 ng/dL**.

Además de estas variaciones diarias, existen también **variaciones ultradianas**. Esto significa que, a lo largo del día, y en relación con esos pulsos de LH, se producen **microfluctuaciones en los niveles de testosterona**. Por eso, si haces una única medición, podrías coincidir justo en un pico alto o en un valle bajo, y no reflejar realmente cuál es tu estado hormonal de forma precisa.

De ahí que, para obtener una buena estimación de los niveles de testosterona en los hombres, **se recomiende medir la testosterona total siempre por la mañana y en días diferentes, con al menos dos mediciones**. Así evitamos caer en falsos diagnósticos de déficit o normalidad simplemente porque «pillamos» la hormona en el momento equivocado.

En mujeres, aunque estas oscilaciones no son tan marcadas ni tan estudiadas, sí se han observado **ligeros aumentos en la testosterona en la fase folicular tardía y justo antes de la ovulación**, coincidiendo con los picos de LH. Sin embargo, sus niveles tienden a ser más estables a lo largo del día, y los cambios más relevantes ocurren a lo largo del ciclo menstrual y no tanto en el mismo día.

Cualquier alteración en estos pulsos, tanto de LH como de FSH, pone en peligro la correcta producción ovárica y testicular de **testosterona** (la hormona que nos interesa en este capítulo), aunque ya sabemos que en los ovarios también se producen estradiol, precursores androgénicos como la androstenediona, y progesterona, y que en los testículos, además de testosterona, también se producen precursores androgénicos como la androstenediona, una pequeña cantidad de estradiol y una cantidad aún más pequeña de progesterona libre.

PRODUCCIÓN DE TESTOSTERONA EN HOMBRES

En los hombres sanos se producen, de media, **7 mg de testosterona al día**. De esa cantidad, más del **95 por ciento proviene de la producción testicular** (concretamente, las células de Leydig son las encargadas de producir la testosterona, que servirá tanto para estimular la producción de espermatozoides por parte de las células de Sertoli como para salir a la circulación sistémica y ejercer sus múltiples funciones).

El 5 por ciento restante de la testosterona circulante en los hombres proviene de la producción por parte de las glándulas suprarrenales. Asimismo, una pequeña parte (menos del 1 por ciento) se genera a partir de la conversión periférica de la androstenediona (procedente de las glándulas suprarrenales y los testículos) en testosterona, gracias a la acción de la enzima 17β-HSD3.

De esa testosterona total, **más del 90 por ciento** se quedará en esa forma para ejercer las acciones que veremos más adelante; en torno **al 6-9 por ciento se convertirá, por acción de la enzima 5-alfa-reductasa, en dihidrotestosterona** (DHT), una hormona de segunda generación que tiene entre 2 y 10 veces más afinidad por el receptor de andrógenos y, por tanto, se considera entre 2 y 10 veces más potente que la testosterona «tradicional». Esta enzima, la 5-alfa-reductasa, se encuentra en diversos tejidos.

La **5-alfa-reductasa tipo 1** se localiza en el cerebro, en el hígado, en la piel (incluyendo la del cuero cabelludo), en las glándulas sebáceas y en menor medida en los riñones y en las glándulas suprarrenales. La **5-alfa-reductasa tipo 2** (sobre la que actúa el famoso fármaco finasteride) se encuentra en la próstata, las vesículas seminales, los testículos, el pene, la vejiga y los folículos pilosos, de ahí que se utilice para tratar la alopecia androgénica, ya que este fármaco parece reducir los niveles de DHT en un 50-70 por ciento. Por tanto, en pacientes con alopecia androgénica la supresión de la actividad de esta enzima (y consecuentemente la disminución no selectiva, sino sistémica de esta hormona) conduce a efectos «beneficiosos» como es la reducción de la caída del cabello en un 80 por ciento. Aunque, y puesto que la DHT cumple otras funciones, pueden aparecer efectos no deseados, como ocurre con cualquier fármaco que no es selectivo sobre un receptor hormonal, sino que inhibe la producción global de una hormona.

En algunos tejidos como el cerebro, la piel, el hígado y el cuero cabelludo, la DHT puede convertirse, por acción de las enzimas 3-ceto-reductasa AKR1C y 3β-hidroxiesteroide deshidrogenasa, en **5α-Androstano-3β,17β-diol**, que tiene gran afinidad por el receptor beta estrogénico. Se ha documentado que presenta efectos neuroprotectores y, además, protectores frente al desarrollo de cáncer de próstata al inhibir la proliferación de las células malignas prostáticas.

Por último, entre un **0,2-1 por ciento de la testosterona en hombres se convertirá en estradiol** por medio de la enzima **aromatasa** presente en la grasa corporal, la piel, el cerebro, el hueso, el hígado y las gónadas (mayor será la conversión cuanto más grasa tengamos, porque generalmente no podemos tener más hígado o cerebro, pero la grasa… sí podemos incrementarla considerablemente, o sea, más grasa = más aromatasa).

El estradiol, como sabemos por el capítulo en el que lo tratamos, juega un papel clave en los hombres, ya que se encarga de modular los pulsos de FSH y LH. De hecho, controla más este proceso que la propia testosterona, porque en el cerebro, la testosterona se convierte en estradiol, y es el estradiol quien modula cuánta FSH y LH se libera, y por tanto, modula la cantidad de espermatozoides y testosterona testicular que se produce.

Además, el **estradiol** es responsable del cierre de las epífisis en el crecimiento, mejora la salud vascular y la sensibilidad a la insulina. Por eso, los hombres que bloquean sus estrógenos mediante inhibidores de la aromatasa experimentan un incremento del riesgo de diabetes y riesgo cardiovascular, así como un mayor perfil de grasa visceral, ya que el estradiol es clave para mejorar la liberación de leptina (una hormona implicada en la supresión del apetito).

Asimismo, el estradiol inhibe la **actividad de la LPL** (lipoproteína lipasa) en el tren superior, por lo que la falta de estradiol en hombres favorece que la LPL no esté inhibida y, por tanto, se favorezca su acción, que es la ganancia de grasa en el tren superior. Además, el estradiol también ayuda a mejorar la composición corporal porque favorece la captación de glucosa por los músculos, con lo que se evita que la glucosa se quede circulando por la sangre y conduzca al daño de las estructuras vasculares y de otras células (el azúcar en sangre en exceso lleva a procesos oxidativos de glicación).

Por último y no menos importante, el estradiol en hombres también es necesario para producir la cantidad adecuada de POMC, un péptido hormonal que aumenta el gasto calórico e incrementa la saciedad.

Por eso, ni mucho (porque puede producir ginecomastia) ni poco (por todo lo que he descrito): **los estrógenos en hombres se necesitan, y de ahí que tengamos un sistema específico encargado de asegurar que se produzca la cantidad adecuada a través de la aromatasa**.

Por último, y porque esto nos servirá para entender el porqué de las pruebas de dopaje, en los testículos a la misma vez que se produce testosterona se produce una **«gemela» sin función conocida: la epitestosterona** (17α-hidroxi-4-androsteno-3-ona). La tasa de producción testicular de epitestosterona es aproximadamente el 3 por ciento de la testosterona y su tasa de eliminación es un 33 por ciento mayor. **No existe interconversión entre epitestosterona y testosterona.**

PRODUCCIÓN DE TESTOSTERONA EN MUJERES

En mujeres sanas en la edad fértil se produce en total entre **0,1 y 0,3 mg de testosterona al día**.

De esta testosterona total, **el 25 por ciento proviene de la producción ovárica** (tanto del estroma ovárico como de las células foliculares de la teca interna), **otro 25 por ciento de las glándulas suprarrenales** y **el 50 por ciento restante de la conversión periférica del precursor androgénico androstenediona en grasa y piel** gracias a la enzima **17β-HSD3**.

Esta distribución cambia en la etapa de la **menopausia**, donde la mayor parte de la testosterona circulante proviene de las células estromales de los ovarios, que, por el estímulo no controlado de la **LH** (ya que no existe el mecanismo de control inhibitorio de los estrógenos y la progesterona), estimula «sin control» la producción de testosterona en las células ováricas. Asimismo, en esta etapa disminuye la producción de androstenediona al no haber folículos donde pueda formarse, por lo que **la conversión periférica de esta hormona a testosterona disminuye.** De ahí que, en la menopausia, los **ovarios sean la principal fuente de testosterona circulante**, a diferencia de la edad fértil, donde el origen mayoritario de la testosterona es precisamente **la conversión periférica de androstenediona.**

Un ejemplo de cómo esta distribución de andrógenos puede cambiar en situaciones que salen de lo fisiológico es el **síndrome del ovario poliquístico (SOP)**. Así, en el **SOP subtipo androgénico**, esta distribución de testosterona (25 por ciento ovarios, 25 por ciento glándulas suprarrenales y 50 por ciento conversión periférica) **cambia a esto: 60 por ciento ovarios, 20 por ciento glándulas suprarrenales y 20 por ciento conversión periférica.** Es decir, los ovarios, por un estímulo excesivo de la LH y el hiperinsulinismo, producen testosterona en exceso, lo que conduce a alteraciones diversas (tanto por el exceso de testosterona como por el exceso de estrógenos que ocurre al convertirse parte de esa testosterona en estrógenos). Esto lleva, por ejemplo, a **reglas irregulares o abundantes, anovulación, alteración en la distribución de la grasa corporal, alteraciones de la piel y el cabello, y una mayor predisposición a enfermedades metabólicas como la diabetes tipo 2 o la hipertensión.**

Otro ejemplo en el que la producción normal de testosterona puede verse afectada en la mujer es en el caso de la **hiperplasia suprarre-**

nal congénita, una enfermedad genética que tiene varios tipos, el más común es el **subtipo no clásico**, donde hay una mutación en el gen **CYP21A2** que codifica para la enzima **21-hidroxilasa**. Como consecuencia de esta falta de enzima, se afectan las rutas de síntesis de **aldosterona** y **cortisol**, en favor de la producción de **androstenediona suprarrenal**, lo que provoca que haya más conversión periférica de androstenediona a testosterona y aparezcan síntomas que a menudo se confunden con los del SOP (ya que también aparece exceso de vello, acné, amenorrea e infertilidad).

De hecho, se estima que entre **el 3 y el 12 por ciento de los casos de SOP** son realmente formas no clásicas de hiperplasia suprarrenal congénita.

Aunque esto excede el objetivo de este capítulo, un buen inicio para saber si los síntomas se deben a SOP o a hiperplasia suprarrenal congénita es, mediante un análisis de sangre, medir el metabolito **17-OH progesterona**.

Así:

○ Los niveles **por encima de 1.000 ng/dL son diagnósticos**.
○ Los niveles **entre 172 y 1.000 ng/dL requieren realizar una prueba de estímulo adicional para confirmar o descartar el diagnóstico**.

○ **Nota:** Los hombres también pueden tener esta enfermedad genética de **hiperplasia suprarrenal congénita no clásica**, pero suele pasar desapercibida hasta que se busca tener descendencia. Está asociada a una disminución de la cantidad espermática, ya que los síntomas de exceso de andrógenos suelen confundirse con características consideradas simplemente propias de un hombre con rasgos «más masculinos».

Transporte, metabolismo y acciones de la testosterona

TESTOSTERONA EN LA CIRCULACIÓN

Al igual que ocurre con otras hormonas esteroideas como el cortisol y las tiroideas, la testosterona liberada a la circulación se transporta en su mayor parte unida a proteínas plasmáticas, principalmente a la SHBG (la globulina transportadora de hormonas sexuales) y a la albúmina. **En la sangre, la testosterona total está distribuida de la siguiente forma:**

- ○ Entre un **0,5 y un 3 por ciento** de la testosterona circula en forma **libre** (sin unirse a proteínas), y es la que está totalmente disponible para entrar en las células y ejercer sus funciones.
- ○ Aproximadamente el **44 por ciento** de la testosterona está unida fuertemente a la **SHBG** en hombres, y en torno al **66 por ciento** de la testosterona está unida fuertemente a la SHBG en mujeres.
- ○ Entre un **50 y un 60 por ciento** está unida **débilmente a la albúmina** en hombres, y entre un **30 y un 40 por ciento** de la testosterona está unida débilmente a la albúmina en mujeres.

Como sabes por el capítulo de la tiroides, y basándonos en la **hipótesis de la hormona libre,** la **actividad biológica de la testosterona está mediada únicamente** por la fracción de testosterona que **circula libre o la que se libera fácilmente de la albúmina.** Es decir, **no basta con tener un buen valor de testosterona total**: lo que realmente determina su acción es la fracción que está disponible para entrar en las células (la libre y la unida muy sutilmente a la albúmina). Sin embargo, **la porción unida a la SHBG no se considera activa**, porque la testosterona se une de forma **muy fuerte** a la SHBG, lo que hace que prácticamente no se separe. Esto la vuelve **inaccesible** para ejercer sus efectos biológicos en los tejidos. (De ahí que las **mujeres** no solo tengamos menos testosterona total, sino que, además, dentro de esa cantidad, tenemos menos biodisponible, porque como has visto arriba, una mayor proporción de nuestra testosterona está unida a la SHBG: 66 por ciento frente al 44 por ciento en hombres).

Por este motivo, **la testosterona libre y la que está unida a la albúmina** se consideran juntas como **testosterona biodisponible**, ya que ambas pueden atravesar las membranas celulares, unirse a los receptores de andrógenos y activar la transcripción genética que permite que se lleven a cabo las funciones de la testosterona.

De hecho, estudios como el **European Male Ageing Study**, en el que se incluye Antonio L., Wu F. C., O'Neill T. W., *et al.*, «Low Free Testosterone Is Associated with Hypogonadal Signs and Symptoms in Men with Normal Total Testosterone», *Journal of Clinical Endocrinology & Metabolism*, 2016;101(7):2647-2657, confirman que los hombres con niveles bajos de **testosterona libre** presentan **más síntomas y signos objetivos de hipogonadismo** (falta de testosterona), incluso si sus niveles de **testosterona total son normales**. Esto refleja que lo realmente importante es que la testosterona **entre en las células y haga su función**, y no solo que «circule en sangre».

Por último, debes saber que los niveles de **SHBG pueden aumentar o disminuir** en diversas situaciones clínicas habituales, lo que puede alterar significativamente la interpretación de los valores de testosterona:

○ **Aumento de la SHBG**, que puede dar lugar a niveles **elevados de testosterona total, pero con baja testosterona libre** (envejecimiento, hipertiroidismo, toma de anticonceptivos hormonales), y niveles bajos de testosterona (baja la testosterona, se pierde su efecto inhibitorio sobre la síntesis de SHBG, y hay más SHBG y menos testosterona libre…, justo lo contrario de lo que querríamos en esta situación).

○ **Disminución de la SHBG**, que puede dar lugar a una testosterona total más baja, pero con **más testosterona libre/activa**:

exceso de testosterona, hiperinsulinismo, diabetes tipo 2, hipotiroidismo, uso de glucocorticoides o esteroides anabólicos.

Por eso, **cualquier alteración en la SHBG es clave** a la hora de diagnosticar alteraciones en los niveles de testosterona, ya que **la testosterona total se ve muy afectada por los cambios en SHBG**. Así que, si realmente queremos **evaluar bien** la testosterona **libre o biodisponible**, es necesario valorar **la testosterona total, la SHBG y la albúmina** (más adelante ampliaremos esto en el apartado de valores normales de testosterona total).

Una vez que la testosterona está libre y puede entrar en las células, ¿qué ocurre?

Cuando **la testosterona llega a un tejido diana** tiene que entrar en el interior de la célula para ejercer su efecto, tanto de manera directa como de forma «indirecta» a través de su conversión en DHT, pero solo en aquellos tejidos que expresan la enzima 5-alfa-reductasa (como vimos anteriormente). Así, la testosterona circulante **se difunde a través de la membrana** de las células y, una vez dentro, se une a su **receptor específico: el receptor de andrógenos (AR)**, que se encuentra inactivo en el citoplasma.

La unión del andrógeno al AR induce un **cambio conformacional** en el receptor que provoca la disociación de las **proteínas de choque térmico** (*heat shock proteins* HSP 70/90) que estaban unidas al receptor de andrógenos y lo mantenían «inactivo». Esto permitía su fosforilación, la homodimerización (dos receptores de andrógenos junto con dos moléculas de testosterona se unen). Después de todo ello, ese complejo de 2 moléculas de testosterona + 2 receptores de andrógenos entra en el núcleo de la célula e **interacciona con el ADN**, específicamente en los **elementos de respuesta a andrógenos** situados en las regiones reguladoras de los genes diana, lo que permite llevar a cabo todas las **funciones de la testosterona**.

Es decir, la testosterona **no actúa «por sí sola»**, sino que actúa como una llave que enciende determinados genes. Sin esa activación nuclear, no podría producir sus efectos. **Por eso, no solo importa cuánta testosterona tienes en sangre, sino que también es clave que los tejidos tengan receptores funcionales y en cantidad suficiente para responder a su estímulo.**

Una apreciación: aunque he hablado de testosterona/DHT, realmente **la DHT** es algo diferente, en tanto que se une al receptor androgénico con más **fuerza (entre 2 y 10 veces más afinidad)** y, además, **permanece más tiempo unida** que la testosterona. Por eso, es mucho más eficaz en desencadenar todos los efectos androgénicos, lo que la convierte en **el andrógeno más potente que tenemos de forma natural**.

Por último, el **receptor de andrógenos** pertenece a la **superfamilia de receptores nucleares**, que incluye a otros receptores de hormonas esteroides. De hecho, comparte aproximadamente un 80 por ciento de similitud en la secuencia del dominio de unión al ADN y un 50 por ciento en el dominio de unión al ligar con sus receptores más cercanos: el **receptor de progesterona**, el **receptor de glucocorticoides (cortisol)** y el **receptor de mineralocorticoides** (como la **aldosterona**).

Esta similitud puede explicar por qué, por ejemplo, algunos **progestágenos** (como el **acetato de medroxiprogesterona**, usado en el abordaje de la endometriosis, el síndrome premenstrual o la terapia hormonal de la menopausia) tienen actividad agonista (similar) sobre el receptor de andrógenos, lo que puede causar **efectos parecidos al uso de andrógenos**.

Otros, como la **espironolactona** (diurético), que es un **antagonista (bloqueador) de los mineralocorticoides** (que permite eliminar sodio y, por tanto, agua por la orina, de modo que tiene un efecto diurético), **también puede usarse como antagonista de los andrógenos**. Se utiliza, fuera de ficha técnica, en el **tratamiento del acné en dosis bajas**.

Algunas funciones de la testosterona

Durante la pubertad, la testosterona empieza a desempeñar su papel protagonista, y lo hace tanto en hombres como en mujeres, aunque en magnitudes y formas diferentes.

En los **hombres**, este aumento es muy **marcado** y alcanza cifras propias del adulto, e incluso superándolas en ciertos momentos (como veremos más adelante, cuando te comparta las cifras medias por franjas etarias).

En las **mujeres**, aunque el aumento no es tan marcado, **sí existe tal incremento como para contribuir a que aparezcan ciertas manifestaciones** típicas de la adolescencia asociadas a la testosterona (como cambios cognitivos, la aparición de vello o acné «juvenil»). Asimismo, no hay que olvidar que en las mujeres entran en juego, además, dos «nuevas» hormonas: **el estradiol y la progesterona**. Por ello, los cambios puberales no son superponibles en hombres y mujeres.

Todo esto ocurre gracias a la «**activación**» del hipotálamo, que comienza a liberar GnRH y, con ello, estimula la liberación de LH y, en menor medida, de FSH desde la hipófisis. Y es la **LH la que estimula las células de Leydig testiculares y las células de la teca interna y estromales de los ovarios para producir testosterona** y otras moléculas proandrogénicas como la androstenediona, que ya sabemos que se convertirá en tejidos periféricos en testosterona.

¿Qué ocurre en el cuerpo gracias a esta hormona?

○ En los hombres, crece el pene, se desarrollan los testículos, la piel del escroto adquiere su típica pigmentación y pliegues, y la próstata y las vesículas seminales aumentan su tamaño para empezar a cumplir sus funciones reproductivas.

○ La testosterona, **en mujeres y hombres, se encarga de la distribución del vello corporal**. Aparece de manera más notable en hombres o, en ciertas situaciones que cursen con elevación de andrógenos, vello en zonas como la mandíbula y el labio superior (bigote, barba), el pecho, las axilas, el pubis, el abdomen inferior, los muslos, las piernas y la zona lumbar.

O En cuanto al **cabello**, la testosterona actúa de modo predominante a través de la DHT. Como sabemos, en los folículos pilosos existe la **enzima 5-alfa-reductasa**, que convierte intracelularmente la testosterona en DHT. La cantidad de testosterona que se convierte en DHT (derivado de la actividad de esta enzima, sobre todo la tipo 2 en el cabello) está influenciada de manera mayoritaria por la genética, pero también por el componente inflamatorio local. Es decir, cuanta más inflamación crónica de bajo grado haya en el cuero cabelludo, mayor será la actividad de esta enzima y, por tanto, mayor conversión de testosterona a DHT.

En este sentido, la DHT **afecta al pigmento del cabello y a la miniaturización del folículo piloso. ¿Por qué?** Porque la DHT **acorta el tiempo que el cabello está en fase anágena** (fase de crecimiento que de normal dura entre 2-7 años; sin embargo, en casos de alopecia androgénica puede reducirse a semanas), de manera que el cabello progresivamente se va haciendo cada vez más corto, y al mismo tiempo se **alarga la fase telógena** (reposo y caída), haciéndose el cabello cada vez más pequeño y propenso a caerse.

Además, no es solo que el cabello sea más corto, sino que la papila dérmica (fuente de nutrientes para el pelo) se hace más pequeña = menos nutrientes → el cabello crece aún menos. Todo esto parece deberse a que la DHT afecta la función y cantidad normal de los **fibroblastos**, que son las células fundamentales para el crecimiento del cabello al liberar factores de crecimiento y señales como IGF1 y FGF.

O **En la piel**, la testosterona **estimula la síntesis de colágeno**, lo que contribuye a una piel más gruesa y, a la vez, más «resistente» al paso del tiempo, manteniendo más elasticidad y firmeza precisamente por la presencia de mayor tejido colágeno de sostén.

De ahí que los **hombres**, que de manera general están expuestos durante toda su vida a niveles más elevados de testosterona, tengan, en promedio, una menor frecuencia de arrugas y pérdida de firmeza.

Por otra parte, la testosterona también participa, junto con otros factores, en la **producción de sebo de las glándulas sebáceas**, asegurando una correcta hidratación de la piel y mucosas. Asimismo, niveles elevados de la misma no solo incrementan su producción, sino que también cambian la composición del sebo y lo hacen más «denso» y por tanto más susceptible de obstruir el canal por el que habitualmente debería salir. Esto favorece que se inflame, se sobreinfecte con bacterias como *Cutibacterium acnes* y aparezcan los comedones típicos de la adolescencia.

Después de todo esto te preguntarás: entonces ¿**si en la etapa de la menopausia** hay un predominio de la testosterona en comparación con los estrógenos, **por qué** las mujeres no tienen la piel y las mucosas más hidratadas y mayor elasticidad, y sin embargo pueden, en algunos casos, experimentar solo la parte «negativa» como la aparición de acné? Porque ese «predominio» androgénico en realidad no implica un exceso absoluto de testosterona, sino un desequilibrio hormonal por descenso marcado de los estrógenos. Es decir, si de normal tenemos «solo» 2 veces más testosterona que estradiol de media, en la etapa de la menopausia esa relación se incremente a 10 veces más. Es decir, en la menopausia se tiene 12 veces más testosterona que estradiol. Esto hace que la testosterona se posicione como la hormona más abundante, pero **no porque aumente**, sino **por el descenso del estradiol**.

Y puesto que, como sabemos por el capítulo que le dedicamos, los estrógenos son claves para la hidratación de la piel y las mucosas, y estos bajan sin que la testosterona suba lo suficiente como para compensarlo, el balance neto es una pérdida de firmeza y elasticidad. Pero como sabemos, también en la piel y en los folículos pilosos hay enzima 5-alfa-reductasa y su actividad permanece intacta durante esa etapa. Esto hace que siga habiendo la misma conversión de testosterona a DHT en la piel y el pelo, **sin la protección de los estrógenos como freno**, por lo que en ciertas mujeres en esta etapa puede aparecer acné, caída del cabello y sequedad cutánea. (Aunque también sabes por el capítulo de los estrógenos que hay determinadas medidas y complementos que pueden ayudar).

○ **Salud ósea:** la testosterona, de manera directa, aumenta la masa ósea cortical e, indirectamente, a través de los estrógenos derivados de su aromatización, aumenta la masa ósea trabecular.

Además, la testosterona no solo mejora la cantidad de masa ósea (determinada por la densidad mineral ósea), sino también la calidad del hueso. Es decir, mejora **la resistencia estructural del hueso** (la «**fuerza**» del hueso), medida por técnicas como la QTC (tomografía computarizada cuantitativa), que evalúan cómo están distribuidas las trabéculas óseas, estructuras clave para sostenernos y resistir a las fuerzas mecánicas de la vida diaria. Esto es **clave y a menudo se pasa por alto** en la salud ósea y en la prevención de la osteoporosis. Nos centramos «solo» en la cantidad de hueso (donde los estrógenos tienen mucho que ver), pero olvidamos la calidad de este. Y aquí, tanto el ejercicio físico como la testosterona tienen mucho que decir.

○ **Masa muscular:** la testosterona incrementa la masa libre de grasa (que incluye la masa muscular). **El papel de la testosterona en la síntesis de músculo fue investigado por primera vez en 1965** gracias al equipo de investigadores C. B. Breuer y J. R. Florini, quienes descubrieron, entre otras cosas, que la **supresión de los niveles de testosterona reducía hasta en un 50 por ciento la actividad de los ribosomas en los músculos**, orgánulos clave para la síntesis de proteínas musculares. Así, aunque la testosterona mejora la síntesis de proteínas en todo el cuerpo, incluyendo las proteínas musculares, lo hace preferentemente en las **fibras musculares tipo II**, las de contracción rápida, que son las más implicadas en el ejercicio físico de fuerza. De ahí que unos niveles adecuados de testosterona sean importantes (aunque no el único factor) para una adecuada masa muscular. Por último, parece que la testosterona incrementa de manera preferencial más la masa muscular en pectorales y hombros por haber más receptores androgénicos en estas zonas.

○ **Metabolismo de la grasa**: existen receptores de andrógenos en el tejido graso que ejercen **funciones diferentes dependiendo de la localización**. Así, en el tejido adiposo visceral (especialmente en zona abdominal), la testosterona contribuye a la **lipogénesis** (acúmulo de grasa), mientras que en la zona subcutánea (especialmente en el tren inferior y las caderas) promueve la lipólisis y **beta oxidación** (liberación y quema de ácidos grasos). Esto hace que los hombres, en general, tengan menos grasa en brazos, piernas y caderas, y más grasa en la zona abdominal. Muchas veces no se aprecie a simple vista, puesto que suele ser grasa visceral (alrededor y dentro de los órganos), que no se ve, pero se siente, en tanto que es la que más riesgo metabólico y cardiovascular conlleva.

Otro punto clave aquí son los **estrógenos**. Ya que la modulación de la grasa en hombres también depende de los niveles de estrógenos que se producen a través de la aromatización de la testosterona. Como sabemos, es clave para mantener una adecuada composición corporal, y esto se puso de manifiesto en este magnífico estudio de Finkelstein J. S., Lee H., Burnett-Bowie S. A., *et al.*, «Gonadal Steroids and Body Composition, Strength, and Sexual Function in Men», *The New England Journal of Medicine*, 2013;369(11):1011-1022.

En él, a un **grupo de hombres jóvenes sanos** se les bloqueó la producción de hormonas sexuales con un análogo de la

GnRH, y luego se les administró testosterona de manera exógena en diferentes dosis, con o sin un fármaco inhibidor de la aromatasa (quien estaba con un inhibidor de la aromatasa no convertía nada de esta testosterona que estaba recibiendo en estradiol). **¿El resultado?**

– Cuando faltaba testosterona, se reducía la masa muscular, el tamaño del músculo y la fuerza (que se recuperaba al administrarse testosterona, con variaciones en las cantidades necesarias en cada persona).

– Pero lo más «**sorprendente**» fue que, **cuando lo que faltaba era estradiol** (porque se inhibía su conversión al bloquear la aromatasa), aumentaba la grasa corporal, tanto la subcutánea como, predominantemente, la intraabdominal, y se perdía masa ósea.

– Y cuando faltaban ambos, se deterioraba claramente la función sexual, pues tanto la testosterona y la DHT como los estrógenos son claves para una correcta salud sexual global.

Asimismo, los estrógenos juegan un papel clave de manera indirecta (como ya sabemos por el capítulo en que lo vimos) para un adecuado metabolismo de la insulina y el control de los circuitos cerebrales que dominan el apetito, tanto a través de la leptina como por la producción de péptidos hormonales cerebrales como la **POMC**.

○ **Estimulación de la producción del segundo mensajero activo de la hormona del crecimiento, el IGF-1.** La testosterona aumenta la producción de IGF-1. Este factor de crecimiento (que se eleva mayoritariamente en respuesta a la hormona del crecimiento, pero también por la testosterona) contribuye al crecimiento óseo, especialmente de los huesos largos como la tibia y el húmero, lo que permite el aumento de estatura marcado en la adolescencia.

Promueve la **proliferación de células musculares**, lo que permite aumentar la masa y fuerza muscular (mayor cuanto más estímulo haya mediante el ejercicio físico) y, también, en cantidades adecuadas, promueve la reparación de tejidos articulares. **Ahora bien, un exceso de GH y de IGF-1** como el que se da en enfermedades como la acromegalia lleva precisamente a una renovación «excesiva» que termina dando lugar a procesos de artrosis y destrucción articular acelerada. Otro ejemplo más de que todo, en su justa medida, es la clave para la salud.

○ **Sistema respiratorio:** la testosterona produce un agrandamiento de la laringe y un engrosamiento de las cuerdas vocales, lo que resulta en un tono de voz más grave.

○ **Estimulación de la eritropoyesis**, que resulta en un aumento de la producción de glóbulos rojos. Esto tiene **un efecto positivo sobre la oxigenación sanguínea** de todos los tejidos (de ahí que la falta marcada de testosterona pueda producir anemia que nada tiene que ver con la falta de hierro típica de anemias presentes en mujeres en edad fértil), pero, como todo, en **moderación**: unos hematocritos muy altos (por encima del 50 por ciento), resultantes del uso **excesivo** de testosterona, pueden conducir a un exceso de glóbulos rojos que comprometen el adecuado flujo sanguíneo (la sangre pierde fluidez). Esto hace más propensa la aparición de enfermedades cardiovasculares como trombosis, isquemias (cardiacas o cerebrales) y cualquier problema derivado de un inadecuado flujo sanguíneo.

Asimismo, cuando los niveles de andrógenos se elevan por encima de lo fisiológico, se han observado también **alteraciones en las proteínas que controlan la coagulación**, como la plasmina. Concretamente, niveles excesivos de andrógenos se asocian a una disminución de la producción de plasmina (clave para evitar que haya una excesiva coagulación). Todo esto, en conjunto, crea un entorno que favorece la coagulación excesiva. Es decir, **no solo tenemos la sangre «más espesa», sino que, encima, se coagula durante más tiempo** por la falta de disolución de los coágulos debido al déficit de plasmina.

○ **Salud cardiovascular:** una de las áreas donde la testosterona genera más debate y también más mitos es la salud cardiovascular. Porque, aunque muchas veces se simplifica diciendo que «**la testosterona es mala para el corazón**», la realidad es mucho más compleja. Y es que, si realmente fuera una hormona «**mala**» para un órgano tan indispensable como el corazón y todo el sistema cardiovascular, no existiría en nuestro organismo, y mucho menos en las cantidades en las que se produce de manera fisiológica. Una de las cosas que más se suele conocer sobre la testosterona y la salud cardiovascular es que esta se asocia a una **disminución de los niveles de colesterol HDL** (ese famoso «colesterol bueno» que ayuda a transportar y eliminar el exceso de colesterol que no necesitamos). **¿Por qué ocurre esto?**

– Primero, porque la testosterona aumenta la **actividad de una enzima hepática llamada «lipasa», que se encarga de destruir las partículas HDL**. Cuanta más testosterona activa haya, más cantidad de esta enzima habrá y, por tanto, menos HDL disponible para salir a la sangre a «recoger» el colesterol sobrante.

– Después, y menos importante, porque la **testosterona produce una redistribución del colesterol hacia otras proteínas transportadoras de lípidos como las LDL o VLDL** (que englobarían el colesterol «malo»), lo que hace que baje la cantidad de colesterol dentro de las HDL.

Ahora bien, como todo, esto **depende de las cantidades de testosterona**. En los niveles fisiológicos de mujeres y hombres, la disminución del HDL es mínima. De ahí que, de media, los hombres (que tienen fisiológicamente más testosterona que las mujeres) tengan cerca de 10 mg/dL menos de HDL que las mujeres en etapa fértil. Esta diferencia desaparece en la posmenopausia, cuando los niveles de estrógenos disminuyen y predomina el metabolismo de la testosterona en el cuerpo femenino.

El problema, como siempre, viene cuando se usan dosis **supra-**

fisiológicas, como ocurre en contextos de dopaje o mal uso terapéutico, donde esta bajada del HDL sí puede ser más pronunciada y preocupante.

Otro papel de la testosterona menos conocido pero clave es su impacto sobre la **salud de los vasos sanguíneos**:

○ **A corto plazo**, la testosterona tiene un efecto muy beneficioso: estimula la producción de **óxido nítrico** (NO) en el endotelio de los vasos sanguíneos. Esto provoca una relajación de la pared vascular, lo que favorece la vasodilatación y mejora el flujo sanguíneo, lo que se traduce en una mejor salud sexual en mujeres y hombres (ya que se necesita óxido nítrico para la estimulación correcta del clítoris y el mantenimiento de las erecciones).

○ Sin embargo, **niveles por encima de lo fisiológico**, especialmente a **largo plazo**, pueden producir los efectos contrarios: se incrementa el tono simpático, lo que conlleva mayor liberación de adrenalina y noradrenalina, que favorece la vasoconstricción (es decir, menos entrada de sangre y oxigenación a los tejidos). Además, como sabemos por párrafos anteriores, se produce un aumento del hematocrito (más hematocrito = más glóbulos rojos = sangre más espesa), lo que genera resistencia al flujo sanguíneo, incrementa la tensión arterial y aumenta la rigidez de los vasos sanguíneos, que se vuelven menos flexibles y adaptables al flujo. Todo esto **contribuye a un incremento del riesgo cardiovascular**. Otro ejemplo más de que **todo en su justa medida es clave** y que cualquier desvío del equilibrio hormonal puede producir alteraciones. **Tan malo es que mujeres y hombres no tengamos niveles suficientes de testosterona** (ya que disminuye la producción de óxido nítrico, que afecta a la correcta vasodilatación y oxigenación y perjudica muchos aspectos, incluida la salud sexual) **como tener un exceso, por los mecanismos explicados anteriormente**.

○ **Cerebro:** sabemos que la testosterona, tanto en mujeres como en hombres, tiene efectos sobre la **motivación, la iniciativa, la energía, la vitalidad e incluso ciertas capacidades cognitivas como la visión espacial.** Pero **¿cómo lo hace exactamente?** En las siguientes líneas voy a intentar desgranarlo. Una vez en el cerebro, la testosterona tiene **tres caminos posibles:**

1. Puede **unirse directamente al receptor androgénico (AR)**, que se expresa en regiones como el hipotálamo, el hipocampo, la amígdala y la corteza prefrontal.

2. Puede **convertirse en estradiol**, gracias a la enzima aromatasa, presente en muchas zonas del cerebro (y más activa en mujeres). Este estradiol derivado de la testosterona juega un papel clave e insustituible en la **modulación de la libido, la memoria y el estado de ánimo**, tanto en mujeres como en hombres. De hecho, algunos fármacos que bloquean esta acción estrogénica en el cerebro, como el clomifeno (usado en mujeres para inducir la ovulación y en hombres para estimular la producción endógena de testosterona), pueden causar depresión en un número no desdeñable de casos precisamente por este bloqueo específico del estrógeno en el cerebro.

3. Puede **convertirse en dihidrotestosterona (DHT)** por acción de la enzima 5α-reductasa, también presente en el cerebro, aunque en menor cantidad. La DHT se une con más afinidad al receptor androgénico y potencia ciertas funciones como la **atención, la energía vital y el instinto de supervivencia a través de una agresividad adaptativa.** Esta función sobre la energía vital y la atención puede verse afectada en personas que toman ciertos fármacos que bloquean esta conversión, como el finasteride o dutasteride, usados para la hiperplasia benigna de próstata y en la alopecia.

Una vez que la testosterona o la DHT en mujeres y hombres (insisto en que estas funciones son claves en ambos sexos, aunque sus efectos sean más marcados en hombres por tener, de media, entre 6 y 12 veces más testosterona que las mujeres) se unen a su receptor intracelular, **este complejo entra al núcleo de las neuronas y activa genes específicos** que regulan la síntesis de neurotransmisores, neurotrofinas y proteínas clave para el funcionamiento neuronal. Algunas de sus acciones incluyen:

○ **Incremento de la síntesis de dopamina:** la testosterona modula positivamente los niveles de dopamina, sobre todo en el área tegmental ventral y el núcleo accumbens, regiones clave del circuito de recompensa cerebral. Esto explica el aumento de la motivación, la iniciativa y el deseo sexual (libido).

○ **Estimulación de la neurogénesis y la plasticidad sináptica**, sobre todo en el hipocampo, lo cual contribuye a mantener funciones cognitivas como la memoria espacial, la orientación y la agilidad mental.

○ **Mejora de la función mitocondrial en neuronas**, lo que se traduce en más energía disponible, mejor capacidad de respuesta y menor fatiga mental.

○ Por último, y por un mecanismo no del todo dilucidado, se piensa que la testosterona es capaz de **modular la respuesta hipotalámica frente al estrés**, lo que tiene un efecto estabilizador del estado de ánimo. De ahí que niveles bajos de testosterona se asocien a **mayor riesgo de depresión, apatía o fatiga**.

Aunque probablemente existan numerosas funciones adicionales de la testosterona, su estudio (en especial en mujeres) no está ni remotamente tan avanzado como el de otras hormonas, como pueden ser las hormonas tiroideas o el cortisol. Esto se debe, probablemente, a que las condiciones asociadas a su deficiencia no se han considerado tradicionalmente como una prioridad en medicina, y las condiciones asociadas a un exceso de testosterona (como los tumores productores de andrógenos a nivel suprarrenal) afortunadamente no son frecuentes. De ahí que su estudio haya sido relegado.

Así, dejo este apartado abierto, con la esperanza de que la ciencia avance gracias al interés y a la inversión económica de instituciones. Solo así podremos seguir sabiendo más, para temer menos y elegir mejor.

¿Cómo se elimina la testosterona y por qué es importante entenderlo?

Una vez que la testosterona ha cumplido su función, debe eliminarse para mantener el equilibrio hormonal necesario. Y aquí entra en juego nuestro órgano detoxificador por excelencia: **el hígado**. En él es donde la mayor parte de la testosterona y su metabolito activo, la DHT (5α-DHT), son eliminados o convertidos en compuestos inactivos.

El hígado transforma la testosterona en un metabolito inactivo llamado «5β-DHT» gracias a la enzima **5β-reductasa**. A partir de ahí, tanto la 5α-DHT como la 5β-DHT siguen un camino de «desactivación» gracias a otras enzimas (como las **3α-HSD**) y se convierten en compuestos como **androsterona** y **etiocolanolona**, que finalmente serán eliminados por la orina o la bilis.

Pero ojo, **no todo ocurre en el hígado**. En la **piel**, por ejemplo, la DHT también puede transformarse en otros compuestos como el **3α-androstanediol glucurónido (3α-AG)**. De hecho, la cantidad de vello corporal y la aparición de acné están muy relacionadas con los niveles de este metabolito en sangre y orina. Es decir, **cuanta mayor sea la actividad de la 5-alfa-reductasa (produciendo más DHT), mayor será la cantidad de 3α-AG,** porque habrá más DHT que eliminar. Por eso, este metabolito se utiliza como **marcador indirecto** en los análisis de sangre y orina para estimar cuánta «**acción androgénica**» está sucediendo en el cuerpo.

En relación con la **hermana «gemela» inactiva** de la testosterona, la **epitestosterona**, producida también por los testículos (en mujeres se presupone que también existe, pero hasta donde yo sé no hay estudios que la hayan detectado en mujeres sanas), es la gran aliada de los controles antidopaje.

Normalmente, tus niveles de testosterona y epitestosterona **mantienen un equilibrio**. Pero si alguien se administra testosterona de forma externa, **ese equilibrio se rompe**: la testosterona se dispara y la epitestosterona se queda atrás (porque los testículos dejan de producir tanto testosterona como epitestosterona).

Por eso, para detectar si una persona ha estado usando testosterona exógena (sobre todo en deportes de competición), **se miden los niveles de testosterona y epitestosterona**. Si la testosterona está mucho más alta que la epitestosterona (concretamente, **cuatro veces más alta en orina**), es un indicio que apunta al uso exógeno de ayuda ergogénica con testosterona.

Ah, y aunque algunos atletas han intentado «trampear» este sistema administrándose epitestosterona junto con testosterona para evitar levantar sospechas al igualar las proporciones, hoy en día **estas prácticas pueden detectarse mediante técnicas avanzadas de análisis de isótopos de carbono**.

VALORES NORMALES DE TESTOSTERONA Y CÓMO MEDIRLA CORRECTAMENTE

Como sabemos por lo comentado en líneas anteriores, para valorar adecuadamente la testosterona es **necesario medir la testosterona total, la SHBG y la albúmina**, para así poder calcular de forma más precisa la **testosterona libre y biodisponible**, que es la realmente funcional.

Ante tu posible pregunta **de por qué no se pide directamente la testosterona libre**, la respuesta es sencilla: actualmente, salvo en laboratorios punteros de investigación que disponen de técnicas analíticas avanzadas como la **diálisis de equilibrio con dilución isotópica**, el resto de los laboratorios no hacen una medición directa, sino una estimación. Y esa estimación varía en función de muchos factores. De ahí que, a falta del uso generalizado de esa técnica, lo más útil sea medir la testosterona total, la SHBG y la albúmina, y calcular la testosterona libre mediante una fórmula validada, como la **fórmula de Vermeulen**:

Testosterona libre = Testosterona total/(Kd de albúmina × [albúmina]) + (Kd de SHBG × [SHBG]) + 1

De manera general, y como te he comentado, en torno al 1-3 por ciento de la testosterona total debería estar en forma libre.

Las constantes de disociación (Kd) para la albúmina y la SHBG varían según la literatura científica, pero suelen encontrarse en los siguientes rangos:

○ **Para la albúmina:** el Kd para la testosterona suele estar en torno a 1×10^4 a 1×10^5 **L/mol**, lo que indica una **unión débil** y fácilmente reversible.

○ **Para la SHBG:** el Kd es muchísimo menor, en el rango de 1×10^{-9} a 1×10^{-10} **L/mol**, lo que indica una **unión muy fuerte**, es decir, que una vez que la testosterona se une a esta proteína, es mucho menos probable que se disocie.

· ¿Y esto qué significa? Pues que **la testosterona unida a la albúmina** puede «liberarse» con relativa facilidad para ejercer su función en los tejidos. En cambio, la **testosterona unida a la SHBG** está «secuestrada», con una afinidad tan alta que no puede salir de ahí fácilmente para actuar. Por eso, cuando hablamos de testosterona **bioactiva o biodisponible**, nos referimos a la suma de la testosterona **libre** y la que está **débilmente unida a la albúmina**, ya que ambas pueden acceder a los tejidos y cumplir sus funciones biológicas. Un dato interesante es que estas constantes de disociación **son generalmente las mismas en hombres y mujeres**, ya que reflejan las propiedades bioquímicas intrínsecas de estas proteínas y su capacidad de interacción con la testosterona. La diferencia entre sexos, por tanto, **no está en la afinidad** de estas proteínas por la hormona, sino en la **cantidad total de testosterona y de SHBG** presente en sangre.

VALORES NORMALES DE TESTOSTERONA TOTAL

ETAPA	RANGO DE EDAD	MUJERES (NG/DL)	HOMBRES (NG/DL)
Infancia	7-9 años	1-12	0-8
	Justo antes de la pubertad	<10	3-10
Pubertad	10-11 años	2-35	1-48
	12-13 años	5-53	5-619
	14-15 años	8-41	100-320
	16-17 años	8-53	200-970
Adulto	18-20 años	10-54	409-1080
	20-39 años	10-54	440-1080
	40-59 años	Posmenopausia 7-40	350-890
	≥60 años	Posmenopausia 7-40	350-720

Extraído de *Chernecky C. C., Berger B. J. Laboratory Tests and Diagnostic Procedures*, 6.ª ed., Saunders, 2012, y de Zhu A., Andino J., Daignault-Newton S., Chopra Z., Sarma A., Dupree J. M., «What Is a Normal Testosterone Level for Young Men? Rethinking the 300 ng/dL Cutoff for Testosterone Deficiency in Men 20-44 Years Old», *Journal of Urology*, 2022;208(6):1295-1302.

Valores normales de SHBG:

○ Mujeres: 2,2-14,6 µg/dL (varía notablemente a lo largo del ciclo menstrual, por lo que idealmente se debe medir en los **primeros 2-3 días del ciclo menstrual**).
○ Hombres: 1,1-6,7 µg/dL.

Valores normales de albúmina: 3,4-5,4 g/dL.

¿Qué más debo mirar en un análisis si tengo testosterona baja?

Cuando nos encontramos con niveles bajos de testosterona, no basta con ver únicamente esta hormona. Como te he ido trasladando a lo largo de este libro, **en el cuerpo todo está interconectado**, y necesitamos mirar «más allá» para tener una visión completa y no perder al bosque por ver el árbol. Por eso, en estos casos se recomienda completar el estudio con otras hormonas clave:

○ **LH (hormona luteinizante) y FSH (hormona folículo estimulante):** se deben medir cuando vemos niveles bajos de testosterona. ¿Por qué? Porque la LH es la hormona que estimula a los testículos y a los ovarios para que produzcan testosterona. Y la FSH para producir espermatozoides y el desarrollo folicular.
  – Si la LH y FSH están altas, nos orientaría a que el problema primario está en las gónadas (es decir, que los testículos o los ovarios no responden correctamente).
  – Pero si la LH y/o FSH están bajas o en el rango bajo de lo normal, es probable que el fallo esté «más arriba», en el hipotálamo o la hipófisis. Esto cambia completamente el enfoque.
○ **Prolactina:** si la LH está baja o baja-normal junto con una testosterona también baja, entonces se debe medir la prolactina. ¿Por qué? Porque como sabes por el capítulo de la prolactina, niveles altos de esta hormona pueden inhibir directamente la producción de GnRH (la hormona que da la orden de liberar LH y FSH) y, por tanto, inhibir todo el eje sexual.
○ **IGF1, TSH, T4libre y cortisol:** si la LH está baja o baja-normal junto con una testosterona también baja, entonces se deben medir estas hormonas para descartar un problema multihormonal a nivel de la hipófisis.
○ **Estradiol:** sobre todo en hombres que presentan dolor o aparición de ginecomastia.

¿Y cómo se debe medir correctamente la testosterona?

Aquí viene uno de los puntos más importantes: **no basta con una sola medición**. La testosterona es una hormona que, como te dije al principio del capítulo, fluctúa a lo largo del día, especialmente en los hombres. Por eso, **la recomendación actual** es hacer al menos **dos mediciones de testosterona total, en días diferentes y siempre por la mañana** (idealmente entre las 7:00 y las 10:00, cuando los niveles están en su pico máximo).

Y en el caso de las mujeres en **edad fértil**, además de medirla por la mañana, **es importante que la medición se haga en los días 2-3 del ciclo menstrual**, que es cuando los niveles hormonales son más estables y comparables entre mujeres. Hacerlo fuera de este rango puede dar lugar a interpretaciones erróneas por las variaciones hormonales propias del ciclo.

¿Qué ocurre si tengo una testosterona total baja pero una libre normal?

Sabiendo que la **testosterona libre** es la que realmente puede entrar al interior de las células y ejercer actividad biológica, **tener una testosterona total baja pero una libre en concentraciones normales** no se asocia a ningún tipo de signo o síntoma clínico. Esto contrasta con la situación opuesta, en la que los niveles de testosterona total son normales, pero la libre está baja: en ese caso sí pueden aparecer síntomas y signos de déficit androgénico.

Por tanto, en casos en los que la **testosterona total está baja, pero la libre es normal o incluso elevada**, **y no hay signos ni síntomas sugestivos de falta de testosterona**, no debería realizarse ningún tratamiento. La evaluación debe hacerse siempre desde una visión clínica completa, no basándose únicamente en un número aislado.

Síntomas de déficit: ¿me afecta tener la testosterona baja?

Como te he contado a lo largo del libro, no basta con mirar una cifra en un análisis: hay que mirar el conjunto, y eso incluye síntomas y signos. Porque puede que tus niveles de testosterona total estén en el rango «normal», pero si la **fracción libre** (la que de verdad actúa) está baja, o si tus síntomas son tan llamativos y las cifras están *borderline* bajas (es decir, imagínate que tienes 45 años, tus síntomas son muy sugestivos, hemos descartado otras causas y tu testosterona total es de 354 ng/dL —sabiendo que el límite bajo en esta edad es 350—), deberíamos plantear terapias no solo farmacológicas, sino soluciones que le permitan mejorar. Porque, realmente, **4 puntos no deberían ser los que establezcan la salud o la enfermedad** de una persona que te cuenta síntomas claros. Y eso solo se puede hacer escuchando y valorando al paciente que se pone delante de ti buscando ayuda.

Para intentar analizar esto, el estudio «Hypogonadal symptoms are associated with different serum testosterone thresholds in middle-aged and elderly men» analizó a 360 hombres mayores de 40 años que acudieron a una clínica de salud masculina con síntomas compatibles con hipogonadismo. A todos ellos se les pasó el cuestionario ADAM (que te describo más abajo) el mismo día que se midió su testosterona total en sangre. A partir de ahí, se realizaron análisis estadísticos para identificar los síntomas que se asociaban más significativamente con niveles de testosterona por debajo del umbral clásico de ≤300 ng/dL (aunque sabemos que la evidencia más actual aboga por rangos por edad). Además, usaron un modelo estadístico de regresión lineal ponderada para definir si determinados síntomas se asociaban con umbrales específicos de testosterona en sangre.

Así que aquí te dejo un repaso a los signos y síntomas que pueden hacernos sospechar niveles bajos de testosterona funcional. Y, aunque mucho de ello se aplica tanto a hombres como a mujeres, **sí es cierto que la mayor parte de la evidencia actual, lamentablemente, está hecha con hombres**.

Cinco síntomas que se asociaron significativamente con niveles de testosterona total por debajo de ≤300 ng/dL (como ves, el umbral de 300 ng/dL no debería ser el único criterio para definir la falta de testosterona, porque no se correlaciona siempre con los síntomas más comunes en personas con testosterona baja, y defiende una vez más los tratamientos individualizados para cada persona, valorando mucho la exploración e historia clínica):

1. Disminución de la libido → niveles por debajo de 375 ng/dL
2. Falta de energía → niveles por debajo de 360 ng/dL
3. Disminución de fuerza y resistencia → niveles por debajo de 350 ng/dL
4. Menor rendimiento deportivo/capacidad de hacer deporte sin fatiga → niveles por debajo de 340 ng/dL
5. Somnolencia excesiva → niveles por debajo de 320 ng/dL

Además de estos hallazgos, tradicionalmente se han establecido categorías de signos y síntomas específicos, sugestivos e inespecíficos que pueden hacernos pensar en una baja testosterona, tanto en hombres como en mujeres.

SIGNOS Y SÍNTOMAS ESPECÍFICOS:

Son los más claros y orientadores. Si aparecen (especialmente más de uno a la vez), es muy probable que la testosterona esté baja:

○ **Desarrollo sexual incompleto o retrasado:** por ejemplo, pubertad muy tardía, falta de crecimiento genital en hombres o poco desarrollo de la masa muscular en ambos sexos.

○ **Testículos muy pequeños (≤6 mL):** en hombres, un signo clínico bastante específico.

○ **Pérdida de vello corporal axilar o púbico:** tanto en hombres como en mujeres puede haber una reducción llamativa del vello androgénico que antes sí estaba presente.

SIGNOS Y SÍNTOMAS SUGESTIVOS

No son exclusivos del déficit de testosterona, pero cuando están presentes y se suman a otros, deben hacernos pensar en esta posibilidad:

○ **Pérdida del deseo sexual (libido):** clave tanto en hombres como en mujeres. También puede estar asociado a alteraciones de la prolactina, de la tiroides, a un porcentaje de grasa corporal muy bajo, a alteraciones del estado de ánimo o al uso de determinados fármacos.
○ **Disfunción eréctil:** en hombres, puede ser uno de los primeros síntomas en aparecer.
○ **Sofocos, irritabilidad y cambios del estado de ánimo:** presentes en hombres con niveles muy bajos de testosterona, que no convierten lo suficiente a estrógenos, generando síntomas derivados de su déficit.
○ **Baja densidad mineral ósea (DMO) y pérdida de estatura:** en mujeres y hombres, puede indicar que la testosterona (y los estrógenos derivados de ella) no están ejerciendo su función protectora sobre el hueso.
○ **Bajo conteo espermático:** en hombres en edad fértil puede ser uno de los signos funcionales clave.
○ **Proporciones corporales eunucoides:** en hombres, una estatura desproporcionada con extremidades largas respecto al torso.

SIGNOS Y SÍNTOMAS INESPECÍFICOS:

Son los más frecuentes y muchas veces pasan desapercibidos o se atribuyen al estrés, la edad o el ritmo de vida. Pero si aparecen varios de ellos juntos, merece la pena mirar la testosterona:

○ Disminución de la energía, motivación o autoestima.
○ Estado de ánimo bajo, dificultad de concentración y memoria (por la función clave de la testosterona directa e indirectamente, a través de la DHT y los estrógenos, en el cerebro y la regulación del ánimo).

○ Anemia leve sin explicación aparente.
○ Reducción de la masa muscular y la fuerza, incluso aunque estés entrenando.
○ Acumulación de grasa corporal con patrón ginecoide (caderas, muslos).
○ Trastornos del sueño: problemas para conciliar o mantener el sueño, o sensación de no descansar bien.

Como complemento a todo lo anterior, debes saber que **existen cuestionarios validados** que se utilizan en la práctica clínica para orientar si una persona puede estar experimentando síntomas compatibles con un déficit de testosterona. Algunos de los más conocidos son:

○ **ADAM (Androgen Deficiency in the Aging Male):** probablemente el más utilizado en hombres que incluye preguntas sobre la libido, la energía, el estado de ánimo, las erecciones, el rendimiento físico, entre otros. Este cuestionario estándar consta de **10 preguntas de sí o no** centradas en síntomas comunes de un posible déficit de testosterona. Lo que busca es detectar de manera sencilla si pueden estar presentes manifestaciones clínicas de hipoandrogenismo, pero **no mide la intensidad** de los síntomas **ni permite hacer un diagnóstico** por sí solo.

Estas son las preguntas que incluye el test ADAM:

1. **¿Has notado una disminución de la libido (deseo sexual)?**
2. ¿Tienes menos energía?
3. ¿Has notado una disminución de la fuerza o de la resistencia física?
4. ¿Has perdido estatura?
5. ¿Has notado una menor sensación de disfrute de la vida?
6. ¿Estás más triste o irritable?
7. **¿Tus erecciones son menos firmes o fuertes?**

8. ¿Has notado un deterioro reciente en tu capacidad para hacer deporte?

9. ¿Te duermes después de cenar?

10. ¿Has notado un empeoramiento reciente en tu rendimiento laboral?

Según el cuestionario, **un resultado positivo** se da si respondes «sí» a la pregunta **1 y la 7**, o a **cualquier combinación de tres respuestas afirmativas** en el resto de las preguntas.

○ **qADAM (questionnaire for Androgen Deficiency in Aging Males):** una versión cuantitativa que puntúa los síntomas para seguir su evolución.

○ **Aging Males' Symptoms scale (AMS):** evalúa síntomas somáticos, psicológicos y sexuales.

En el caso de las mujeres, aunque no existe un equivalente universalmente aceptado al ADAM, se han propuesto adaptaciones clínicas para evaluar la posible deficiencia de testosterona. Uno de los más utilizados para valorar **aspectos sexuales** es el **FSFI (Índice de Función Sexual Femenina/Female Sexual Function Index)**, que, aunque no mide específicamente testosterona, **evalúa la función sexual en dimensiones como el deseo, la excitación, la lubricación, el orgasmo, la satisfacción y el dolor**, siendo útil en mujeres con sospecha de falta de testosterona y por tanto afectación de las funciones claves llevadas a cabo por los andrógenos. (Aunque, como ves, limita la función a la esfera sexual, hoy en día no hay mejores herramientas en referencia de la testosterona y la mujer, lamentablemente; ojalá cambie mientras te lo comparto).

Deseo sexual:

1. En las últimas 4 semanas, ¿con qué frecuencia has sentido deseo o interés sexual?

○ Siempre o casi siempre

○ Más de la mitad del tiempo
○ Aproximadamente la mitad del tiempo
○ Menos de la mitad del tiempo
○ Casi nunca o nunca

2. En ese mismo periodo, ¿cómo calificarías tu nivel de deseo o interés sexual?
○ Muy alto
○ Alto
○ Moderado
○ Bajo
○ Muy bajo o ninguno

Excitación sexual:

3. En las últimas 4 semanas, ¿con qué frecuencia te has sentido excitada (tanto física como mentalmente) durante la actividad sexual?
○ No he tenido actividad sexual
○ Siempre o casi siempre
○ Más de la mitad del tiempo
○ Aproximadamente la mitad del tiempo
○ Menos de la mitad del tiempo
○ Casi nunca o nunca

4. ¿Y cómo calificarías ese nivel de excitación durante la actividad sexual?
○ Muy alto
○ Alto
○ Moderado
○ Bajo
○ Muy bajo o ninguno

5. ¿Con qué grado de confianza te sientes para excitarte durante la actividad sexual?
○ Muy alta
○ Alta
○ Moderada

PON TUS HORMONAS A FUNCIONAR

O Baja

O Muy baja o nula

O No he tenido actividad sexual

6. ¿Con qué frecuencia has estado satisfecha con tu nivel de excitación durante la actividad sexual?

O Siempre o casi siempre

O Más de la mitad del tiempo

O Aproximadamente la mitad del tiempo

O Menos de la mitad del tiempo

O Casi nunca o nunca

O No he tenido actividad sexual

Lubricación:

7. ¿Con qué frecuencia te has sentido lubricada durante la actividad sexual?

O Siempre o casi siempre

O Más de la mitad del tiempo

O Aproximadamente la mitad del tiempo

O Menos de la mitad del tiempo

O Casi nunca o nunca

O No he tenido actividad sexual

8. ¿Qué dificultad has tenido para lograr esa lubricación?

O Nada difícil

O Levemente difícil

O Difícil

O Muy difícil

O Extremadamente difícil o imposible

O No he tenido actividad sexual

9. ¿Con qué frecuencia has logrado mantener esa lubricación hasta finalizar la actividad sexual?

O Siempre o casi siempre

O Más de la mitad del tiempo

O Aproximadamente la mitad del tiempo

○ Menos de la mitad del tiempo

○ Casi nunca o nunca

○ No he tenido actividad sexual

10. ¿Y qué dificultad has tenido para mantenerla?

○ Nada difícil

○ Levemente difícil

○ Difícil

○ Muy difícil

○ Extremadamente difícil o imposible

○ No he tenido actividad sexual

Orgasmo y satisfacción sexual:

11. ¿Con qué frecuencia has alcanzado el orgasmo?

○ Siempre o casi siempre

○ Más de la mitad del tiempo

○ Aproximadamente la mitad del tiempo

○ Menos de la mitad del tiempo

○ Casi nunca o nunca

○ No he tenido actividad sexual

12. ¿Qué dificultad has tenido para alcanzarlo?

○ Ninguna

○ Leve

○ Moderada

○ Alta

○ Extremadamente difícil o imposible

○ No he tenido actividad sexual

13. ¿Cuán satisfecha estás con tu capacidad para alcanzarlo?

○ Muy satisfecha

○ Moderadamente satisfecha

○ Igualmente satisfecha e insatisfecha

○ Moderadamente insatisfecha

○ Muy insatisfecha

○ No he tenido actividad sexual

14. ¿Cuán satisfecha estás con el vínculo emocional durante las relaciones sexuales con tu pareja?
    ○ Muy satisfecha
    ○ Moderadamente satisfecha
    ○ Igualmente satisfecha e insatisfecha
    ○ Moderadamente insatisfecha
    ○ Muy insatisfecha
    ○ No he tenido actividad sexual

15. ¿Y con tu vida sexual en general?
    ○ Muy satisfecha
    ○ Moderadamente satisfecha
    ○ Igualmente satisfecha e insatisfecha
    ○ Moderadamente insatisfecha
    ○ Muy insatisfecha

Dolor durante o después del sexo:

16. ¿Con qué frecuencia has tenido molestias o dolor durante la penetración vaginal?
    ○ Siempre o casi siempre
    ○ Más de la mitad del tiempo
    ○ Aproximadamente la mitad del tiempo
    ○ Menos de la mitad del tiempo
    ○ Casi nunca o nunca
    ○ No he intentado tener relaciones sexuales

17. ¿Y después de la penetración?
    ○ Siempre o casi siempre
    ○ Más de la mitad del tiempo
    ○ Aproximadamente la mitad del tiempo
    ○ Menos de la mitad del tiempo
    ○ Casi nunca o nunca
    ○ No he intentado tener relaciones sexuales

18. ¿Cómo calificarías el nivel de dolor durante o después de la penetración vaginal?

○ Muy alto

○ Alto

○ Moderado

○ Bajo

○ Muy bajo o ninguno

○ No he intentado tener relaciones sexuales

19. **En las últimas 4 semanas, ¿cómo calificarías el nivel de molestia o dolor durante o después de la penetración vaginal?**

○ No he intentado tener relaciones sexuales

○ Muy alto

○ Alto

○ Moderado

○ Bajo

○ Muy bajo o ninguno

Ahora bien, y esto es muy importante: **estos cuestionarios sirven para orientar, no para diagnosticar.** Como has visto a lo largo de este capítulo, la testosterona tiene un comportamiento complejo y está influida por muchas variables (libre vs. total, SHBG, estilo de vida, edad, etc.). Por tanto, **no se debe iniciar tratamiento alguno con testosterona solo por tener un cuestionario «positivo»,** sin una valoración médica completa, analíticas bien realizadas y la consideración de otras posibles causas hormonales o no hormonales de los signos o síntomas reportados.

ALGUNAS CAUSAS DE DISMINUCIÓN DE LA TESTOSTERONA EN HOMBRES:	
• **Hipogonadismo primario** (la causa está en los testículos) • La **testosterona** y el **esperma** están disminuidos; las hormonas **FSH** y **LH** altas intentan compensar	• **Hipogonadismo secundario** (el problema está en la hipófisis/hipotálamo) • La **testosterona** y el **esperma** están disminuidos y la **FSH** y **LH** están disminuidos o inapropiadamente normales

(Continúa)

ALGUNAS CAUSAS DE DISMINUCIÓN DE LA TESTOSTERONA EN HOMBRES: *(continuación)*		
Causas orgánicas	• **Síndrome de Klinefelter** (afecta a 1 de cada 500–1.000 varones; presentan un cromosoma sexual adicional XXY en lugar de XY) • **Hemocromatosis primaria** (enfermedad genética con acúmulo excesivo de hierro que puede dañar los testículos) • **Distrofia miotónica** (trastorno muscular genético que también puede afectar la función testicular) • **Quimioterapia** (puede dañar de forma directa las células germinales y las células de Leydig del testículo)	• **Tumores hipofisarios** • **Hipofisitis** (inflamación de la hipófisis, a veces de origen autoinmune o infeccioso) • **Sarcoidosis** • **Hipopituitarismo por hemocromatosis primaria** (puede afectar a la hipófisis o a los testículos; el hierro se deposita y destruye las células productoras de FSH y LH) • **Síndrome de Kallmann** (enfermedad genética ligada al cromosoma X, en la que las personas que la presentan tienen una disminución de la GnRH, falta de olfato [anosmia] y ausencia de descenso testicular)
Causas funcionales	• **Edad** • **Inhibidores de la síntesis de andrógenos**: acetato de ciproterona, bicalutamida • **Infecciones**: tuberculosis, gonorrea, orquitis, paperas, VIH, COVID-19 • **Ibuprofeno**: el consumo crónico de ibuprofeno parece disminuir la expresión de enzimas implicadas en la esteroidogénesis y reducir los niveles de **AMH** (hormona antimülleriana), cuyos niveles bajos se han asociado con azoospermia. Esto se observó en el estudio «Ibuprofen alters human testicular physiology to produce a state of compensated hypogonadism», *Proceedings of the National Academy of Sciences of the United States of America*, 2018;115(4):E715-E724	• **Edad** • **Fármacos**: opioides, glucocorticoides, anfetaminas, androgénicos • **Alcohol** • **Marihuana** • **Hiperprolactinemia farmacológica** (como ya vimos en el capítulo de la prolactina) • **Exceso de grasa corporal** (incluyendo la esteatosis hepática, también conocida como «hígado graso») • **Enfermedades sistémicas** como: – Enfermedad renal crónica – Enfermedades inflamatorias intestinales como la enfermedad de Crohn o la colitis ulcerosa – SAOS (síndrome de apnea obstructiva del sueño)

Enfoques de optimización de la testosterona

El objetivo de la optimización de la testosterona no es crear niveles suprafisiológicos de testosterona. Se trata de encontrar y mantener el rango que mejor funcione para cada persona, y para ello existen múltiples enfoques bien establecidos para lograrlo:

Aunque verás que muchas referencias científicas son estudios realizados en hombres, no es por ningún motivo más allá de que la mayor parte de los estudios en este aspecto (como en muchos ámbitos de la medicina) están hechos en hombres. Pero a nivel de testosterona, las medidas suelen ser similares, ya que como has podido aprender en el inicio del capítulo las rutas de síntesis son muy similares.

CAMBIOS EN EL ESTILO DE VIDA:

Hacer cambios clave en tu estilo de vida puede impactar positivamente en los niveles de testosterona. Por ejemplo: reducir la grasa corporal, dormir adecuadamente, manejar mejor el estrés y evitar el consumo de drogas y alcohol. **Existe una relación bidireccional** entre el **exceso de grasa corporal y los niveles de testosterona.** Cuando tienes baja testosterona, es fácil ganar grasa, y cuando ganas grasa, produces menos testosterona.

Así, **optimizar el porcentaje** de grasa corporal mediante la realización de ejercicio físico de fuerza y siguiendo una alimentación que se adapte a tus gustos y estilo de vida (donde se priorice el consumo de fibra y una adecuada cantidad de proteína, como te conté en el capítulo del músculo) mejora significativamente los niveles de testosterona. De hecho, se estima que puede mejorar hasta 200 ng/dL los niveles de testosterona total en hombres, como quedó documentado en Camacho E. M., Huhtaniemi I. T., O'Neill T. W., *et al.*, «Age-associated changes in hypothalamic-pituitary-testicular function in middle-aged and older men are modified by weight change and lifestyle factors: longitudinal results from the European Male Ageing Study», *European Journal of Endocrinology*, 2013;168(3):445-455.

CONSUMIR GRASAS SALUDABLES:

Además de consumir las proteínas necesarias (como aprendimos en el capítulo del músculo), las grasas saludables, por su perfil antioxidante, optimizan las rutas metabólicas de síntesis de testosterona y, sobre todo, permiten un adecuado funcionamiento de la maquinaria posterior a la unión al receptor androgénico. En este sentido, el consumo de ácidos grasos mono y poliinsaturados como el aceite de oliva virgen extra, el aguacate, los frutos secos, las semillas de linaza o chía (o sus versiones en aceite) y los alimentos ricos en omega-3 como la caballa, el salmón, la trucha, las sardinas o la lubina son alimentos que pueden aportarnos estos ácidos grasos antioxidantes y estructurales.

DORMIR BIEN:

Aunque a veces lo olvidemos, **el sueño es uno de los pilares más poderosos y subestimados para mantener unos niveles adecuados de testosterona, tanto en hombres como en mujeres**. De hecho, en el estudio «The association of testosterone levels with overall sleep quality, sleep architecture, and sleep-disordered breathing», *Journal of Clinical Endocrinology & Metabolism*, 2008;93(7):2602-2609, realizado en más de 1.300 hombres, **aquellos con testosterona total por debajo de 250 ng/dL** presentaban una peor eficiencia del sueño: se despertaban más durante la noche, pasaban **menos tiempo en la fase de sueño profundo** (el llamado «sueño de ondas lentas»), y además tenían **más apneas** y más tiempo con saturaciones de oxígeno por debajo del 90 por ciento. Es decir, no solo dormían menos, sino que su calidad de sueño era objetivamente peor.

Esto se corroboró también en «Impaired sleep is associated with low testosterone in US adult males: results from the National Health and Nutrition Examination Survey», *World Journal of Urology*, 2019;37(7):1449-1453, con más de 2.200 hombres estadounidenses entre 16 y 80 años, donde se vio que por **cada hora de sueño perdida, los niveles de testosterona total caían en una media de 5,85 ng/dL**. Por último, y aunque la muestra en este caso era pequeña, en el estudio «Effect of 1 week of sleep restriction on testosterone levels in young healthy men», *JAMA*, 2011;305(21):2173-2174, a 10 hombres sanos que dormían habitualmente entre 8 y 9 horas se les redujo el sueño durante solo una semana a 5 horas por noche. ¿El resultado? **Una caída del 10-15 por ciento en los niveles de testosterona matutinos.**

Por eso, en cualquier estrategia para mejorar los niveles de testosterona, el sueño debe estar en primera línea del abordaje. Y eso incluye cuidar cosas tan aparentemente simples como no cargar el móvil en la mesita ni llevárselo a la cama, intentar mantener una **temperatura** adecuada en la habitación (**idealmente alrededor de 20 °C**) para facilitar la bajada natural de temperatura corporal que favorece la secreción de melatonina. Además, incluir alimentos que nos aporten los **aminoácidos clave** que tienen un efecto positivo sobre la relajación y el sueño puede ser una manera relativamente accesible de mejorar el descanso e, indirectamente, la producción de testosterona. Entre estos aminoácidos destaco:

- **Glicina:** es un **aminoácido** que, aunque tiene múltiples funciones, desde procesos de detoxificación hepática, funciones antioxidantes (al necesitarse para la producción de glutatión, uno de los mayores antioxidantes enzimáticos que tenemos), producción de colágeno, de hemoglobina…, en el descanso es clave porque, por una parte, **ayuda a reducir la temperatura corporal central**, lo que favorece la producción natural de melatonina. Además, actúa como **neurotransmisor relajante en sí mismo**.

  Alimentos ricos en glicina: colágeno (presente en alimentos como caldo de huesos, gelatina natural sin azúcar o péptidos de colágeno), soja (incluyendo tofu, edamames, soja texturizada), semillas de sésamo, carnes como el pollo o el cerdo, pescados como el salmón, la trucha y la lubina (especialmente si se consumen con piel, tras lavarla bien). En menor cantidad, también está presente en espinacas, repollo y col rizada.

- **Triptófano:** es el aminoácido precursor de la serotonina y, posteriormente, de la **melatonina**. Pero aquí viene un **aspecto importante**: para que el triptófano entre bien al cerebro, es fundamental acompañarlo de **hidratos de carbono**, ya que eso permite que la insulina redirija a los aminoácidos de cadena ramificada (como leucina, isoleucina y valina) al músculo, y que las «puertas» del cerebro queden abiertas para el triptófano. De lo contrario, los aminoácidos de cadena ramificada son los que entran al cerebro mayoritariamente, y no el triptófano. **De ahí que alimentos ricos en triptófano, acompañados de hidratos de carbono de calidad** como legumbres, por ejemplo, la soja en todas sus versiones, las lentejas, los garbanzos, pseudocereales como la quinoa, el amaranto y el trigo sarraceno (todas opciones sin gluten, altas en proteína y ricas en fibra), cereales como el arroz (vaporizado, basmati, integral), la avena…, o tubérculos como la patata o el boniato **pueden ser muy buenas opciones para mejorar el sueño e indirectamente la testosterona**.

Alimentos ricos en triptófano: clara de huevo, semillas de calabaza, alga espirulina, soja en todas sus versiones (tofu, tempeh, edamames, soja texturizada, proteína de soja en polvo aislada), bacalao, carnes blancas (pollo, pavo), queso parmesano y semillas de sésamo.

Si aún con estas estrategias nutricionales el sueño sigue siendo un reto, existen suplementos que pueden ayudar a mejorar la calidad y cantidad del sueño. Algunos de ellos son:

○ **Glicina:** 3-5 g. Al tener un sabor naturalmente dulce (aunque no es azúcar, ya que es un aminoácido), resulta agradable para tomar por la noche.
○ **L-tirosina:** en complementos alimenticios, las cantidades que han demostrado efecto en reducir el tiempo que se necesita para quedarse dormido son entre 1-2 gramos.
○ **L-teanina:** un aminoácido relajante natural que, en cantidades de 100-200 mg, ha demostrado mejorar la entrada del cerebro en ondas alfa relajantes.

○ **Magnesio:** especialmente en formas como bisglicinato o treonato. Nota: mientras escribo estas líneas, en Europa la dosis máxima permitida de treonato está muy por debajo de las cantidades que han demostrado ser efectivas en estudios, así que el bisglicinato me parece mejor opción actualmente.

○ Extractos herbáceos como la pasiflora, la valeriana, la melisa o el hongo reishi, que tienen propiedades relajantes y ansiolíticas suaves.

○ **Hormona melatonina**, que también puede ser una herramienta útil, pero que recomendaría sobre todo en casos concretos como jet lag o alteraciones puntuales del ritmo circadiano. En problemas de sueño derivados de nerviosismo, ansiedad o rumiaciones mentales, suele funcionar mejor una combinación de los compuestos anteriores.

Manejo del estrés crónico:

A nivel molecular, los receptores de andrógenos y de glucocorticoides (cortisol) pueden formar **heterodímeros** y ejercer **efectos inhibidores** sobre la actividad dependiente de sus respectivas hormonas. Esto significa que, cuando se **pierde el ritmo natural del cortisol** (por ejemplo, si hay demasiada presencia de cortisol por la noche, cuando no debería como ocurre con el **estrés crónico**), la testosterona no puede ejercer bien sus acciones. ¿Por qué? Porque los receptores androgénicos, **en lugar de unirse entre sí** (es decir, formar **homodímeros** como expliqué al inicio del capítulo, donde dos receptores de andrógenos se unen con dos moléculas de testosterona y luego van al núcleo a ejercer sus funciones), **se unen con los receptores de glucocorticoides** y se forma un **heterodímero** y, por tanto, la **señal de la testosterona queda bloqueada**.

Por eso, cuando el estrés es continuo o mal gestionado, aunque los niveles de **testosterona en sangre estén bien**, podemos experimentar algunos de los síntomas que hemos descrito en párrafos anteriores derivados de falta de testosterona como: fatiga, pérdida de fuerza, bajo deseo sexual o incluso falta de motivación porque la **testosterona está «bloqueada»**, atrapada por el exceso de cortisol. Y aquí es donde entender y modular este eje es clave, como ya vimos en el **capítulo del cortisol.**

Complementos para potenciar la testosterona

Los complementos alimenticios pueden potenciar los cambios del estilo de vida en aquellas personas que solo requieren una leve optimización de los niveles de testosterona y no son candidatas al uso de la hormona exógena de testosterona (porque no desean suprimir su fertilidad, no están dispuestos a inyectarse nada de forma semanal o quincenal, tienen ciertos factores de riesgo que no los hacen candidatos, o simplemente quieren optimizarla a pesar de necesitar o no estos fármacos).

Estos complementos no inhiben la producción natural (porque no estás dando la hormona testosterona) y, por tanto, tampoco alteran los ejes de control y retroalimentación hormonal. Las mejoras en los niveles son modestas en comparación con las medidas del estilo de vida, pero **toda piedra hace pared**, y se pueden conseguir mejoras de **hasta 100 ng/dL.**

Quiero aclarar que estos **no son necesariamente los únicos que existen**, porque, si por ejemplo lo que deseamos es optimizar la testosterona para mejorar el deseo sexual, ya sabemos que la libido se ve afectada también por otras hormonas como la prolactina, o por alteraciones en neurotransmisores como la serotonina y la dopamina, por lo que en esos casos también habría que abordar esas áreas para lograr una mejoría completa.

Minerales clave para asegurar el funcionamiento normal de las vías metabólicas implicadas en la testosterona (tanto en mujeres como en hombres), es decir, para asegurar que lo mínimo esté cubierto:

- O zinc
- O vitamina D
- O magnesio
- O boro
- O selenio

En el caso del **zinc**, no recomiendo como norma general más de **20-50 mg de zinc elemental** para este propósito. Pero si se desea tomar una dosis mayor, al menos incorpora **1-2 mg de cobre** para evitar una deficiencia de cobre asociada a la competitividad en la absorción entre ambos minerales.

En cuanto al **magnesio**, sabes que hay muchos tipos. Los mejores, no solo por ser los más tolerados, sino también porque llevan moléculas unidas que cumplen otras funciones clave, serían: el **ácido málico en el magnesio malato**, la **glicina en el magnesio bisglicinado**, y la **taurina en el magnesio taurato**.

Aunque hay otros tipos de magnesio disponibles, **no serían, bajo mi elección, los más globalmente beneficiosos**. Hay algunos, como el **treonato de magnesio**, con más capacidad de penetrar en el cerebro a dosis de 1 g, pero su especificidad hace que pierda un poco de universalidad en funciones.

La **vitamina D3** ya la conoces en detalle gracias al capítulo que le dedico, así que poco más que añadir, salvo recordar que las dosis diarias recomendadas son las indicadas allí. Si queremos obtener todos sus beneficios **sin preocuparnos por elevaciones muy marcadas de vitamina D3 en sangre**, es decir, tener la tranquilidad de no necesitar análisis frecuentes para comprobar si hay excesos, una dosis de entre **1.000-2.000 UI diarias** sería una buena opción. Como siempre, habrá excepciones, pero en líneas generales, esta sería **la recomendación más universalmente aconsejable**.

Y como te dije, un apunte importante: cuando se toma vitamina D3 de forma continua, **acompañarla de vitamina K2** (idealmente en su forma menaquinona-7 o MK-7) es una buena manera de **favorecer que el calcio se dirija a los huesos y no se acumule en arterias u otros tejidos**, con lo que se potencia así su seguridad y eficacia a largo plazo.

El **boro**, en una dosis de **3 mg al día**, ha demostrado mejorar la producción natural de testosterona, **sobre todo en mujeres** (aunque también es útil en hombres, parece tener una aplicación especialmente interesante en la mujer).

El **selenio**, por su parte, **mejora la defensa antioxidante de las células testiculares**, tanto en las células de Sertoli (productoras de espermatozoides) como en las **células de Leydig**, responsables de la síntesis de **testosterona**. De esta manera, favorece de forma natural un ambiente celular óptimo para una producción hormonal adecuada y para la mejora de **diversos parámetros espermáticos**. Una dosis de **100-200 mcg de selenio elemental** cumple eficazmente esta función.

Complementos que pueden estimular, dentro de los rangos de la normalidad, la producción de testosterona.

○ **L-arginina / L-citrulina:**

La L-arginina, aunque tiene evidencia, presenta el inconveniente de que **gran parte se metaboliza en el intestino e hígado** antes de llegar al torrente sanguíneo (efecto de primer paso), lo que hace necesarias dosis más altas (1.500-5.000 mg) para observar efectos positivos. En cambio, la **L-citrulina no se degrada en el intestino o hígado**, y se convierte en L-arginina en los riñones, manteniendo niveles más estables y elevados de L-arginina. Por eso, dosis de **500-1.000 mg de L-citrulina pueden ser más eficaces**.

Así, la arginina, al ser un nutriente esencial para la producción de **óxido nítrico**, contribuye a mejorar el flujo sanguíneo testicular y, con ello, favorece la producción de testosterona. Además, se ha observado (aunque en este caso la evidencia es en animales) que **estimula la secreción de LH, potencia los sistemas antioxidantes y aumenta la expresión de genes relacionados con la síntesis de testosterona** en los testículos. Estos genes incluyen: la proteína reguladora esteroidogénica aguda (StAR), el factor esteroidogénico 1 (SF-1), la 17β-hidroxiesteroide deshidrogenasa tipo 3 (17β-HSD3) y la 17α-hidroxilasa/17,20-liasa.

○ **Ashwagandha (Withania somnífera): 300-600 mg** (asegurando un porcentaje adecuado de withanólidos). La precaución con este extracto, cada vez más presente en complementos, es el llamado **«efecto cóctel»**: es decir, que lo tomemos en demasiadas fórmulas y pueda incrementar el riesgo de efectos no deseados como apatía emocional marcada con anhedonia, alteraciones en la función tiroidea o una «excesiva» supresión de la función adrenal, lo que puede reducir demasiado el cortisol, entre otros. Por eso, hay que tener **mucha precaución con ella**, por la frecuencia con la que se usa actualmente. Aunque tiene su utilidad y su lugar, **no considero que la libertad con la que se incluye en una amplia variedad de contextos sea adecuada.**

○ **Tongkat Ali (Eurycoma longifolia): 200-600 mg al día.**

○ **Shilajit: 200-1.000 mg** (estandarizado con al menos ≥50 por ciento de ácido fúlvico).

○ **Tribulus terrestris: 400-750 mg.** Aunque su efectividad es más sólida en la mejora de la función eréctil, se ha demostrado que en mujeres y hombres puede **mejorar la libido** y **modestamente los niveles de testosterona.**

○ En hombres específicamente, **el extracto de fenogreco estandarizado por saponinas esteroideas** (en torno al 50 por ciento de estandarización) ha demostrado poder **optimizar la testosterona.**

Una pincelada sobre los tratamientos farmacológicos

Como he hecho a lo largo de todo este libro, **no pretendo profundizar en los tratamientos farmacológicos** porque escapan del objetivo principal de esta obra, que es ofrecer una base sólida sobre el papel de las hormonas en la salud, el estilo de vida y la nutrición. Además, **cualquier decisión sobre terapia hormonal debe ser valorada cuidadosamente por el médico personal de cada paciente** teniendo en cuenta su historia clínica, sus síntomas, sus análisis y su contexto vital.

Aun así, **comparto de forma muy general** y solo como pinceladas informativas las principales opciones farmacológicas existentes en el tratamiento con testosterona.

¿QUÉ OPCIONES DE TRATAMIENTO FARMACOLÓGICO EXISTEN?

Podríamos dividirlas en dos grandes enfoques:

1. **Tratamiento directo: administrar testosterona**

   Este enfoque consiste en dar testosterona exógena mediante diferentes vías (de acción más corta a más larga):

   ○ **Intranasal** (hay que inhalarla 3 veces al día).

   ○ **Gel transdérmico,** una vez al día, aplicado en zonas libres de vello como hombros, abdomen, glúteos; hay personas que, para evitar el contacto con la pareja, lo aplican en los gemelos.

   ○ **Parche transdérmico diario de testosterona** (aprobado en la mujer en Europa, pero retirado del mercado por razones no aclaradas, si bien no parece que fuera ni por motivos de seguridad ni de eficacia, ya que era eficaz y seguro según metaanálisis como «Safety and efficacy of testosterone for women: a systematic review and meta-analysis of randomised controlled trial data, *Lancet Diabetes & Endocrinology,* 2019;7[10]:754-766).

   ○ **Testosterona oral.**

○ Inyecciones/implantes subcutáneos.
○ Inyecciones intramusculares.

Así, lamentablemente, en mujeres no existe en la actualidad un formato específico aprobado de testosterona más allá de Australia (a fecha de 2025), por lo que se suele utilizar una décima parte del gel de testosterona formulado para hombres. Normalmente, cada sobre contiene **50 mg de testosterona** para uso masculino, pero en mujeres se aplica una dosis mucho menor: **5 mg cada dos días aproximadamente**, lo que equivale a **aproximadamente 0,5 mL de gel**, es decir, **0,5 gramos de gel transdérmico**.

Teniendo en cuenta que la biodisponibilidad es de aproximadamente un **10 por ciento**, 50 mg en un sobre para hombres equivale a los **5 mg diarios** que el organismo masculino produce de forma fisiológica. En mujeres, 5 mg de aplicación tópica equivalen a unos **0,5 mg absorbidos**, lo cual es coherente sabiendo que una mujer produce entre **0,1 y 0,3 mg diarios de testosterona**.

Recuerda, cuando se utiliza testosterona de forma externa, el cuerpo **deja de producirla de manera natural** (cuanto más alta es la dosis, mayor el tiempo de uso) y de más larga duración es la testosterona usada (como las inyectables frente a las tópicas) más se suprime la producción endógena).

Aunque en la mayoría de los casos esa producción se recupera tras interrumpir el tratamiento, si la testosterona se ha usado de forma desproporcionada o sin supervisión médica (fuera del ámbito de la salud), puede producirse una **supresión irreversible** por daño directo a las **células de Leydig**, que son las encargadas de producir testosterona.

2. Tratamiento indirecto: estimular la producción natural

Este enfoque solo se aplica a hombres y busca **activar la pro-**

ducción propia de testosterona. Se suele usar en hombres que son candidatos a optimizar su testosterona, pero a la vez desean preservar su función espermática y reducir su riesgo de atrofia testicular.

Clomifeno

El **clomifeno** es un fármaco tradicionalmente usado en mujeres para inducir la ovulación, pero que también se puede emplear en hombres para **estimular la producción de testosterona al tiempo que se mantiene la fertilidad**. Se puede administrar en **dosis bajas diarias o en dosis más altas en días alternos**, ya que puede darse el fenómeno de **taquifilaxia**, es decir, que el cuerpo «se acostumbra» y deja de responder con la misma eficacia. (Existe fuera del mercado legal una «variante» de este fármaco, el **enclomifeno**, con un mecanismo de acción similar, pero no autorizado. Aunque parece tener menos efectos negativos sobre el estado de ánimo y la libido, su perfil de seguridad global es menos favorable, de ahí que no pasara la autorización de las principales agencias reguladoras de la EFSA ni FDA).

¿Cómo actúa el clomifeno para estimular la producción propia de testosterona a nivel testicular?

Bloquea los **receptores de estrógenos en el cerebro**, lo que **«engaña» a la hipófisis** haciéndole creer que no hay suficiente testosterona. Esto se debe a que, tanto en hombres como en mujeres, la señal de retroalimentación de los andrógenos en el cerebro se produce **a través de los estrógenos**, que derivan de la aromatización de la testosterona localmente (como sabes por las primeras páginas de este capítulo). Como consecuencia, la hipófisis **aumenta la liberación de LH y FSH**.

○ La **LH** estimula la producción de testosterona en los testículos.
○ La **FSH** favorece la espermatogénesis.

Ahora bien, esto tiene matices importantes:

○ Bloquear los efectos de los estrógenos en el cerebro (**ya que el clomifeno no es selectivo de la hipófisis**) no siempre es positivo, puesto que los estrógenos son clave para la **libido** (por lo que podríamos tener más testosterona, pero paradójicamente **menos deseo sexual** si falta estimulación estrogénica en el cerebro), así como para la salud mental, el estado de ánimo y funciones cognitivas como la memoria.

○ Un inconveniente importante es que, **si el hombre no tiene reserva testicular**, no obtendrá mucha respuesta, por más que se aumenten LH y FSH.

HCG (GONADOTROPINA CORIÓNICA HUMANA)

La **hCG**, que se utiliza en ciertos tratamientos de fertilidad, también puede emplearse para **estimular la producción propia de testosterona.**

○ Es más cara y requiere administración **inyectable**, pero puede ser útil en personas con **disfunción hipofisaria**, en quienes el clomifeno no es una opción.

○ La **hCG actúa como la LH natural**, estimulando a las **células de Leydig** para que produzcan más testosterona.

○ Además, aunque en **menor medida**, también tiene cierta **actividad similar a la FSH**, por lo que puede favorecer la **producción de esperma**, igual que se hace en terapias de fertilidad.

1. **La testosterona no es una hormona exclusiva de los hombres.**

   Las mujeres realmente tenemos más testosterona que estradiol en el cuerpo, y sus funciones van mucho más allá de la masa muscular, la testosterona es clave también para su salud ósea, sexual y emocional.

2. **No se trata solo de niveles en sangre, sino de equilibrio y sensibilidad.**

   La testosterona actúa en equilibrio con otras hormonas como los estrógenos y la prolactina. Además, no solo importa cuánto hay, sino cómo responde tu cuerpo a ella (proteínas transportadoras, enzimas como la aromatasa o la 5-alfa-reductasa).

3. **El estilo de vida es el primer tratamiento.**

   Dormir bien, el ejercicio físico especialmente el de fuerza, cuidar la alimentación, gestionar el estrés y reducir la grasa visceral pueden marcar la diferencia real en tus niveles de testosterona, tanto en hombres como en mujeres.

4. **Hay complementos con evidencia modesta que pueden sumar.**

   El zinc, la vitamina D, el magnesio, el boro, el selenio, la citrulina, tongkat ali, tribulus terrestris o ashwagandha (entre otros) pueden ayudar en personas con niveles normales o discretamente bajos a optimizar la producción de testosterona en hombres y mujeres.

5. **La terapia farmacológica existe, pero no es para todos.**

   El uso de testosterona exógena o fármacos como el clomifeno o la hCG debe valorarse siempre con un médico. Puede ser una gran herramienta en ciertos casos, pero conlleva riesgos, como afectar a la fertilidad o alterar el equilibrio hormonal si se usa sin control.

Al final, más allá de la testosterona en sí, lo que buscamos es vivir con más vitalidad, más deseo de movernos, de crear, de disfrutar. La testosterona, bien entendida y cuidada, puede ser una gran aliada en ese camino en mujeres y hombres.

CAPÍTULO 7

Prolactina: la hormona encargada de mucho más que la lactancia

Jaime es un joven de 23 años, estudiante de Ingeniería Informática, que en los últimos meses ha experimentado **un notable incremento en sus niveles de estrés** debido a la presión académica y su vida social. Entre clases, proyectos de programación y prácticas, apenas ha tenido tiempo para descansar adecuadamente y su ansiedad ha ido en aumento. A raíz de esta situación, empezó a tener **problemas para conciliar el sueño**, se despertaba varias veces durante la noche y al día siguiente se sentía agotado.

Hace un par de meses, su amigo Raúl le sugirió que probara a fumar un poco de **marihuana** por la noche para «**relajarse**» y poder dormir mejor. Aunque al principio no era algo frecuente, el consumo se fue convirtiendo en una rutina diaria. Además, durante los fines de semana, Jaime suele salir con sus amigos y consumir **alcohol**, lo que ha empeorado su calidad de sueño y, sin que él lo note, ha tenido un impacto negativo en su salud hormonal.

En el último mes, Jaime ha experimentado algunos **cambios en su cuerpo** y en su vida íntima. La primera señal fue una disminución en la frecuencia con la que necesitaba afeitarse: la barba, que solía crecer rápidamente, ahora le requiere menos mantenimiento. También notó una disminución significativa en su **libido** y, en situaciones de intimidad, le ha costado lograr y mantener erecciones, lo cual le ha generado mucha frustración. Además, se siente **fatigado** durante gran parte del día, con poca motivación para actividades que antes disfrutaba.

Leyendo esto, podrías pensar que el cortisol, la testosterona o incluso la tiroides podrían ser los responsables de estos síntomas..., pero ¿qué pasaría si te dijera que el nivel de prolactina de Jaime era de 42 ng/mL (valor normal <23 ng/mL)?

Probablemente te preguntarías: **¿qué tiene que ver una «hormona de la lactancia» en un hombre y con relación al estrés, la marihuana y el alcohol?**

A lo largo de este capítulo, intentaré que comprendas el porqué.

¿Qué es la prolactina y cómo funciona?

La prolactina es una de las hormonas más versátiles y **adaptativas** que tenemos en nuestro organismo. De hecho, su liberación es la respuesta de nuestro cuerpo frente a amenazas que pueden comprometer nuestra supervivencia y adaptación al medio y, como atribuyen a Darwin, autor del libro *El origen de las especies*: «**No es la especie más fuerte ni la más inteligente la que sobrevive, sino la que mejor se adapta al cambio**». La adaptación es clave. En este contexto, a lo largo del capítulo, como te he intentado trasmitir en el resto de los capítulos, verás que su «elevación» **momentánea** nos ayuda a afrontar el estrés de forma inmediata y ajustar nuestro organismo para una respuesta rápida y efectiva. Sin embargo, la situación cambia cuando esta elevación en la prolactina se hace **crónica**.

Empecemos por caracterizarla. La prolactina es una **hormona peptídica** producida principalmente en las células lactotropas de la glándula pituitaria, bajo el control inhibitorio de la dopamina, el «freno» natural de la prolactina. Con **199 aminoácidos**, es una de las hormonas **peptídicas** (formadas por aminoácidos) más **grandes**, en comparación con otras como la insulina (51 aminoácidos) o la FSH y LH (111 y 121 aminoácidos, respectivamente). Debido a su tamaño, no puede tomarse por vía oral, ya que se degrada en el sistema digestivo.

Curiosamente, a pesar de su papel bien conocido en la lactancia, la prolactina, como hormona **adaptativa** que es, tiene **receptores** en muchas partes del cuerpo, incluyendo las glándulas mamarias, los **ovarios, los testículos**, la próstata, la corteza suprarrenal, el **cerebro**, el páncreas, el hígado, los riñones, la **piel**, los pulmones y las células del sistema inmune. Esto nos da una pista de su influencia en numerosos sistemas y procesos.

Principales acciones de la prolactina cuando se eleva de manera puntual

○ **En las glándulas mamarias:** la prolactina es responsable de la producción de leche, aunque el desarrollo de la estructura mamaria depende de los estrógenos y la progesterona. La producción efectiva de leche, en cambio, se inicia por la prolactina y es modulada en menor medida por la hormona **oxitocina**.

○ **Sistema inmunológico:** la prolactina también tiene un efecto inmunoestimulador, puesto que favorece la activación de linfocitos, y lo que nos hace más resilientes a las infecciones.

○ **Cerebro y respuesta al estrés:** la prolactina, de manera **aguda**, parece tener un papel modulador en la respuesta al estrés, al atenuar las consecuencias negativas del estrés a nivel cerebral y sistémico. En concreto, parece reducir la actividad de las neuronas de CRH en el núcleo hipotalámico medial, lo cual atenúa la producción de ACTH y, finalmente, de cortisol. Además, la prolactina promueve la **neurogénesis** y la **neuro protección**, tanto en la **zona subventricular** (ZSV) como en el **hipocampo**. La neurogénesis en la ZSV permite la producción continua de nuevas neuronas, especialmente en áreas relacionadas con el mantenimiento del **sistema olfativo**. Por otro lado, la neurogénesis en el hipocampo está particularmente asociada con el aprendizaje, la memoria y la **regulación de las emociones**. En conjunto, estos cambios fomentan adaptaciones conductuales y fisiológicas, como la regulación de la emocionalidad y el bienestar materno en mujeres que se convierten en madres.

Hasta aquí, todo bien. Pero **¿qué ocurre cuando esta hormona** deja de producirse de manera puntual y se mantiene elevada de forma crónica?

Pongamos un símil antes de continuar. Imagina que la **prolactina** es como una **alarma de seguridad en un edificio**. En momentos puntuales (un incendio o una emergencia), la alarma es esencial para activar los sistemas de respuesta rápida. Pero si esa alarma está constantemente encendida sin razón, además de hacernos insensibles al sonido, también puede dañar otros sistemas del edificio, como el sistema eléctrico. De manera similar, una **elevación crónica de prolactina** puede llevar a efectos no deseados. Por ejemplo:

○ **En el eje reproductivo:** la prolactina **inhibe la liberación de la hormona liberadora de gonadotropinas** (GnRH) desde el hipotálamo, lo que reduce así la producción de LH y FSH. En **mujeres**, esto afecta a la ovulación y puede llevar a **irregularidades menstruales**, alteraciones en la fertilidad, así como disminución de la libido y pérdida de masa ósea en casos de amenorrea prolongada. Además, en mujeres con niveles altos de prolactina, pueden presentarse síntomas como galactorrea (secreción de leche sin embarazo) y, en algunos casos, acné o caída de cabello debido a la estimulación de la producción de andrógenos en las glándulas suprarrenales. En **hombres**, la hiperprolactinemia suele manifestarse primero con una disminución de la libido, reducción de vello corporal y **disfunción eréctil**. Con el tiempo, también puede provocar pérdida de masa muscular e incluso **osteoporosis**. Aunque es menos común, la galactorrea también puede presentarse en hombres con prolactina muy elevada.

○ **Relación con los andrógenos:** la prolactina crónicamente elevada puede estimular la producción de andrógenos en las **glándulas suprarrenales**, particularmente **androstenediona y DHEA-S**, lo cual puede dar lugar a síntomas de exceso de andrógenos en mujeres, tales como acné o pérdida de cabello en el patrón de calvicie masculina.

○ **Sistema inmunológico y metabolismo:** la prolactina **crónicamente** elevada puede promover las enfermedades autoinmunes. Además, se han observado relaciones entre la prolactina elevada y la resistencia a la insulina, así como un mayor riesgo de desarrollar diabetes tipo 2.

Prolactina crónicamente elevada y salud mental

Quiero dedicar un apartado específico a este tema, ya que cada vez se habla más de la salud mental, y no solo por su importancia para lograr un estado de salud integral, sino también por la frecuencia de problemas de salud mental en la sociedad actual.

Afortunadamente, profesionales como la destacada psiquiatra Dra. Marian Rojas Estapé están haciendo mucho para visibilizar la importancia de la salud mental. Sin embargo, aún no somos plenamente conscientes de cómo hormonas aparentemente «sin conexión» con la salud mental, como la prolactina, pueden influir significativamente en nuestro bienestar emocional.

La prolactina, además de su papel en procesos físicos como la reproducción y el metabolismo, también impacta en la salud mental. Numerosos estudios han demostrado que **niveles elevados de prolactina pueden estar asociados con síntomas de ansiedad y depresión.** Uno de los estudios más relevantes, que abre muchas hipótesis para seguir indagando en el efecto de la prolactina en la salud mental, es «**Plasma Prolactin is Higher in Major Depressive Disorder and Females, and Associated with Anxiety, Hostility, Somatization, Psychotic Symptoms, and Heart Rate**», publicado en 2021 en la revista *Comprehensive Psychoneuroendocrinology*. El estudio reveló que:

○ La prolactina en plasma era significativamente **más alta en personas con trastorno depresivo mayor** en comparación con el grupo de control sano, y también era más alta en mujeres que en hombres.

○ Los niveles de prolactina estaban correlacionados con ideación **paranoide, ansiedad, hostilidad y somatización**.

○ La hiperprolactinemia **prolongada** reduce la capacidad de las neuronas tuberoinfundibulares para **sintetizar dopamina**, un neurotransmisor clave para el estado de ánimo, el placer y el bienestar.

Este vínculo podría explicarse, en parte, porque cuando estamos sometidos a estrés crónico (como la pérdida de un ser querido, el diagnóstico de una enfermedad o una catástrofe natural), el cuerpo pone en marcha mecanismos adaptativos, entre ellos la elevación de la prolactina. Sin embargo, cuando los circuitos emocionales de la persona **no logran superar ese estrés**, la elevación de la prolactina se vuelve **crónica**, lo que afecta a los circuitos cerebrales que involucran neurotransmisores clave para el estado de ánimo, como la dopamina y la serotonina. Esto también altera los mecanismos de «limpieza» cerebral, lo que permite la acumulación de sustancias inflamatorias y perpetúa los síntomas de depresión, ansiedad e incluso síntomas psicóticos.

Este fenómeno es especialmente relevante para personas que, como Jaime (el caso con el que comenzamos el capítulo), recurren a sustancias como el alcohol o la marihuana para intentar manejar el estrés y la ansiedad, sin darse cuenta de que podrían estar **contribuyendo a desequilibrios hormonales que afectan aún más a su bienestar emocional**.

Causas de la elevación de la prolactina

Los niveles de prolactina pueden elevarse por diversas razones, y no siempre es sinónimo de enfermedad, como podrás intuir. A continuación, se describen las causas más comunes de elevación de la prolactina:

○ **Causas fisiológicas:** incluyen el embarazo, la lactancia, el **ejercicio físico** intenso, el **estrés**, el sueño, las relaciones sexuales y la estimulación de la zona pectoral (como en piercings o tatuajes). También existe una variante llamada «macroprolactinemia», en la que la prolactina se une a anticuerpos IgG y **pierde actividad biológica,** pero se sigue midiendo en sangre, por lo que puede dar lugar a un falso diagnóstico de elevación de prolactina sin que le produzca ningún síntoma a la persona, ya que es una prolactina «inactiva». Las personas con enfermedades autoinmunes, como el lupus, tienen mayor predisposición a producir **macroprolactina**, pero generalmente no presentan síntomas asociados porque esta forma «no activa» de prolactina no ejerce efectos sobre el cuerpo.

○ **Causas farmacológicas:** muchos fármacos pueden elevar la prolactina, especialmente los antipsicóticos (como haloperidol y risperidona), **antidepresivos** (como fluoxetina, escitalopram, paroxetina, duloxetina y sertralina), antihipertensivos (como verapamilo), ciertos opiáceos (tramadol, fentanilo, morfina, oxicodona y en menor medida la codeína), el componente **estrogénico de los anticonceptivos hormonales**, **alprazolam** y fármacos antieméticos como metoclopramida y domperidona. Es importante confirmar si la hiperprolactinemia es causada por un fármaco para suspender el medicamento temporalmente (siempre que sea posible) y repetir el análisis de prolactina.

○ **Causas patológicas:** incluyen condiciones como el síndrome de ovario poliquístico (SOP), el hipotiroidismo no tratado, la enfermedad renal crónica, las lesiones en el nervio por herpes zóster en la pared costal y los tumores hipofisarios como prolactinomas o adenomas hipofisarios (que bloquean la acción inhibitoria de la dopamina, lo que causa hiperprolactinemia). Además, en mujeres con **síndrome premenstrual marcado** o trastorno disfórico premenstrual, parece que la **prolactina elevada** tiene un papel causal y muchas mejoran su sintomatología al reducir los niveles de esta hormona.

Diagnóstico de la hiperprolactinemia

Para evaluar adecuadamente los niveles de prolactina, es importante considerar varios factores:

1. **Preparación previa:** dado que ciertas situaciones estresantes o actividades pueden elevar la prolactina de manera transitoria, lo ideal es que, si vas a medirla, **24-48 horas antes evites el ejercicio físico intenso, mantengas relaciones íntimas con moderación y procures dormir bien**. Además, intenta acudir al lugar donde te harán los análisis con tiempo y tranquilidad, ya que llegar estresado o «corriendo» puede también elevar la prolactina. En la medida de lo posible, ve «con calma».

2. **Medición en dos momentos:** es recomendable realizar dos extracciones de sangre en momentos diferentes para tener una evaluación más precisa. Esto se debe a que el acto de la **extracción de sangre puede provocar un pico de estrés** y aumentar la prolactina de forma temporal. El proceso consiste en lo siguiente: primero se toma una muestra inicial para medir la prolactina y luego se espera unos 20 minutos antes de hacer una segunda extracción. Durante ese tiempo, se deja puesta una «**palomilla**» (una pequeña aguja con conector) en el brazo, lo que evita la molestia de una nueva punción. Es esta segunda muestra la que ofrece una **medición más precisa**, ya que reduce la pro-

babilidad de que el nivel elevado se deba al estrés de la primera extracción.

3. **Detección de macroprolactina:** es importante verificar si existe la forma inactiva de prolactina llamada «macroprolactina». La macroprolactina, como te he comentado en párrafos anteriores, es una variante de la prolactina que se une a ciertos anticuerpos y pierde la mayor parte de su actividad biológica. **Para identificar si tienes esta variante**, se realiza un análisis especial en la muestra de sangre obtenida. Este análisis consiste en precipitar la muestra con polietilenglicol (PEG), una sustancia que ayuda a separar la macroprolactina de la prolactina activa, con lo que se descarta la posibilidad de que los síntomas se deban a una prolactina realmente activa y elevada.

4. **Pruebas de imagen:** finalmente, en algunos casos, los análisis de sangre pueden no ser suficientes y se podría recomendar una **resonancia magnética** para verificar que no haya ningún problema en la hipófisis, la glándula que regula la producción de prolactina. Esta prueba permite descartar la presencia de tumores o alteraciones estructurales que puedan estar afectando los niveles de prolactina.

Estos pasos son fundamentales para obtener una **evaluación precisa** de los niveles de prolactina y determinar si es necesario realizar algún tipo de intervención o tratamiento.

Cómo bajar los niveles de prolactina

En algunos casos específicos, como ciertos tumores hipofisarios, puede ser necesario recurrir a un fármaco llamado «**cabergolina**». Este medicamento actúa de forma similar a la **dopamina**, puesto que reduce la liberación de prolactina en el organismo. Sin embargo, la cabergolina **no siempre es el tratamiento de primera línea**, ya que existen diversas causas de elevación de prolactina que pueden ser tratadas de forma más sencilla. A continuación, te doy algunos consejos para manejar y reducir los niveles de prolactina cuando se deben a causas **reversibles**:

1. **Reducir el estrés:** el estrés crónico, como hemos visto, es uno de los factores que más contribuye a elevar los niveles de prolactina. Así, practicar técnicas de manejo del estrés, como **meditación**, ejercicio moderado y una buena higiene del sueño, es clave. Los **adaptógenos** (que vimos en el capítulo del cortisol) también pueden ser de ayuda para reducir el impacto del estrés crónico en la prolactina.

2. **Revisión de la medicación:** si sospechas que algún fármaco te está causando una elevación de prolactina, habla con tu médico para evaluar alternativas o ajustar la dosis. **No suspendas tu medicación sin supervisión profesional.**

3. **Control del hipotiroidismo:** los niveles bajos de la hormona tiroidea pueden desencadenar un aumento de prolactina. Por eso, una de las primeras medidas en casos de elevación de prolactina es evaluar el estado del **eje tiroideo** (TSH y T4 libre). Si la elevación de prolactina es causada por hipotiroidismo, al mejorar esta condición, la prolactina tiende a normalizarse sin necesidad de tratamientos adicionales.

4. **Apoyo micronutricional:**
   ○ El *Vitex agnus-castus* (sauzgatillo) puede ayudar a reducir los niveles de prolactina gracias a sus componentes activos, que actúan de forma similar a la dopamina. También parece influir en el sistema opioide, que promueve la liberación de **beta-endorfinas,** lo que puede mejorar el estado de ánimo y reducir molestias en el síndrome premenstrual.
   ○ La **vitamina B6** desempeña un papel clave en la **síntesis y la regulación de neurotransmisores**, especialmente la **dopamina**, que es el **principal inhibidor de la liberación de prolactina**. Al mejorar la síntesis de dopamina, la vitamina B6

puede ayudar a controlar y reducir la liberación de prolactina en casos donde esta hormona esté crónicamente elevada.

○ **vitamina E protege las neuronas dopaminérgicas del daño causado por el estrés oxidativo**, puesto que ayuda a mantener niveles de dopamina estables y, por lo tanto, a reducir los niveles de prolactina. Asimismo, al poder reducir la inflamación y el daño celular, también se pueden mitigar algunos de los factores que afectan la regulación de la prolactina en el cerebro, como es la **inflamación crónica de bajo grado**.

○ **Resveratrol** en suplementos (lamentablemente el del vino no vale por sus cantidades mínimas de resveratrol, aunque se nos haya intentado convencer de lo contrario) parece que puede contribuir a disminuir la prolactina (especialmente en mujeres con síndrome del ovario poliquístico) al reducir marcadores de inflamación crónica como el TNF-alfa o la proteína C reactiva (PCR). Esta reducción parece mejorar la producción de dopamina a nivel cerebral permitiendo que esta ejerza su función inhibitoria sobre la producción hipofisaria de prolactina. Los suplementos de resveratrol deben ir **formulados de una manera muy concreta para evitar que la glucoproteína P intestinal los degrade** de lo contrario, su absorción es mínima. Para ello se pueden buscar formulaciones liposomadas, fitosomadas o con algún sistema de microencapsulación que mejore su absorción. Asimismo, asociarlo con extracto de pimienta negra mejora su absorción sistémica al impedir que se inactive a nivel intestinal o hepático. Una de las principales consideraciones que hay que tener en cuenta con el resveratrol es que **se debe evitar su uso** si se toman fármacos anticoagulantes o antiagregantes plaquetarios, pues puede incrementar el riesgo de hemorragias, ya que el resveratrol tiene documentadas propiedades antiagregantes plaquetarias.

Conclusión

O **Prolactina y respuesta adaptativa:** la prolactina no solo se asocia con la lactancia; también es **crucial en la respuesta del organismo al estrés**. Su elevación **temporal** ayuda a modular el sistema inmunológico, mejora la respuesta al estrés y favorece la
neurogénesis, particularmente en situaciones de adaptación.

O **Impacto en la salud mental:** los niveles elevados de prolactina a
largo plazo pueden **influir negativamente en la salud mental**, al afectar entre otros a la síntesis de dopamina, el neurotransmisor clave para el placer y el bienestar.

O **Efectos en el sistema reproductivo:** la prolactina elevada inhibe
la producción de hormonas sexuales (FSH y LH), lo que repercute
en la fertilidad, la libido y la salud ósea. En mujeres, puede causar
amenorrea, acné o caída del cabello; en hombres, reduce el vello
corporal y la función sexual.

O **Causas de hiperprolactinemia:** la prolactina puede aumentar
debido a causas fisiológicas, como el embarazo o el ejercicio; farmacológicas y patológicas, como el hipotiroidismo no tratado o los adenomas hipofisarios.

O **Opciones para reducir la prolactina:** estrategias de manejo del
estrés, revisión de fármacos, control del hipotiroidismo y apoyo micronutricional con Vitex agnus-castus y vitamina B6 (entre otros)
pueden ayudar a normalizar los niveles de prolactina en casos de
elevación **moderada** y causas reversibles. El resto de los casos siempre deben ser evaluados en detalle por tu médico personal.

CAPÍTULO 8

Vitamina D: la «cuasihormona» con nombre de vitamina

La vitamina D está cada vez más en boca de todos. Sabemos que el sol es una fuente de ella, pero también sabemos que cada vez estamos más en riesgo de tenerla baja o la hemos tenido baja y nos han mandado suplementarnos. También parece que sabemos que es clave para los huesos y, quizá, que es fundamental para el sistema inmune. Pero **¿sabemos realmente que entre el 3-11 por ciento de nuestro genoma (lo que equivale a 600-2.200 genes, dependiendo del tejido y la etapa vital en la que nos encontremos) está regulado por la vitamina D?**

Esta magnitud de control genético pone de manifiesto la importancia, hasta hace relativamente poco desconocida, de esta pseudovitamina-hormona.

A lo largo de estas líneas, voy a tratar de resumirte la importancia de la vitamina D para nuestra salud hormonal y metabólica, sin perder de vista que una **mayor cantidad no aporta un resultado mejor, sino que lo preferible y superior es suplementarla**. Y por ello, aunque se trate de una vitamina clave y sea indispensable tener unos niveles adecuados, el exceso, como todo en la vida, nos aleja del equilibrio del bienestar.

¿Por qué hablamos de que la vitamina D es una pseudohormona?

Porque, estrictamente, la **definición de hormona** es: «una sustancia química producida por células especializadas de una glándula endocrina, que es liberada al torrente sanguíneo y actúa como un mensajero químico para regular la actividad de órganos y tejidos específicos en distintas partes del cuerpo».

Sin embargo, aunque la **vitamina D** cumple la segunda parte de la definición («**es liberada al torrente sanguíneo y actúa como un mensajero para regular la actividad de órganos y tejidos**»), **no se produce en una glándula endocrina en concreto**.

Así, la **vitamina D tiene unas características únicas**, ya que también cumple criterios de **vitamina**, que se define así: «un compuesto orgánico esencial para el metabolismo que el organismo no puede sintetizar en cantidades suficientes y que debe obtenerse de la dieta en pequeñas cantidades para mantener la salud y prevenir deficiencias».

Como ves, con la **vitamina D** nos encontramos ante **una molécula única en cuanto a su caracterización**. Y esto, como veremos más adelante, **justifica sus funciones únicas y clave en nuestro organismo**.

¿Dónde se produce la vitamina D? Un paso más allá de la visión tradicional

PRODUCCIÓN DE VITAMINA D EXÓGENA Y ENDÓGENA

La **vitamina D3** o **colecalciferol** puede ser sintetizada en la piel a partir del **7-dehidrocolesterol**, bajo la influencia de la radiación **UVB**, el tipo de radiación UV que tiene la longitud de onda necesaria para que, cuando impacta en la piel con un ángulo de 90 grados, se produzca la conversión del 7-dehidrocolesterol a vitamina D3. Ningún otro tipo de luz del espectro de radiación existente es capaz de producir esto, tampoco la radiación UVA, conocida por ser, entre otras cosas, la principal implicada en el fotoenvejecimiento.

En este punto, además de la síntesis cutánea de vitamina D3, **también podemos aportarla directamente a nuestro cuerpo con suplementos y, en casos contados, con ciertos alimentos**

como el aceite de hígado de bacalao o la anguila. Más adelante veremos cómo, por determinadas circunstancias, cada vez más la síntesis de vitamina D en la piel no parece ser la fuente mayoritaria de vitamina D3 en la sociedad actual.

Vitamina D2: la vitamina D «vegetal»

Un breve inciso: **existe la llamada «vitamina D "vegetal"»**, conocida como **«vitamina D2» o «ergocalciferol»**, que se produce cuando las levaduras y hongos (como el champiñón ostra o las setas shiitake o portobello) son expuestos a la radiación UVB (al igual que nosotros).

Sin embargo, la **vitamina D2 es mucho menos estable** y se degrada con mucha más facilidad debido a pequeñas diferencias en su estructura bioquímica, lo que la hace más susceptible a la degradación en contacto con el oxígeno y la radiación.

Además, la **vitamina D2 tiene menos afinidad por los receptores de vitamina D**, y es menos eficiente en su activación en los pasos siguientes en los diferentes órganos. **Por todo ello, actualmente la vitamina D2 o ergocalciferol no es la opción recomendada como fuente de vitamina D.**

De hecho, para las personas que siguen un estilo de alimentación vegetariano o vegano, **se recomienda vitamina D3 (colecalciferol), que se obtiene del liquen**, una fuente sin ningún componente animal.

La activación de la vitamina D: un proceso en dos pasos

Posteriormente, y a diferencia de muchas hormonas (excepto, quizá, la hormona tiroidea T4), la vitamina D3 **tiene que «activarse» en dos pasos** para ser funcional y modular los numerosos genes que hemos mencionado.

Hasta hace relativamente poco tiempo se pensaba que el **hígado era el único órgano encargado de la primera activación** de las dos necesarias para la funcionalidad de la vitamina D3. Sin embargo, aunque, efectivamente, el **hígado es el principal órgano encarga-**

do de la primera activación de la vitamina D3 a 25-OH vitamina D3, ya que en su interior tiene la maquinaria enzimática **CYP27A1, CYP2R1**, se ha descubierto que otros órganos como **el músculo, la piel, el pulmón, el intestino y el hueso también tienen esta maquinaria enzimática.**

La diferencia es que **la vitamina D3 activada en el hígado pasa a la circulación sistémica, con lo que está disponible para otros tejidos,** mientras que **la que se activa en músculo, piel, pulmón, huesos e intestino queda «secuestrada» para su uso local en dichos tejidos tras la siguiente activación.**

Por si esto fuera poco (lo que pone de manifiesto la alta regulación de esta vitamina, a diferencia de cualquier otra, y su importancia a nivel genético), la **25-OH vitamina D3 debe sufrir otra activación** para convertirse en **$1,25(OH)_2$ vitamina D3 o calcitriol.**

Esta segunda activación **tradicionalmente también se pensaba que solo se llevaba a cabo en los riñones** por la hidroxilasa **CYP27B1.** Sin embargo, ahora sabemos que **la piel, el hueso, las células del sistema inmune e incluso la placenta** también expresan esta hidroxilasa, pudiendo activar la vitamina D3 de manera autocrina y producir $1,25(OH)_2$ vitamina D3 o calcitriol.

De hecho, **se estima que hasta un 80 por ciento de las funciones de la vitamina D se llevan a cabo a través de la vía autocrina,** es decir, a partir de la conversión intracelular de la vitamina D3 (**procedente del sol, suplementos y ciertos alimentos**) en 25-OH vitamina D3 y posteriormente en $1,25(OH)_2$ vitamina D3.

Metabolismo y eliminación de la vitamina D

Por último, como cualquier metabolito (sea hormona o vitamina), la vitamina D, una vez que realiza sus funciones, debe ser metabolizada y eliminada, un proceso conocido como «**catabolismo**».

Y, una vez más, el hígado es el órgano clave encargado de ello.

Algunos fármacos pueden inducir un **catabolismo acelerado de**

la vitamina D, lo que nos predispone a una disminución en sus niveles. Entre los más conocidos están:

○ **corticoides**, especialmente la dexametasona,
○ fármacos para el tratamiento de la **epilepsia**, como la fenitoína y el fenobarbital,
○ **algunos fármacos antirretrovirales**, como el efavirenz,
○ fármacos para el **cáncer de próstata**, como la enzalutamida.

Por otra parte, niveles **muy altos de progesterona** pueden favorecer el catabolismo de la vitamina D, lo cual es clave durante el embarazo. De ahí la importancia de una ingesta adecuada de vitamina D en esta etapa, ya que no solo es fundamental para el desarrollo de la gestación, sino que la mujer embarazada está expuesta a un mayor catabolismo de esta vitamina debido a los altos niveles de progesterona característicos del embarazo.

Acciones biológicas de la vitamina D

Si bien podríamos resumir que «**la vitamina D influye en prácticamente la totalidad de las funciones celulares**», quedaría muy vacío de aspectos tangibles. Por ello, te voy a destacar algunos puntos clave de esta vitamina D:

○ **Absorción de calcio y fósforo dietético:** sin calcitriol, solo se absorbe entre un 10-15 por ciento del calcio y fósforo de la dieta, puesto que la vitamina D3 es clave para aumentar la expresión del principal **transportador de calcio TRPV6 y del Npt2b para el fósforo.**
○ **Promueve el desarrollo de las fibras musculares (miogénesis)**, especialmente de **las fibras musculares tipo 2**, que

son la clase de fibras clave para las **contracciones musculares rápidas**. Por ejemplo, son las que nos permiten que, cuando nos tropezamos, no nos caigamos habitualmente. Esta es una de las explicaciones por las que la falta de vitamina D se asocia con un mayor riesgo de caídas.

○ **Controla el ciclo celular**, ya que regula la proliferación celular al inhibir el paso de la fase **G1** de reposo celular a la fase **S** (síntesis). Además, es clave en el funcionamiento adecuado de los mecanismos de apoptosis celular al regular la expresión de proteínas como **las caspasas y BCL2. De ahí que la deficiencia de vitamina D se haya asociado con un mayor riesgo de padecer ciertos tipos de cáncer o mayor riesgo de metástasis.**

○ **Sistema inmune:** antes de explicar cómo la vitamina D optimiza la función de tu sistema inmune, quiero aclarar cómo, en líneas generales, se clasifica el sistema inmune. Así, podrás entender con más facilidad cómo esta vitamina participa en la mejora de su funcionamiento.

Nuestro sistema inmune se divide en **dos grupos** que actúan de manera diferente pero **coordinada** para protegernos frente a infecciones que puedan poner en jaque nuestra salud:

1. Respuesta inmune innata

Es el **primer cuerpo de defensa** que combate la infección. Es una respuesta **muy rápida**, pero también **poco específica**. Es decir, **ataca a muchas amenazas**, pero **sin mucha precisión. Piensa en ella como el agua cuando tienes que lavar:** sirve para todo y quita parte de la suciedad, pero no lleva el detergente específico para eliminar toda la suciedad.

2. Respuesta inmune adaptativa

Es la **segunda línea de defensa**, el «detergente específico» que se asegura de eliminar todo tipo de manchas y suciedad, desde comida hasta maquillaje. **Tarda más en reaccionar**, pero cuando lo hace, es extremadamente **específico y personalizado**. Además, **a diferencia del sistema inmune innato, tiene memoria**. Esto significa que, si en el futuro vuelves a infectarte por el mismo agente, atacará directamente y mucho más rápido porque «recordará» que ya lo combatió anteriormente.

Pues bien, en este sentido, la gran mayoría de células del sistema inmune **expresan receptores intranucleares** para la vitamina D, ya que es clave **estimular la respuesta inmune innata** (induciendo la producción de defensinas y péptidos antimicrobianos, y favoreciendo la acción de los linfocitos NK). Por otra parte, **participa en la regulación del sistema inmune adaptativo** mediante la producción de citoquinas **antiinflamatorias** y la disminución de diversas citoquinas proinflamatorias. Piensa en la vitamina D y su papel en el sistema inmune adaptativo como aquel adulto que regula que la fiesta de cumpleaños de los adolescentes no se «vaya de madre».

Asimismo, en esta línea es interesante el estudio «Vitamin D and Marine Omega 3 Fatty Acid Supplementation and Incident Autoimmune Disease: VITAL Randomized Controlled Trial», publicado en *The BMJ* en diciembre de 2021. El objetivo era evaluar si la suplementación con vitamina D o ácidos grasos omega-3 marinos reducía la incidencia de enfermedades autoinmunes en **25.871 participantes** (mitad mujeres y mitad hombres) durante un seguimiento medio de **5,3 años, y se demostró que la toma de suplementos de vitamina D** (incluso en personas con niveles «normales» de vitamina D [ya que la media de los niveles de vitamina D de las personas incluidas en el estudio fue 30ng/dL]) **redujo la incidencia de enfermedades autoinmunes en un 22 por ciento** y que el efecto de la suplementación con esta vitamina fue **más** pronunciado a partir del segundo año consecutivo de su toma. Además, como parece lógico, se vio que la reducción del riesgo era mayor cuanto más bajo eran los niveles iniciales de vitamina D en sangre.

Así, aunque como siempre hacen falta más investigaciones, este estudio nos refuerza la evidencia del papel inmunomodulador de la vitamina D, en este caso en la prevención de enfermedades autoinmunes. Por eso puede ser una estrategia segura y fácil de implementar para todas aquellas personas en riesgo de sufrir enfermedades autoinmunes, como **personas con antecedentes personales o familiares de enfermedades autoinmunes**. Por último, decir que el omega-3 podría tener un efecto protector modesto, especialmente en personas con antecedentes familiares de enfermedades autoinmunes, ya que en el estudio redujo la incidencia de enfermedades autoinmunes un 15 por ciento, pero sin superar el corte estadístico, como sí lo hizo con creces la vitamina D.

○ **Metabolismo de la insulina:** la vitamina D facilita la secreción fisiológica de insulina, además de poseer un **efecto protector** sobre las células β pancreáticas.
○ **Salud cardiovascular:** tiene un **papel clave en la salud cardiovascular**, ya que permite un adecuado funcionamiento del eje renina-angiotensina-aldosterona. Así, la deficiencia de vitamina D se asocia con un aumento de la **tensión arterial e hipertrofia miocárdica izquierda**.
○ **Salud tiroidea:** a nivel hipotalámico, el calcitriol producido localmente estimula la liberación de TSH, lo que a su vez estimula la producción de hormonas tiroideas.

VITAMINA D Y SALUD MENTAL

La **vitamina D** es bioquímicamente hablando un **neuroesteroide**, es decir, **una molécula con estructura esteroidea** (derivada del colesterol, al igual que el cortisol, los estrógenos, la testosterona y la progesterona) que tiene funciones **neurológicas** específicas. Como tal, tiene **funciones claves en el cerebro**. Entre las más relevantes destacan:

○ Es **clave para la activación** de la enzima limitante en la síntesis de serotonina y melatonina: **la triptófano hidroxilasa tipo 2**. ¿Qué significa «enzima limitante»? Que, sin esta enzima, toda la maquinaria de la célula se detiene. Es un paso indispensable, y el organismo no tiene una vía secundaria para compensarlo si no está activa. Así, la vitamina D permite que esta enzima lleve a cabo su labor y, por tanto, se produzcan en el cerebro los niveles necesarios de melatonina y serotonina.

○ Modula la expresión de genes implicados en la síntesis de moléculas con potencial antioxidante claves para el cerebro, como **la glutatión peroxidasa.**

Por otra parte, existe una fuerte evidencia en modelos experimentales de que la vitamina D **es fundamental para el desarrollo y mantenimiento de la señalización de dopamina en el cerebro** (el neurotransmisor más asociado con la motivación y las conductas de recompensa, y que estimulan comportamientos como el uso desmedido de redes sociales, alimentos como el azúcar refinado o las drogas). Es destacable la importancia de esta vitamina en una adecuada salud cerebral al mantener nuestros niveles dopaminérgicos adecuados y, probablemente, quién sabe si haciéndonos buscar menos necesidad de conductas de recompensa poco beneficiosas para nuestra salud.

Este efecto positivo parece que lo tiene tanto de manera directa, al estimular la acción de la enzima **tirosina hidroxilasa**, clave en la síntesis de dopamina, como por la modulación del factor neurotrófico cerebral, implicado, como sabemos del capítulo del músculo, en la formación de nuevas neuronas y optimización de la conexión entre ellas.

Neurodesarrollo

Siguiendo con el punto anterior, se ha demostrado que, en cerebros en desarrollo, como en los bebés y niños, la vitamina D es clave para la síntesis de proteínas críticas para la maduración cerebral, tanto a través de la modulación de los niveles del factor neurotrófico cerebral (BDNF) de serotonina, como, sobre todo, por la modulación de las neuronas dopaminérgicas, claves para la adecuada formación y desarrollo de las complejas redes neuronales que modularán la atención, recompensa y placer en el niño. Tanto es así que, en un reciente estudio de casos y controles realizado en Finlandia, «Maternal Vitamin D Levels and the Risk of Offspring Attention-Deficit/Hyperactivity Disorder», *Journal of the American Academy of Child & Adolescent Psychiatry*, 2021, con más de 2.000 participantes, se demostró una **asociación** entre los niveles maternos de vitamina D y el riesgo de diagnóstico de TDAH en los hijos. Concretamente, **el riesgo de ser diagnosticado de TDAH es un 45 por ciento mayor en los hijos de madres con niveles bajos de vitamina D en comparación con aquellos con niveles más altos** (tras ajustar por factores clave como la edad materna y factores socioeconómicos). Antes de ajustar por estos factores, el riesgo de diagnóstico de TDAH en hijos cuyas madres tenían niveles de vitamina D bajos fue un 65 por ciento mayor.

Estos hallazgos justifican, entre otros motivos, las recientes recomendaciones de la guía clínica «**Vitamin D for the Prevention of Disease: An Endocrine Society Clinical Practice Guideline**» de junio de 2024. **Esta recomienda la suplementación preventiva** de vitamina D en mujeres embarazadas, sin necesidad de realizar análisis para comprobar los niveles de esta vitamina por sus efectos claves en el desarrollo del bebé, además de por otros efectos preventivos sobre la salud materna como un menor riesgo de preeclampsia.

FERTILIDAD Y REPRODUCCIÓN

En mujeres, se sabe que la **deficiencia de vitamina D está relacionada con alteraciones en la ovulación y una menor receptivi-**

dad endometrial, lo que puede afectar la implantación embrionaria. De hecho, la probabilidad de ovulación en mujeres con síndrome de ovario poliquístico (condición que se caracteriza entre otras cosas por ciclos no ovulatorios) aumenta al optimizar los niveles de vitamina D.

Asimismo, existe una gran **correlación** entre los niveles de vitamina D en el fluido folicular y las tasas de **fertilización** exitosa en procedimientos de reproducción asistida.

Esto parece deberse a varios motivos:

○ La **vitamina D modula la expresión del receptor de la hormona luteinizante (LH) en los ovarios**, lo que promueve la ovulación.
○ Por el efecto sensibilizador a la insulina de la vitamina D (**sabemos que la insulina es una hormona clave que corregula con la LH la ovulación y maduración del cuerpo lúteo**).
○ Por el papel **inmunomodulador** de la vitamina D, que reduce el exceso de citoquinas proinflamatorias que contribuyen a dificultar el proceso de implantación.

Por otra parte, y no menos importante, **la falta de vitamina D se asocia a un incremento del riesgo de diabetes gestacional, preeclampsia, parto prematuro, CIR** (crecimiento intrauterino restringido) y **bajo peso al nacimiento**, como se documentó, entre otros, en el metaanálisis y revisión sistemática «Effects of Vitamin D Supplementation During Pregnancy on Birth Size: A Systematic Review and Meta-Analysis of Randomized Controlled Trials», *Nutrients*, 2019.

Además, se ha observado un incremento del riesgo de cesáreas. Concretamente, en el estudio «Association between Vitamin D Deficiency and Primary Cesarean Section», *Journal of Clinical Endocrinology & Meta-*

bolism, 2009, se documentó que las mujeres con **niveles bajos de vitamina D tienen un riesgo 3,48 veces mayor de requerir una cesárea en comparación con aquellas con niveles adecuados**. Esto se cree que ocurre porque **la vitamina D regula la expresión de genes involucrados en el adecuado desarrollo de la placenta**, así como de los genes implicados en el correcto **transporte de aminoácidos** y otros micronutrientes clave, lo que promueve un ambiente óptimo para el desarrollo fetal.

En cuanto al papel de la vitamina D en la **salud espermática y fertilidad masculina**, hay menos evidencia al respecto, pero se sabe que, puesto que hay receptores para la vitamina D en las diferentes células testiculares, como las productoras de testosterona o los espermatozoides, es esperable que niveles adecuados de vitamina D se asocien a mejores parámetros espermáticos.

Entre ellos, se han observado **una menor fragmentación del ADN espermático, una mejor motilidad y una mayor concentración espermática**, como parece indicar el estudio «Relationship between Serum Vitamin D Levels, Semen Parameters and Sperm DNA Damage in Men with Unexplained Infertility», *European Review of Medical and Pharmacological Sciences*, 2022;26(2):499-505.

OTRAS FUNCIONES BIOLÓGICAS DE LA VITAMINA D

- **Salud de la piel:** la vitamina D participa en la diferenciación de queratinocitos, las células de la piel, y en la reparación de heridas. Este hecho justifica que, en patologías donde hay implicada una alteración del ciclo celular normal de los queratinocitos, como en la **psoriasis**, la vitamina D, gracias a este efecto, así como a su efecto inmunomodulador, haya demostrado inhibir la proliferación excesiva de estos queratinocitos, así como reducir la infiltración de células **Th17**, que son claves en la patogénesis de la psoriasis y, por tanto, haya demostrado ser útil para mejorar esta condición.

- **Regula la reabsorción renal de calcio y fósforo**, lo que contribuye al mantenimiento de unos niveles adecuados de ambos minerales, evita el desequilibrio iónico entre estos dos compuestos, que puede dar lugar, entre otras cosas, a la calcificación de tejidos como arterias o articulaciones, picor generalizado, fatiga, pérdida de apetito y náuseas.

Cuando nos falta vitamina D

Una vez que sabemos las principales funciones de la vitamina D3, la siguiente pregunta que nos puede venir a la mente es: **¿cuáles son las manifestaciones de una falta de vitamina D?** Porque si cumple tantas funciones, sus manifestaciones serán muy diferentes.

Efectivamente, puesto que cumple funciones tan diversas a lo largo de las diferentes áreas de nuestra salud, las manifestaciones de su deficiencia pueden confundirse o pasarse por alto de manera muy frecuente, ya que pocas veces tiene síntomas específicos, sino que más bien **suele sumarse y exacerbar situaciones preexistentes de la persona**.

La falta de vitamina D **acostumbra a empeorar el mecanismo patológico de otras enfermedades** (añade gasolina a un fuego ya ardiente). Aun así, las manifestaciones más característicamente asociadas a la falta de vitamina D son:

MANIFESTACIONES EN NIÑOS:

En niños, una **deficiencia marcada de vitamina D** puede producir **raquitismo**, una condición caracterizada por **reducción de la mineralización del cartílago epifisario de crecimiento**, lo que da lugar a **deformidades óseas** especialmente notables en:

○ **las piernas** (se arquean)
○ **la columna vertebral** (deformidades en la espalda)
○ **la frente** (se forma una frente muy prominente)

○ **las fontanelas** en los bebés pueden hacerse más grandes (membranas que cubren el espacio entre los huesos craneales hasta que el cráneo se cierra por completo).

Por otra parte, en niños, la falta de vitamina D se asocia con:

○ **retraso del inicio de la bipedestación y la marcha**
○ **retraso en el crecimiento**
○ **caídas frecuentes**
○ **irritabilidad neuromuscular**
○ **crisis epilépticas por hipocalcemia**, en casos de deficiencia severa

EN ADULTOS:

○ La deficiencia de vitamina D en los huesos se denomina «**osteo-malacia**». A diferencia del raquitismo en niños, **no produce deformidades**, puesto que el esqueleto ya no está en crecimiento, pero sí **altera la mineralización y renovación ósea**, lo que hace que el proceso continuo de remodelación ósea **se realice de manera subóptima** y, por ende, **el hueso «renovado» sea más débil que el original**.

○ **Dolor óseo**, especialmente en la región lumbar y piernas.

○ **Debilidad muscular generalizada**, por pérdida predominante de **las fibras musculares tipo II** (de contracción rápida), que son las implicadas en el **reflejo de protección frente a caídas**, cuando, por ejemplo, nos tropezamos.

○ **Fatiga y cansancio crónico**, debido a diversos mecanismos:

– **Por su papel clave en la síntesis y contracción de las fibras musculares** especialmente las fibras musculares tipo 2. Menos vitamina D, menor capacidad de síntesis muscular y una contracción muscular más ineficiente.

– **Por el manejo del calcio intracelular:** los músculos necesitan calcio para contraerse y magnesio para relajarse; una falta de vitamina D lleva a niveles inadecuados de calcio, lo que impide una correcta contracción muscular y favorece la aparición de fatiga.

– **Por el estado de inflamación crónica de bajo grado:** la deficiencia de vitamina D se asocia con un aumento de la inflamación crónica, lo que afecta a las funciones celulares a nivel sistémico y contribuye a la fatiga generalizada.

– **Por su papel en la salud mental y la regulación del sueño**, lo que enlaza con el siguiente punto.

○ **Cambios en el estado de ánimo** debido al papel clave que tiene la vitamina D en las rutas de síntesis de **dopamina y serotonina**, dos neurotransmisores fundamentales para el equilibrio químico del cerebro, tanto para una adecuada salud mental como para favorecer un **sueño de calidad.**

○ **Mayor susceptibilidad a infecciones,** ya que, como sabemos de páginas anteriores, **la vitamina D es clave para el correcto funcionamiento del sistema inmune innato.**

Asimismo, en adultos, la falta de vitamina D mantenida en el tiempo induce la aparición de una alteración hormonal conocida como «**hiperparatiroidismo secundario**». En esta condición, **las glándulas paratiroides** (4 glándulas redondas del tamaño de aproximadamente 3-5 mm, situadas justo detrás de la glándula tiroides) responden ante la falta de vitamina D y, por consiguiente, a la ausencia de niveles adecuados de minerales como calcio y fósforo, con lo que **aumenta de manera exagerada la producción de la hormona PTH**. Esta hormona, entre otros aspectos, favorece la descalcificación de los huesos y una reabsorción desmedida de calcio en los riñones, lo que promueve la aparición de **osteoporosis y cálculos renales.**

Afortunadamente, cuando se reponen los niveles de vitamina D, la PTH vuelve a sus niveles normales, el hueso deja de destruirse y el riñón retoma la eliminación normal de calcio, de modo que se evita que progrese la destrucción ósea o el daño renal. Puede parecer contraintuitivo administrar vitamina D en estos casos, ya que la persona tiene mucho calcio en la sangre (debido a la destrucción ósea y a la desmedida reabsorción de calcio por los riñones), pero es una consecuencia de la elevación desmedida de la PTH, que a su vez es consecuencia de una falta de vitamina D. Por eso, para tratar todo ello, hay que ir a la causa: la falta de vitamina D.

Sabiendo todo lo que sabemos ahora, la siguiente pregunta más lógica es: **para evitar que yo tenga todas estas manifestaciones que me has descrito, ¿cuáles son los niveles adecuados de vitamina D?**

Niveles adecuados de vitamina D

Aquí nos encontramos con varios conflictos, que te voy a trasladar para que saques tus propias conclusiones.

Primero, **la deficiencia de vitamina D se ha definido tradicionalmente en la práctica clínica como la presencia de síntomas y signos** de raquitismo u osteomalacia. Aunque estas condiciones no son infrecuentes, la «deficiencia» de vitamina D actualmente se define más comúnmente en función de los niveles circulantes de 25(OH) vitamina D3. **Sin embargo, el nivel de 25(OH) vitamina D3 para definir la deficiencia ha sido y sigue siendo controvertido, tanto por los límites de corte usados para definirla como por los parámetros de salud modulados por la vitamina D que se eligen para determinar su estatus.**

Es decir, si la prevalencia/frecuencia de la deficiencia de vitamina D se define como una concentración de **25(OH) vitamina D3 inferior a 20 ng/mL** (50 nmol/L), el 60-80 por ciento de los adultos mayores de 60 años en España cumplen con ese criterio, mientras que, si se define como una concentración de **25(OH) vitamina D3 inferior a 10 ng/mL** (25 nmol/L), «solo» el 30 por ciento de los adultos mayores de 60 años serían considerados como deficientes.

Por otra parte, se sabe que los **niveles «adecuados» de vitamina D dependen del objetivo de salud que queramos conseguir**. Si bien es cierto que anteriormente se ha considerado que, para que el 97,5 por ciento de la población no tuviera osteomalacia y raquitismo, los niveles deberían ser >20 ng/mL, las últimas guías internacionales, bajo el paraguas de la *Endocrine Society* en «**Vitamin D for the Prevention of Disease: An Endocrine Society Clinical Practice Guideline»,** *Journal of Clinical Endocrinology & Metabolism,* **2024;109(8):1907-1947**, publicadas y corregidas en el segundo semestre de 2024, han concluido que **realmente no podemos establecer unos niveles adecuados generales** porque las funciones de la vitamina D son tan diversas que parece complicado determinar un punto de corte analítico donde todas las funciones llevadas a cabo por esta vitamina se regulen adecuadamente.

De hecho, las conclusiones de dicho documento de consenso son, literalmente: «No se han identificado concentraciones de 25(OH) vitamina D3 asociadas con suficiencia, insuficiencia y deficiencia de vitamina D y, por tanto, no se recomienda la prueba rutinaria de las concentraciones de 25(OH)D en individuos sanos». Es decir, **no hace falta medir la vitamina D en la mayor parte de los casos porque no es un valor que nos pueda ayudar mucho a decidir si esa persona va a necesitar o no suplementación con vitamina D**.

Esto es, una persona que, siguiendo el enfoque tradicional de un nivel de 25 ng/mL, podría considerarse que tenía un nivel normal, bajo este nuevo abordaje de las guías podría beneficiarse de una suplementación con vitamina D si, por ejemplo, tuviera prediabetes, estuviera embarazada o manifestase una condición autoinmune, independientemente de los valores analíticos.

Esto se debe a que la mayoría de los estudios y ensayos clínicos sobre vitamina D no incluyeron un nivel específico de 25(OH) vitamina D3 como criterio de elegibilidad, y ningún ensayo fue diseñado o tuvo la potencia suficiente para abordar el efecto de la vitamina D en subgrupos estratificados según los niveles basales o alcanzados de 25(OH) vitamina D3.

Tanto es así que, sabiendo esto, pero a la vez conociendo el papel clave de la vitamina D (más allá de las recomendaciones diarias mínimas generales para evitar problemas en la población general), se recomienda la **suplementación empírica** con alrededor de **1.000-2.000 IU de vitamina D3 diaria** (empírica hace referencia, textualmente en estas guías de consenso, a **«la ingesta de vitamina D, generalmente en forma de pastilla o gotas, que excede la cantidad diaria recomendada [CDR] de 600-800 IU y se implementa sin pruebas de medición sanguínea de 25-hidroxivitamina D»**), en los siguientes casos:

○ **En niños de 1 a 18 años**, con el fin de prevenir el raquitismo y por su potencial para reducir las infecciones del tracto respiratorio.

○ **En mujeres embarazadas**, por el menor riesgo de preeclampsia, mortalidad intrauterina, parto pretérmino, bebé pequeño para la edad gestacional y mortalidad neonatal.

○ **En personas con prediabetes**, por su potencial para reducir la progresión a diabetes (los criterios para el diagnóstico de prediabetes los incluyo al final de esta sección).

○ **En personas mayores de 75 años**, por la posible reducción de la mortalidad por todas las causas.

En el resto de los grupos poblacionales, de **19 a 74 años**, se considera que **no se han establecido en ensayos clínicos niveles de 25(OH)D que proporcionen beneficios específicos**, y faltan estudios que de manera global y repetidamente muestren beneficios tan bien establecidos como los casos anteriores, que justifiquen la suplementación empírica más allá de la RDA. Por ello, el panel de expertos **sugiere no realizar pruebas de detección rutinarias de los niveles de 25(OH)D** para guiar la toma de decisiones (es decir, administrar o no vitamina D) ni realizar pruebas de seguimiento rutinarias para ajustar la dosis de vitamina D. Se deja al criterio del médico en función de los riesgos individuales del paciente la necesidad o no de suplementación por encima de las cantidades diarias recomendadas (CDR).

Ahora bien, **una matización clave** que mucha gente olvida cuando saca esta información en redes sociales es que en esa misma guía dejan claro que, **para aquellas personas que viven en países donde la fortificación de alimentos con vitamina D no es estándar** (España y la mayor parte de países de Europa y Latinoamérica, excepto los países nórdicos) o donde los suplementos dietéticos no se usan de manera rutinaria (como en España, aunque esto afortunadamente está cambiando), pueden ser necesarias intervenciones para garantizar una **ingesta mínima basal** consistente con las **Dietary Reference Intakes (DRI/CDR) del Institute of Medicine (IOM)**, con al menos **600-800 UI de vitamina D3**, y los suplementos son la forma más segura, homogénea y sostenible en el tiempo. O sea, te dicen que no todo el mundo necesita suplementación empírica, pero a la misma vez te dicen que mínimo hay que cubrir 600-800 IU y que la suplementación es la manera más útil para ello… Saca tus propias conclusiones.

Recalco de nuevo que esta CDR de 600-800 IU de vitamina D3 diarias son las mínimas para que no se produzca osteomalacia en adultos o raquitismo en niños. **Para optimizar todas las funciones de la vitamina D y probablemente sortear las dificultades de absorción y mantenimiento de niveles sanguíneos e intracelulares, lo óptimo suele ser**, según las guías de «Consensus Statement on Vitamin D Status Assessment and Supplementation: Whys, Whens, and Hows», *Endocrine Reviews*, 2024;45(5), **entre 1.000-2.000 UI de vitamina D3 al día**.

En este punto, y sabiendo que, como hemos visto en los párrafos anteriores, no hay un consenso claro en cuanto a los puntos de corte de los valores de **25(OH) vitamina D3** en los análisis, con el fin de dejarte algunas referencias más tradicionales, te comparto las organizaciones más importantes a nivel internacional y nacional que todavía se siguen posicionando con valores analíticos y que, bajo mi criterio médico, parecen razonables como orientación general.

Según la organización pionera en determinar valores de referencia, el **Food and Nutrition Board (FNB) at the National Academies of Sciences, Engineering, and Medicine (NASEM)**, una de las principales entidades en la formulación de recomendaciones nutricionales y en la evaluación de políticas de salud relacionadas con la alimentación y la suplementación en EE. UU., y por ende en la salud pública mundial (de ellos se inspiran el resto de las organizaciones de salud pública de Latinoamérica, la Unión Europea, países del este de Europa y países africanos), establece que los puntos de corte para determinados resultados de salud son:

NG/ML	NMOL/L	IMPLICACIONES PARA LA SALUD
<12	<30	Asociado a raquitismo y osteomalacia e incremento de riesgo de infecciones
12-20	30-50	Niveles inadecuados para la salud ósea y general en personas sanas
≥20	≥50	Niveles considerados adecuados en general (sin tener en cuenta condiciones específicas de salud)
≥60	≥120	Asociado con incremento del riesgo cardiovascular y mortalidad por cáncer según «Emerging Risk Factors Collaboration/EPIC-CVD/Vitamin D Studies Collaboration. Estimating dose-response relationships for vitamin D with coronary heart disease, stroke, and all-cause mortality: observational and Mendelian randomisation analyses», *Lancet Diabetes & Endocrinology*, 2021.

Mientras, la Sociedad Española de Endocrinología y Nutrición establece que los valores óptimos de 25 (OH) vitamina D3 son por encima de 30 ng/mL. Los valores por debajo de 10 ng/mL se consideran deficiencia, y entre 10 y 20 ng/mL, insuficiencia.

Enfatizo el hecho de que, para elegir estos valores, las sociedades se quedan prácticamente en el beneficio esquelético de la vitamina D, y omiten que quizá niveles por encima de 20 (considerado como suficiente por la FNB) pueden optimizar muchas otras funciones dominadas por la vitamina D. Pero, como lamentablemente se recalca en una de las limitaciones de las últimas grandes guías al respecto, los investigadores **no han identificado de manera definitiva las concentraciones séricas de 25(OH) vitamina D3 asociadas con la salud en general**. Es decir, no son capaces de **establecer valores analíticos porque todavía no sabemos** qué niveles específicos engloban de manera más acertada todos los beneficios dominados por esta vitamina.

Lo que sí se sabe es que **niveles demasiado altos** de vitamina D en sangre **mantenidos** en el **tiempo** (niveles >60-70 ng/dL de 25 [OH] vitamina D3 en sangre) se asocian a **un mayor riesgo cardiovascular y de mortalidad por todas las causas, incluyendo cáncer** como quedó documentado en Emerging Risk Factors Collaboration/EPIC-CVD/Vitamin D Studies Collaboration, «Estimating dose-response relationships for vitamin D with coronary heart disease, stroke, and all-cause mortality: observational and Mendelian randomisation analyses», *The Lancet Diabetes & Endocrinology*, 2021.

Asimismo, de **manera aguda** niveles «muy altos» (en este caso hago referencia a niveles de 25(OH) vitamina D3 en la sangre que superen los 100-150 ng/mL) **pueden producir** pérdida de apetito, náuseas, vómitos, debilidad muscular, confusión, deshidratación, sed excesiva y cálculos renales.

Parece que esto se debe a que un **exceso de vitamina D3 incrementa la expresión de los transportadores intestinales TRPV6 del calcio**, con lo que aumenta de manera excesiva la absorción de calcio y se minimizan las pérdidas renales, lo que conduce a niveles de calcio excesivamente altos que se asocian con mortalidad cardiovascular.

Asimismo, un exceso de vitamina D3, como todos los excesos hormonales o incluso de vitaminas, hace que el complejo y delicado mecanismo fisiológico de control hormonal se desajuste. En el caso de la vitamina D, que modula una gran cantidad de genes implicados en funciones muy diversas, implica que pueda perder su fino control y sus funciones dejen de tener un papel positivo para volverse excesivas. Y, como en todo, más no es mejor.

A MODO DE RESUMEN

De todo este batiburrillo de evidencias científicas, podemos sacar en claro que en niños de entre 1-18 años, mujeres embarazadas, personas con prediabetes y personas a partir de 75 años, **la suplementación con vitamina D3 sin análisis está recomendada** por los beneficios específicos descritos anteriormente. Y que las cantidades parecen estar, de manera general, entre 1.000-2.000 UI de vitamina D3 diarias. (Encontrarás más sobre la dosificación diaria vs. semanal, quincenal o mensual en la siguiente sección).

Que el **resto de la población tampoco tiene por qué realizarse análisis de sangre para determinar su estatus de vitamina D, puesto que no sabemos el punto de corte ideal** para todas las personas, aunque la evidencia más tradicional apunta a valores >30 ng/dL de 25(OH) vitamina D3 como un punto seguro de un adecuado estatus en general. **Y que, sea cual sea el nivel que tengamos** (de ahí que no resulte necesario hacerse un análisis de sangre), **debemos tomar como mínimo 600-800 IU diarias** de **vitamina D3** (realmente lo mismo sucede con otras vitaminas, como las del grupo B, que no tomamos con la alimentación en cantidades suficientes...), **independientemente de nuestro estado de salud**, para obtener la mínima cantidad necesaria y evitar problemas óseos. Es muy probable que se necesiten mayores cantidades para optimizar todas las funciones específicas llevadas a cabo por la vitamina D. Y parece (digo que parece porque ya sabemos que no hay un consenso universal a falta de estudios específicos) que estas cantidades serían entre 1.000-2.000 UI diarias de vitamina D3.

Este punto es especialmente clave en personas que tenemos enfermedades autoinmunes (el tener una enfermedad autoinmune duplica el riesgo de desarrollar una nueva enfermedad autoinmune) o en aquellas en riesgo de desarrollar enfermedades autoinmunes.[1]

Isabel, me queda claro que no hay por qué hacerse unos análisis y que lo básico es llegar, como mínimo, a los 600-800 IU diarios de vitamina D en la población general, pero me surgen varias dudas:

○ **¿Hay alguna manera, sin hacerme análisis, para saber si corro riesgo de no estar consiguiendo esa cantidad mínima?**
○ **¿Puedo llegar a esos 600-800 IU de vitamina D3 sin tomar suplementos?**

Con respecto a la primera pregunta: sí, hay **cuestionarios validados para predecir el riesgo de falta de vitamina D sin análisis** como el publicado por Deschasaux M., Souberbielle J. C., Andreeva V. A., Sutton A., Charnaux N., Kesse-Guyot E., *et al.*, «Quick and Eeasy Screening for Vitamin D Insufficiency in Adults: a Scoring System to be Implemented in Daily Clinical Practice», *Medicine (Baltimore)*, 2016;95:e2783.

---

1. Criterios para el diagnóstico de prediabetes según la American Diabetes Association (ADA):
   ○ Hemoglobina glicosilada (HbA1c) en sangre entre 5,7 y 6,4 por ciento.
   ○ Glucemia tras al menos 6-8 horas de ayuno en sangre entre 100 y 125 mg/dL (de 5,6 a 6,9 mmol/L).
   ○ Prueba de tolerancia a la glucosa oral (SOG): glucosa en sangre tras 2 horas de la ingestión de un «jarabe» con 75 g de glucosa entre 140 y 199 mg/dL (de 7,8 a 11,0 mmol/L).

Si quieres hacerlo, te lo expongo a continuación:

Responde a las siguientes preguntas y suma los puntos correspondientes a cada respuesta. Al final, consulta la interpretación de los resultados.

Preguntas

1. ¿En qué época del año estás realizando este test?
- ☐ Junio-noviembre → 0 puntos
- ☐ Diciembre-enero → 1,5 puntos
- ☐ Febrero-marzo → 2,5 puntos
- ☐ Abril-mayo → 2 puntos

2. ¿Cuál es tu índice de masa corporal (IMC)? (IMC = peso [kg]/altura [m^2])
- ☐ IMC < 25 kg/m^2 → 0 puntos
- ☐ IMC entre 25 y 30 kg/m^2 → 1,5 puntos
- ☐ IMC ≥ 30 kg/m^2 → 2,5 puntos

3. ¿En qué latitud vives? (Consulta en internet la latitud de tu ciudad)
- ☐ Latitud <48° N → 0 puntos
- ☐ Latitud ≥48° N → 2 puntos

4. ¿Realizas actividad física regularmente?
- ☐ No → 1,5 puntos
- ☐ Sí, pero menos de 1 hora de caminata al día → 1,5 puntos
- ☐ Sí, equivalente a 1 hora o más de caminata al día → 0 puntos

5. ¿Cómo estimas tu exposición habitual al sol?
- ☐ Baja/muy baja → 3 puntos
- ☐ Moderada → 1,5 puntos
- ☐ Alta → 0 puntos

6. ¿Cómo reacciona tu piel la primera vez que te expones al sol en verano sin protección solar?

- ☐ Siempre me quemo, nunca me bronceo → 1,5 puntos
- ☐ Me quemo fácilmente, me bronceo mínimamente → 1,5 puntos
- ☐ Me quemo moderadamente, me bronceo gradualmente → 0 puntos
- ☐ Me quemo mínimamente, me bronceo bien → 0 puntos
- ☐ Me quemo raramente, me bronceo bastante → 1,5 puntos
- ☐ Nunca me quemo, tengo pigmentación profunda → 1,5 puntos

Resultados

Suma los puntos de todas tus respuestas y consulta la siguiente interpretación:

- ○ **Menos de 7 puntos:** bajo riesgo de insuficiencia de vitamina D
- ○ **Entre 7 y 9 puntos:** riesgo moderado de insuficiencia de vitamina D
- ○ **9 puntos o más:** riesgo alto de insuficiencia de vitamina D

¿QUÉ HACER SEGÚN TU RESULTADO?

Si tienes un riesgo **moderado o alto**, es recomendable evaluar tu ingesta de vitamina D y considerar la suplementación. Obviamente en caso de duda, consulta con tu médico personal o profesional de la salud para recibir orientación personalizada.

Con respecto a la segunda pregunta, sí que se puede intentar conseguir, **siempre que se desee**, la cantidad mínima de vitamina D por otros medios que no sean la suplementación, a través de:

1. **Exposición solar moderada:** aunque esta puede ser una forma natural de obtener vitamina D, no es ni obligatoria ni necesaria para

alcanzar niveles adecuados. Si se opta por esta vía, se recomienda una exposición en brazos y piernas que varía en función de la estación en la que nos encontremos:

Invierno y otoño
○ **Horario recomendado:** entre las 11:00 y las 15:00 (mediodía solar)
○ **Duración estimada:** 20-30 minutos (dependiendo del tono de piel y latitud)

En latitudes altas (>40° N o S), la síntesis de vitamina D es mínima en invierno, incluso con exposición solar. Por otra parte, la ropa de abrigo limita la exposición de brazos y piernas, lo que reduce la posibilidad de sintetizar vitamina D si no nos quitamos la ropa.

Primavera y verano
○ **Horario recomendado:** entre las 9:00 y las 11:00 o las 16:00 y las 18:00 (evita las horas de máxima radiación para reducir daños en la piel)
○ **Duración estimada:** 10-20 minutos

Consideraciones adicionales independientemente de la estación en la que nos encontremos: evita la exposición en la cara con protecciones físicas o protector solar para minimizar el fotoenvejecimiento y el riesgo de cáncer de piel. Además, la cara es una zona **muy poco eficiente** por superficie para ser considerada una fuente suficiente **sistémica** de producción de vitamina D.

2. **Alimentos:** aunque la alimentación sin enriquecer no suele ser una fuente suficiente de vitamina D de manera general, algunos de los alimentos más ricos naturalmente en vitamina D por ración normal son:

- anguila por ración de 200 g: 2.000 UI
- aceite de hígado de bacalao por 5-10 ml: 400-1.000 UI
- salmón fresco del Atlántico por ración 180 g: 600-100 UI
- salmón de cultivo (acuicultura) por ración 180 g: 100-250 UI
- sardinas, atún, bonito, caballa por ración 150-200 g: 300 UI (evita atún y bonito en niños de hasta 14 años y mujeres embarazadas y lactantes por su alto contenido en mercurio)
- yema de huevo: 20 UI por huevo
- lácteos sin enriquecer: 2-15 UI
- lácteos enriquecidos con vitamina D: 150-160 UI

¿Cuál es la mejor forma de suplementarse con vitamina D?

Ahora, llegados a este punto, nos puede surgir la duda, entendible en toda la vorágine de información que hay, de si es mejor, en el caso de que lo deseemos, suplementarnos con vitamina D de forma diaria, semanal o mensual. También si es mejor suplementarse con vitamina D3 o si es más efectivo el fármaco **calcifediol**. Este se receta tradicionalmente como sustituto equivalente de la vitamina D3, cuando en realidad es un fármaco y no una vitamina como tal y, por tanto, está sujeto a un control y seguimiento diferentes. (Esto va dirigido sobre todo a mis lectores españoles, porque fuera de España este fármaco ni siquiera está comercializado, lo que nos hace pensar que probablemente no sea, de manera general, la forma deseable de obtener un adecuado estatus de vitamina D).

Según las dos últimas guías de consenso más importantes sobre el manejo de la vitamina D (Demay M. B., Pittas A. G., Bikle D. D., *et al.*, «**Vitamin D for the Prevention of Disease: An Endocrine Society Clinical Practice Guideline**», *Journal of Clinical Endocrinology & Metabolism*, 2024;109(8):1907-1947, y «**Consensus Statement on Vitamin D Status Assessment and Supplementation: Whys, Whens, and Hows**», *Endocrine Reviews*, 2024;45(5):625-654, la forma ideal de suplementarse con vitamina D es con la **vitamina D3 y en dosis diarias**. Es decir, como cualquier vitamina/hormona, **si queremos de manera efectiva optimizar nuestros niveles y, sobre todo, permitir que la vitamina D se use de manera eficiente en todas las funciones descritas, necesitamos aportarla todos los días y en forma de vitamina D3**.

Básicamente, esto se debe a varios motivos. El primero es que **las megadosis de vitamina D3 han demostrado producir picos y caídas muy marcadas** de la misma, lo que por una parte pone en riesgo de llegar a **niveles tóxicos de vitamina D durante los picos**. Además, los mecanismos de regulación y homeostasis del organismo **se activan y evitan que parte de esta vitamina se use de manera efectiva** (se ponen en marcha los mecanismos catabólicos hepáticos), lo que luego provoca **caídas bruscas en los niveles de vitamina D**. Esto impide que, durante esos periodos, nuestras células dispongan de la cantidad de vitamina D necesaria, lo que nos hace más susceptibles a la aparición de síntomas y signos derivados de un **estatus intracelular subóptimo de vitamina D**.

Por otra parte, **las megadosis de vitamina D se han asociado «paradójicamente» a un incremento del riesgo de caídas, fracturas y de muerte**, especialmente en **personas de edad avanzada** (precisamente el colectivo que más recibe este tipo de posología). Esto se debe, entre otras cosas, a lo que te he explicado anteriormente sobre los **picos y caídas bruscas** que evitan que las células, incluyendo células musculares y óseas, **usen de manera efectiva la vitamina D y tengan un aporte continuo**, de ahí que haya **periodos con un estatus subóptimo** (durante los valles de caída de vitamina D).

Además, parece que **las megadosis de vitamina D producen un incremento de la inflamación**, lo que contribuye, entre otras cosas, a:

○ **Mayor susceptibilidad a infecciones.**
○ **Destrucción ósea.**

○ **Empeoramiento de enfermedades y condiciones crónicas**, que suelen estar presentes en personas de edad más avanzada.

Esto quedó constatado no solo en las guías que te he descrito, sino en varios estudios como «**Annual High-dose Oral Vitamin D and Falls and Fractures in Older Women: a Randomized Controlled Trial**», *Journal of the American Medical Association*, 2010;303(18):1815-1822 o «**New Findings on Vitamin D3 Supplementation and Falls— When More is Perhaps not Better**», *Nature Reviews Endocrinology*, 2016;12(4):190-191.

En estos estudios se constató un **incremento del riesgo de caídas y fracturas**, y, por ende, **un aumento de la morbimortalidad** (tras una fractura de cadera, la mortalidad en los 6 meses siguientes se duplica y llega a ser del 25-30 por ciento en hombres y del 15-20 por ciento en mujeres).

De hecho, **no hay, más allá de por un motivo de adherencia en personas dependientes, ninguna razón para suplementar la vitamina D en dosis mensuales, quincenales o semanales**. No solo porque es **menos efectiva** que las dosis diarias para mejorar el estatus de vitamina D, sino porque **puede incrementar el riesgo de eventos adversos**, lo que nos aleja de uno de los principios fundamentales de la ética médica: «**Primero, no dañar**».

Asimismo, en este sentido, **no solo se recomienda la suplementación diaria de vitamina D, sino que parece que, de manera general, lo ideal sería una dosis de 1.000-2.000 UI.**

Esto se debe a que, a partir de **ciertas cantidades de vitamina D3 en sangre (15 nmol/L o 5,8 ng/mL)**, la conversión a **25(OH) vitamina D3** (la que se mide en sangre como marcador del estatus de vitamina D) **no es directa** y **la vitamina D3** comienza a **acumularse sin ser convertida eficientemente a 25(OH) vitamina D3.**

Por ello, excepto en casos particulares, la forma **más segura y efectiva a largo plazo de suplementar con vitamina D es en** regímenes diarios y con dosis que no superen las 1.000-2.000 UI de vitamina D3.

Vitamina D3 o el fármaco calcifediol	
Vitamina D3 (Colecalciferol)	Calcifediol
Gold standard para cubrir los requerimientos diarios de vitamina D	Menos evidencias. No hay datos sobre ninguna de las funciones extraesqueléticas de la vitamina D
Numerosas evidencias de alta calidad y usado mundialmente para abordar los requerimientos de vitamina D	Evidencias científicas mucho más limitadas (fármaco usado en muy pocos países más allá de España)
Seguridad: riesgo bajísimo de toxicidad y sus incrementos en los niveles de vitamina D en sangre se adaptan a los niveles basales de vitamina D	Curva dosis-respuesta lineal → requiere más monitorización por riesgo de toxicidad
No hay que cambiar la dosis de mantenimiento	Hay que cambiar la dosis de mantenimiento una vez alcanzada la dosis óptima (pierde la regulación que ofrece la hidroxilasa hepática)
Hay estudios que permiten saber equivalencias entre regímenes intermitentes vs. diarios	No hay estudios sobre sus requerimientos diarios
Inadecuada absorción en pacientes tras cirugía bariátrica o cirugías resectivas intestinales, enfermedad hepática avanzada (cirrosis, hepatitis crónica)	Es el fármaco de elección en pacientes tras cirugía bariátrica, resecciones amplias de intestino delgado o enfermedad hepática avanzada
	Más barato y más rápido en corregir, ya que no necesita ser hidroxilada en el hígado (3x potencia)

Las «mejores amigas» de la vitamina D: la vitamina K2 y el magnesio

IMPORTANCIA DE LA VITAMINA K2

La **vitamina K2** es un tipo de vitamina K perteneciente a la familia de las **menaquinonas**, que es diferente a la **vitamina K1 (filoquinona)** y, por tanto, **NO ejerce efectos sobre la coagulación**. (Sería como decir que la vitamina B1 y la B2 son la misma por compartir letra;

ambas son vitaminas del grupo B, pero sus funciones en el organismo son completamente diferentes. Con la vitamina K1 y K2 ocurre lo mismo). Juega un papel clave en algunas de las funciones dominadas por la vitamina D, en tanto que la **vitamina K2 es necesaria para la carboxilación que permite la activación de la proteína osteocalcina (OC)**, lo que promueve la **formación ósea.**

Además, la **vitamina K2 es el cofactor clave para la gamma-carboxilación de la proteína Gla de matriz (dp-ucMGP) en las células del músculo liso vascular y condrocitos.** Esto contribuye a la **inhibición de la calcificación de los tejidos blandos,** como arterias, cartílagos y músculos.

En general, dentro de los diferentes tipos de **vitamina K2,** la **menaquinona-7 (MK-7)** es la más recomendable por ser la más estable y la que ha demostrado en la mayor parte de los estudios los **efectos beneficiosos.**

Aunque no hay una regla establecida, **de media se recomienda entre 40-50 mcg de vitamina K2 junto con la vitamina D3.** Sin embargo, esto suele estar **contemplado en los suplementos con vitamina D3,** que normalmente incluyen combinaciones adecuadas.

EL PAPEL DEL MAGNESIO EN LA VITAMINA D Y LA SALUD ÓSEA

Además, especialmente cuando los **niveles sanguíneos de 25(OH) vitamina D son muy bajos,** es importante **asegurar el consumo diario de las cantidades necesarias de magnesio.**

No es indispensable consumirlo **al mismo tiempo** que la **vitamina D3 y la vitamina K2** (que sí tiene sentido tomarlas juntas, ya que ambas son liposolubles y su absorción se optimiza con la presencia de comida, especialmente grasa, en el tracto digestivo). Sin embargo, sí es fundamental **garantizar su presencia en la dieta o mediante suplementación,** ya que este mineral es **clave para el transporte y la activación de la vitamina D.**

El **magnesio también desempeña un papel fundamental en**

la estabilización de los cristales de hidroxiapatita cálcica en los huesos. Esto significa que, una vez que la matriz ósea se deposita, el magnesio contribuye a su estabilidad, lo que favorece la calidad del hueso formado.

Formas recomendadas de magnesio

Para maximizar la absorción y minimizar los efectos adversos gastrointestinales, lo ideal es optar por fuentes de magnesio altamente biodisponibles. Las formas más recomendadas son:

○ magnesio bisglicinado
○ magnesio malato
○ taurato de magnesio

En algunos casos, cuando la tolerancia gastrointestinal no sea un problema (ya que estas formas pueden causar molestias con mayor probabilidad), también pueden considerarse:

○ citrato de magnesio
○ óxido de magnesio

Una buena opción es elegir suplementos que combinen varios tipos de magnesio para obtener los diferentes beneficios de cada una de las sales con las que se combina este mineral.

Ideas claves

○ **La vitamina D no es solo para los huesos:** aunque tradicionalmente se ha vinculado solo con la salud ósea, la vitamina D regula entre el 3-11 por ciento de nuestro genoma, y afecta a funciones tan diversas como la salud inmune, muscular, cardiovascular, tiroidea y cerebral.

○ **No hace falta analizarse la vitamina D en la mayoría de los casos:** no existe un punto de corte universalmente válido para definir un estatus adecuado de vitamina D en cuanto a sus funciones generales. En su lugar, lo importante es asegurarse de que se cubre la ingesta mínima recomendada (600-800 UI/día) y en algunos casos, como embarazo, prediabetes o edad avanzada, considerar una suplementación empírica de 1.000-2.000 UI/día.

○ **La mejor manera de suplementarse con vitamina D es en dosis diarias:** las megadosis semanales o mensuales generan picos y caídas bruscas en los niveles de vitamina D, lo que puede afectar su efectividad y aumentar el riesgo de fracturas y problemas musculares. La opción más segura y efectiva es la suplementación diaria en forma de vitamina D3.

○ **No solo importa cuánto tomas, sino cómo lo absorbes:** la vitamina D es liposoluble, por lo que su absorción mejora cuando se toma con una comida que contenga algo de grasa, como frutos secos, aceite de oliva virgen extra, semillas de linaza, aguacates…

○ **Las «mejores amigas» de la vitamina D:** la vitamina K2 ayuda a dirigir el calcio a los huesos y a evitar su acumulación en arterias y tejidos blandos. El magnesio es clave para la activación y el metabolismo de la vitamina D. Asegurar una ingesta adecuada de ambos optimiza los beneficios de la vitamina D en el cuerpo.

CAPÍTULO 9

Disruptores hormonales: ¿los enemigos silenciosos de tus hormonas?

Cada vez más nos damos cuenta de que los problemas de salud actuales no se pueden explicar al cien por cien por los factores de riesgo «tradicionales», como la predisposición genética, el exceso de lípidos en sangre, un inadecuado metabolismo de la insulina, un mal manejo de la tensión arterial, hábitos tóxicos, la edad… **Han aparecido problemas que hasta hace pocos años no existían con tal frecuencia,** como el aumento de la infertilidad; hitos hormonales que se adelantan respecto a lo que tradicionalmente ocurría (pubertad adelantada, menopausia precoz); una disminución marcada de hormonas que nunca antes habían experimentado tal descenso en tan poco tiempo, como la testosterona; un aumento en la incidencia de enfermedades autoinmunes, y un largo etcétera.

Afortunadamente en la medicina y la ciencia se está ampliando el abanico de piezas del puzle que habían permanecido ocultas o **desconocidas** bajo el tapiz del desconocimiento. Ahora, gracias a la investigación y al avance de la ciencia (y aprovecho estas líneas para dar las gracias a todos los investigadores españoles que, desde nuestras propias fronteras o fuera de ellas, lideran cada día el progreso del conocimiento), se han «**descubierto**» compuestos a los que estamos expuestos a diario y que, en un principio, nadie se planteó como **dañinos** o al menos con capacidad para afectar nuestra salud, pero que realmente sí tienen impacto, sobre todo por su capacidad de modular a quien modula nuestro organismo: las hormonas. Y como has aprendido a lo largo de este libro (o al menos eso espero), cuando se afecta una hormona, no solo se ven afectadas las demás, sino que, como las piezas de un dominó que caen ordenadamente, se genera un efecto en cadena con mayor o menor impacto en el organismo.

Así, a lo largo de las líneas de este último capítulo ni busco generar ansiedad ni añadir una preocupación extra, sino simplemente informarte de que estos compuestos potencialmente dañinos para nuestra salud existen. Creo firmemente que la información nos da el **poder potencial** de actuar en caso de que estemos preparados, podamos y lo sintamos, sin que ello implique una obligación. Pero no sería justo ocultarte esta información, porque hay muchas personas que están sufriendo condiciones o situaciones que no entienden, que no mejoran o incluso empeoran, a pesar de hacer «todo bien», o que simplemente han recibido la respuesta de «es lo que hay».

Y quizá, si conocen esta información, puedan encontrar algo de luz en la grieta. Y ya sabes que **la grieta es el lugar por donde entra la luz**. Si con lo que te voy a contar consigues sumar, aunque sea un 1 por ciento a tu salud, incluso si ese 1 por ciento es simplemente saber que esto existe, yo habré cumplido con mi labor como médica y divulgadora.

Sin más introducción, vamos a ello ☺.

¿Qué son los disruptores hormonales?

Los disruptores hormonales son sustancias químicas exógenas que entran en contacto con nuestro cuerpo a través de la inhalación, ingestión o contacto con la piel, y pueden generar efectos perjudiciales en el organismo mediante múltiples mecanismos.

¿CUÁLES SON ESTOS MECANISMOS POR LOS QUE LOS DISRUPTORES PUEDEN AFECTAR A NUESTRA SALUD?

Aunque tradicionalmente se ha asociado el efecto negativo de los disruptores hormonales a su capacidad de **imitar o bloquear la acción de las hormonas, su impacto en la salud va mucho más allá.**

No solo interfieren en la función hormonal directa, sino que también pueden:

○ **Alterar la expresión de los receptores hormonales** (la cerradura donde encajan las hormonas, y que son indispensables para que las llaves, que son las hormonas, puedan abrir las puertas y ejercer sus funciones en el interior de las células).

○ **Modificar la transducción de señales intracelulares**, ya que cambian la expresión de genes en las células: es decir, puede ser que los componentes disruptores endocrinos no afecten al mecanismo de cerradura anterior. por lo que sí que se permite que la llave, que es la hormona, entre en la cerradura y la puerta de las células se abra, pero después las hormonas no pueden señalizar a las células para que la maquinaria de funcionamiento se ponga en marcha.

○ Modificar la **síntesis y el transporte de hormonas**.

○ Alterar el **metabolismo de eliminación hormonal**, que nos predispone a perder el equilibrio necesario entre producción/eliminación hormonal, lo que lleva a un exceso relativo de determinadas hormonas con el consecuente efecto negativo que tiene para nuestra salud, como hemos visto a lo largo del libro, la pérdida del equilibrio hormonal.

○ Influir en la proliferación y el destino de **células productoras** de hormonas.

○ Provocar cambios **epigenéticos** en las células hormonales. **¿Qué significa cambios epigenéticos?** Son modificaciones que afectan la manera en que **los genes se activan o desactivan, sin alterar la secuencia del ADN en sí**. Es decir, no cambian el «código genético» como lo haría una mutación, pero sí influyen en qué genes se expresan más o menos en respuesta a ciertos estímulos ambientales, como la exposición a disruptores endocrinos. Imaginemos el impacto que esto puede tener no solo en la salud hormonal, sino en la salud general del organismo, y más sabiendo que estos cambios epigenéticos son heredables, como veremos más adelante.

Ahora que sabemos qué son y cómo pueden afectar a nuestra salud los disruptores hormonales, la siguiente pregunta más lógica que te puedes estar haciendo es: **¿cuáles son estos compuestos y dónde están?**

Principales disruptores hormonales

Un análisis de *The Endocrine Disruption Exchange Database* en 2020 **identificó 1.482 sustancias con potencial disruptor endocrino**, alrededor de 50 de ellas detectadas en cantidades significativas en poblaciones vulnerables como mujeres embarazadas y niños. Entre las fuentes con mayor potencial disruptor encontramos:

○ fuentes naturales: metales pesados (plomo, mercurio, arsénico), hidrocarburos poliaromáticos
○ fuentes antropogénicas: micro y nanoplásticos, particulado fino, Bisfenoles (A, F, S, AF, AP, C, E), balatos (DEHP, DBP, MnBP, MiBP, DinNP, MNP...), pesticidas, fungicidas, compuestos perfluorados (PCB, PFO, PFOA, PBDE...), parabenos

A continuación, te describo los principales compuestos con actividad disruptora y su posible impacto para nuestra salud.

MICROPLÁSTICOS Y NANOPLÁSTICOS (MNP)

Los microplásticos y nanoplásticos son fragmentos de plásticos más grandes que, con el tiempo, se han ido degradando y acumulando en ecosistemas acuáticos y terrestres. Como consecuencia, entran en contacto con nuestro organismo, principalmente a través de la **ingestión de alimentos y agua** (en especial la embotellada) y, en menor medida, por inhalación o contacto con la piel a través de la ropa y los cosméticos.

El principal problema de estos compuestos son los **nanoplásticos**, partículas de menos de **1 micrómetro** (1.000 veces más pequeñas que 1 milímetro). Para ponerlo en perspectiva, el diámetro de un pelo humano es de aproximadamente **50-70 micrómetros**. Esto es crítico porque, en el intestino, todo lo que tenga un tamaño menor a **100 micrómetros se absorbe**, lo que significa que los nanoplásticos tienen vía libre para entrar en nuestro torrente sanguíneo y distribuirse por distintos órganos y tejidos.

Se estima que de media consumimos entre **10-300 mcg de nano y microplásticos a la semana**.

Estos rangos de ingesta semanal de micro y nanoplásticos **provienen** fundamentalmente de alimentos como agua, pescados, maricos, ganado, verduras, legumbres, tubérculos y frutas (pues el agua del suelo donde crecen está contaminada con microplásticos). También de la transferencia a los alimentos tras calentar comidas en recipientes de plástico o las aguas embotelladas que, con el tiempo y la exposición a la luz y el calor, van transfiriendo estas partículas a las aguas que luego bebemos.

Sabemos que ingerimos MNP, pero **¿qué efectos pueden tener en nuestro organismo?** Vamos a ver dos ejemplos que afectan a dos sistemas de salud calves para el ser humano: el cerebro y el sistema cardiovascular.

Micro y nanoplásticos (MNP) en el cerebro:

Un estudio reciente publicado en *Nature Medicine* titulado **«Bioaccumulation of Microplastics in Decedent Human Brains»** (2025), en el que se investigaron **91 muestras de tejido cerebral** recolectadas en autopsias realizadas entre **2016 y 2024**, y centradas en la **corteza frontal**, una región clave para la **cognición y el comportamiento**, nos arrojó datos cuando menos inquietantes:

○ Las concentraciones de **MNP en el cerebro eran hasta 30 veces mayores** que los ya altos niveles presentes en otros órganos claves como el hígado o los riñones.

○ Las concentraciones de micro y nanoplásticos eran similares a las detectadas en estudios previos en **placas arteriales** (que veremos más adelante) de personas con enfermedad cardiovascular. Esto es importante porque nos aporta **consistencia** en los hallazgos. Es decir, no es «algo esporádico», sino que realmente se repite la evidencia que tenemos de que estos compuestos se acumulan en el cuerpo, al exceder con creces la capacidad excretora que tiene nuestro organismo.

○ Los cerebros de **personas con demencia** contenían hasta **10 veces más plástico** que los de personas sin esta condición.

Si bien el estudio no establece una causalidad directa entre la acumulación de micro y nanoplásticos y la demencia, los investigadores del estudio han recalcado que estos compuestos pueden contribuir a las cifras en ascenso de los diferentes casos de demencias que está habiendo en los últimos años. Principalmente porque estos compuestos tienen la capacidad de dificultar el flujo sanguíneo al cerebro al adherirse a las paredes de los capilares cerebrales, **interferir con las conexiones neuronales o favorecer la acumulación y precipitación** de proteínas involucradas en procesos neurodegenerativos como la proteína **B-amiloide o proteína Tau.**

Microplásticos y nanoplásticos y riesgo cardiovascular:

El impacto de los MNP no se limita al cerebro. De hecho, un estudio ligeramente anterior al que acabamos de conocer, publicado en la prestigiosa y conservadora revista *NEJM* (lo que implica que si se publica en esta revista la evidencia es sólida, ya que no se caracteriza por ser «atrevida» en sus publicaciones) en marzo de 2024 titulado «**Microplastics and Nanoplastics in Atheromas and Cardiovascular Events**», vinculó la presencia de MNP en placas arteriales con **un mayor riesgo de eventos cardiovasculares**, como infartos y accidentes cerebrovasculares.

Este estudio analizó **placas carotídeas de 150 participantes.** Descubrió que aquellos con MNP en sus placas presentaban:

○ Las personas que tenían **micro y nanoplásticos (MNP) en sus placas arteriales** tenían **4,53 veces más riesgo** de sufrir un **evento cardiovascular adverso mayor** como un **infarto, ictus o muerte**, en comparación con aquellas que no tenían MNP en sus placas.

○ Niveles más elevados de **marcadores inflamatorios**, como interleucinas y TNF-alfa.

○ **Menor contenido de colágeno en las placas** (20 por ciento de contenido de colágeno en las personas con MNP en sus placas arteriales en comparación con el 40 por ciento en las placas arteriales en las que no había sin MNP).

Este último hallazgo es particularmente preocupante, ya que el colágeno es fundamental para **mantener la estabilidad de las placas arteriales**. Si una placa con bajo contenido de colágeno se vuelve inestable y se rompe, puede desencadenar un infarto o un ictus. Así, este estudio sugiere que en la enfermedad cardiovascular no solo importan los factores de riesgo tradicionales, sino que aspectos como la presencia de microplásticos y nanoplásticos (MNP) podrían sumarse a los factores de riesgo tradicionales que promueven **la aterosclerosis y aumentan el riesgo de eventos cardiovasculares** al desestabilizar las placas arteriales.

Particulado fino de 2,5-10 micrómetros (PM2,5-10) y su impacto en la salud hormonal y reproductiva

Las partículas en suspensión de 2,5-10 micrómetros o menos (PM2,5-10) son generadas principalmente por procesos de combustión en vehículos, industrias o, en mucha menor medida por su menor frecuencia (afortunadamente), por incendios forestales. **Esas partículas pueden contener metales pesados como plomo, arsénico, mercurio, cadmio y níquel, así como sulfatos y nitratos.** Debido a su diminuto tamaño, las partículas pueden alcanzar los alvéolos pulmonares, donde ocurre el intercambio de oxígeno, y desde ahí pasar al torrente sanguíneo. Una vez en circulación, pueden llegar a órganos con alto flujo sanguíneo como el corazón, el hígado, los riñones, el bazo y el cerebro, lo que genera disrupción en el funcionamiento normal de estos órganos clave.

Pero más allá de su impacto en estos órganos, recientes investigaciones han demostrado su efecto sobre la salud reproductiva masculina, que parece ser más vulnerable a los compuestos con potencial disruptor hormonal que la femenina. Esto se debe a que un alto porcentaje de los casos de infertilidad masculina de causa «desconocida» (más del 70 por ciento de los casos de infertilidad) podría explicarse, en gran medida, por la exposición a estos compuestos, como verás a continuación.

En concreto, con el particulado fino, un estudio realizado con 327 hombres que acudían a una clínica de fertilidad con recuento normal de espermatozoides encontró una **asociación significativa entre la exposición a contaminantes del aire y alteraciones en la calidad espermática y los niveles hormonales**.

Concretamente, se demostró que:

O La exposición a particulado fino aumentó el número de espermatozoides con cromatina inmadura, lo que puede afectar la integridad genética del esperma.
O Se observaron alteraciones en la morfología espermática, con un aumento en la proporción de espermatozoides con anomalías estructurales.
O Se registró una disminución en los niveles de testosterona de los hombres con mayor cantidad de particulado fino en sangre.

De la conclusión de este estudio, más que nunca se puede aplicar la famosa frase de *El principito*: «**Lo esencial es invisible a los ojos**». En cierta manera, estos particulados finos no son inocuos. Este estudio es uno de los muchos que corroboran que el declive actual de los parámetros espermáticos, como la concentración (pasando de un descenso anual del 1,16 por ciento antes del 2000 a un 2,64 por ciento desde entonces), así como otros aspectos de la salud hormonal masculina, está en parte relacionado con esta exposición. (Ojalá nuestros gobiernos puedan incluir políticas de control ambiental para ayudarnos en nuestras medidas individuales).

En la salud de la mujer, como veremos con los próximos disruptores hormonales, la evidencia apunta en la misma dirección. Así que, otro motivo más para que, en la medida en la que podamos, reduzcamos nuestra exposición a estos compuestos, como veremos al final de este último capítulo.

BISFENOLES (BPA, BPS, BPF, BPAF, BPAP, BPC, BPE)

Los bisfenoles son compuestos químicos ampliamente utilizados para dar rigidez a los plásticos en productos como:

○ **Botellas de agua reutilizables.**
○ **Contenedores de alimentos y utensilios de cocina.**
○ **Juguetes.**
○ **Revestimientos de latas:** las latas de alimentos y bebidas suelen estar revestidas con resinas epoxi que contienen bisfenoles para evitar la corrosión.
○ **Recibos térmicos de compras:** el papel térmico utilizado para imprimir recibos puede contener bisfenoles.

Su capacidad para unirse a los receptores hormonales y alterar la función de varios ejes hormonales los convierte en uno de los compuestos que más atención han adquirido en los últimos años. Tanto es así que en España la utilización de **bisfenol A** en la fabricación de envases está prohibida desde enero de 2023. La Comisión Europea ha respaldado esta prohibición, que incluye recubrimientos de latas de conservas, botellas de plástico reutilizables y utensilios de cocina desde finales de 2024. Sin embargo, **todavía no está prohibido** el uso de otros bisfenoles que han sido vendidos como una alternativa «segura» al BPA, pero que **tienen los mismos efectos**. De hecho, estudios recientes han demostrado que:

○ **El bisfenol AF** tiene incluso mayor afinidad por los receptores de estrógenos y testosterona que el BPA.

○ **Los bisfenoles S y F** tienen mayor actividad **antiandrogénica**.

○ **Los bisfenoles AP, E y C** parecen tener un impacto más significativo en el eje tiroideo.

Mecanismo de acción: cómo los bisfenoles afectan el equilibrio hormonal

Los bisfenoles ejercen su efecto disruptor hormonal de múltiples maneras:

1. **Capacidad estrogénica:** se unen a los receptores de estrógenos, con una mayor afinidad por el receptor de estrógenos alfa presente en mama y endometrio, que es el responsable de los efectos proliferativos (de crear tejido). Su activación excesiva se relaciona con el cáncer de mama y endometrio.

2. **Efecto antiandrogénico:** interfieren con la síntesis y función de los andrógenos, lo que afecta a la producción de testosterona (necesaria en mujeres y hombres), así como la calidad espermática en hombres.

3. **Alteración del eje tiroideo:**

   🍎 Disminuyen el transporte de T4, al interferir con la proteína transportadora de hormonas tiroideas.

   🍎 Bloquean la unión de T3 y T4 a sus receptores, lo que reduce su efecto en los tejidos diana.

   🍎 Inhiben la conversión de T4 a T3, lo que puede afectar el metabolismo, la función cognitiva y la termorregulación.

4. **Modulación del receptor de glucocorticoides:** pueden alterar la respuesta del cuerpo al cortisol, lo que afecta a la regulación del estrés y el metabolismo.

Bisfenoles y embarazo: mayor riesgo de parto prematuro

Un reciente metaanálisis y revisión sistemática («Association of BPA Exposure during Pregnancy with Risk of Preterm Birth and Changes in Gestational Age: A Meta-analysis and Systematic Review», *Ecotoxicology and Environmental Safety*, 2021) evaluó **la relación entre la exposición prenatal al bisfenol A y el riesgo de parto prematuro**. Se recopilaron datos de 13 estudios observacionales realizados en Europa, EE. UU. y China, con un total de:

○ **3.565 mujeres embarazadas** en el análisis de exposición a BPA y parto prematuro.
○ **4.983 mujeres embarazadas** en el análisis de edad gestacional.

Los resultados fueron muy reveladores:

○ La exposición prenatal al BPA se asoció con un **36 por ciento más de riesgo relativo** de parto prematuro y menor edad gestacional.
○ El efecto fue más pronunciado cuando la exposición ocurría en **el tercer trimestre y en madres cuyos niveles urinarios de bisfenol A eran >2,16 ng/ml** en orina (cuanto más alto, peor, aspecto clave en medicina cuando se trata de demostrar causalidad de una exposición con un evento).

¿Cómo afectan los bisfenoles al embarazo?
Los mecanismos específicos por los cuales los bisfenoles pueden afectar la salud gestacional incluyen:

○ **Reducción de la expresión del receptor de progesterona**, lo que afecta la estabilidad del endometrio y aumenta el riesgo de parto prematuro.
○ **Alteración del equilibrio estrogénico:** la unión de los bisfenoles a los receptores de estrógenos en la placenta y el útero puede modificar la regulación hormonal y favorecer cambios en el útero que desencadenen un parto prematuro.
○ **Inducción de estrés oxidativo en la placenta:** los bisfenoles

generan radicales libres que pueden inducir una respuesta inflamatoria excesiva y acelerar el parto.

○ **Interferencia con la nutrición del feto:** la acumulación de
bisfenoles en el líquido amniótico puede afectar la disponibilidad
de nutrientes del bebé y alterar su desarrollo fetal y la duración
del embarazo.

Impacto de los bisfenoles en los tratamientos de reproducción asistida

En uno de los estudios realizados sobre fertilidad y bisfenoles («Urinary
Bisphenol A Concentrations and Early Reproductive Health Outcomes
among Women Undergoing IVF», *Human Reproduction*, 2012), se analizó la relación entre los niveles de BPA en orina y el éxito en tratamientos de fecundación *in vitro*.

Las mujeres con los niveles más altos de BPA presentaron:

○ **Peor respuesta ovárica** durante la estimulación hormonal.
○ **Menor producción de óvulos** (9 frente a 12 en mujeres con
menor exposición).

Esto se debe, probablemente, a la **interferencia del bisfenol A en
la señalización del eje reproductivo FSH-LH-estrógenos-tes-
tosterona**, lo que afecta la maduración de los folículos ováricos.

Otros efectos de los bisfenoles en la salud

Además de los efectos sobre la fertilidad, como hemos mencionado al
inicio de esta sección, **los bisfenoles están relacionados con otros
problemas metabólicos y cardiovasculares.**

Un estudio publicado en *JAMA Network Open* («Association Between
Bisphenol A Exposure and Risk of All-Cause and Cause-Specific Mortality in US Adults», 2020;3[8]:e2011620) mostró que la exposición a
bisfenoles se asocia con:

○ Mayor riesgo de desarrollar síndrome metabólico.
○ Mayor riesgo de diabetes tipo 2.
○ Exceso de grasa corporal.
○ Mayor riesgo cardiovascular.

Se cree que los mecanismos que explican estas asociaciones se deben a:

○ **Interferencia hormonal múltiple** (estrógenos, andrógenos, eje tiroideo y glucocorticoides).
○ **Alteración del factor de transcripción PPARγ**, cuya activación por bisfenoles y ftalatos **se asocia con un incremento de la adipogénesis y la resistencia a la insulina**.

Así, podemos ver que la «fama» negativa de los bisfenoles está **bastante justificada** por la evidencia actual. Afortunadamente, numerosos estudios han demostrado que las **medidas destinadas a reducir su exposición son efectivas** (aunque, como siempre, hace falta más investigación) para disminuir su presencia en el organismo. De hecho, una de las principales estrategias para lograrlo, como quedó evidenciado en el estudio Park J., Lee H., Lee S., Lee H., **«Interventions on Reducing Exposure to Endocrine Disrupting Chemicals in Human Health Care Context: A Scoping Review»**, *Risk Management and Healthcare Policy,* 2022;15:779-791, es el **conocimiento** sobre estos compuestos. Es decir, cuanto mayor sea la información disponible, más fácil será que las personas puedan tomar **medidas adaptadas a sus circunstancias personales** para minimizar, en la medida de lo posible, nuestra exposición a estos compuestos.

FTALATOS

Los ftalatos son una familia de compuestos químicos utilizados principalmente para aumentar la **flexibilidad y durabilidad de los plásticos**. Además de su aplicación en plásticos, funcionan como **disol-**

ventes y estabilizadores en perfumes y otros productos con fragancia.

¿Dónde se encuentran los ftalatos?

○ **Juguetes y artículos de cuidado infantil** (sabiendo que los niños, junto con las mujeres embarazadas y lactantes, son los más susceptibles a la exposición a disruptores hormonales).

○ **Alimentos envasados en plástico:** los ftalatos migran desde los envases a los alimentos **tanto más cuanto más tiempo estén envasados, a más calor estén expuestos, más grasa tengan los alimentos y más ácidos sean.** Tanto es la ubicuidad de los ftalatos en alimentos envasados que en un estudio realizado en Noruega en 2014 se corroboró que **todos los productos envasados** de una **cesta de compra considerada habitual** (carne, leche, cereales, pan, frutas, queso, galletas, etc.) **contenían una mezcla de varios** ftalatos en cantidades significativas.

○ **Utensilios de cocina:** cucharones, espumaderas, espátulas.

○ **Materiales de las cafeteras de cápsulas** (todo el sistema por el que pasa el agua caliente desde que das al *start* hasta que sale el café está construido con plásticos con ftalatos y bisfenoles).

○ **Productos de cuidado personal y cosméticos con fragancias artificiales:** en productos cosméticos, los ftalatos tienen un **doble uso**, no solo como **plastificantes**, sino también como **solventes y estabilizadores**, especialmente en los perfumes. Esto se debe a que los ftalatos **no se evaporan con facilidad**, lo que prolonga la duración del aroma y los hace «perfectos» para usarse en productos cosméticos. (En limpiadores faciales y champús este contenido en ftalatos es, bajo mi criterio, menos importante porque suelen aclararse con agua y, por tanto, la probabilidad de que perduren en nuestra piel, los podamos inhalar o ingerir es mínima). Otros productos de cuidado personal que pueden tener ftalatos son:

- Esmaltes de uñas
- Lacas para el cabello.
- Ropa y otros textiles.
- Utensilios electrónicos.
- **Materiales** usados en la construcción como pinturas, recubrimientos antiadherentes, adhesivos y selladores.

El problema con los ftalatos no es solo su ubicuidad, sino que **no se unen de forma permanente a los productos en los que se usan**, lo que significa que **se liberan con facilidad** y pueden migrar a los alimentos, el agua, el aire e incluso **a nuestra piel** con el contacto diario.

Principales ftalatos

Entre los principales ftalatos (que no los únicos) más comúnmente presentes en nuestro día a día y que mayor efecto documentado disruptor hormonal se incluyen los siguientes:

○ **DEHP (Di[2-ethylhexyl] phthalate)**: uno de los más utilizados, y con mayor evidencia de efecto perjudicial
○ **DBP (Dibutyl phthalate)**: de los más usados en cosméticos y productos de cuidado personal
○ **DiNP (Diisononyl phthalate)**: uno de los principales en juguetes
○ **DiBP (Diisobutyl phthalate)**: utilizado sobre todo en adhesivos y selladores
○ **MnBP (Mono-n-butyl phthalate)**
○ **MiBP (Mono-isobutyl phthalate)**
○ **MNP (Mono-nonyl phthalate)**

Ftalatos y fertilidad masculina

Uno de los efectos más preocupantes de los **ftalatos** es su impacto en la fertilidad masculina por sus **efectos antiandrogénicos** muy marcados. Si bien sabemos por el capítulo de la testosterona que es una hormona clave en mujeres y hombres, en este caso, al tener los hombres mucha más testosterona que las mujeres de manera normal, sus efectos son más marcados en ellos, especialmente en épocas claves del desarrollo fetal.

En una revisión sistemática y metaanálisis publicada en 2023, titulada **«Temporal Trends in Sperm Count: A Systematic Review and Meta-regression Analysis of Samples Collected Globally in the 20th and 21st Centuries»**, se demostró que, **desde los años setenta, el conteo espermático ha ido descendiendo anualmente en la población mundial masculina un 1,16 por ciento**. Lo más llamativo es que **este descenso se ha más que duplicado desde los años 2000**. El descenso actual ha pasado a ser del **2,64 por ciento anual**, lo que ha provocado que, desde los años setenta, la **concentración total espermática haya caído un 62,3 por ciento** en la población masculina mundial.

Aunque en estos datos también influyen factores como la **edad más avanzada de los hombres, los cambios en los métodos de conteo espermático, la obesidad y el estrés**, tras ajustar por estos y otros parámetros, **la exposición a disruptores hormonales sigue siendo un factor clave** en este descenso, especialmente en los casos de infertilidad **idiopática** (es decir, infertilidad de causa «desconocida»).

Así, detrás de muchos casos de **descenso de testosterona o infertilidad sin explicación aparente**, sí hay algo conocido: **los disruptores hormonales y, en concreto, los ftalatos parecen ser los que mayor influencia tienen** debido a su marcado **efecto antiandrogénico**.

El síndrome por ftalatos y su impacto en el desarrollo fetal masculino

Tanto es el impacto de los ftalatos en la salud reproductiva masculina que, cuando hay exposición prenatal, pueden provocar **el síndrome por ftalatos**, como quedó evidenciado en el estudio **«First Trimes-**

ter Phthalate Eexposure and Anogenital Distance in Newborns», *Human Reproduction*, 2015;30(4):963-972.

Los fetos masculinos (cromosoma XY) expuestos intraútero a ftalatos, **especialmente al DEHP**, muestran una **distancia anogenital más corta**, lo que es un **marcador de exposición intrauterina a andrógenos.**

De manera natural, **los hombres tienen una distancia anogenital mayor que las mujeres** porque están expuestos a niveles más altos de andrógenos durante el desarrollo fetal. Sin embargo, cuando el feto masculino está **expuesto a ftalatos intraútero**, el efecto **antiandrogénico** de estos compuestos se traduce en:

○ **distancia anogenital más corta**
○ **menor conteo espermático en la edad adulta**
○ **tamaño del pene más pequeño**
○ **mayor probabilidad de testículos no descendidos al nacer**

COMPUESTOS PERFLUORADOS (PCBS, PBDES, PFOS, PFOAS, PFHXS, PFNA, PFDS, PFNS, PFTEDA)

Los compuestos perfluorados son una gran familia de sustancias químicas con múltiples átomos de **flúor unidos fuertemente a moléculas de carbono**. Este hecho hace que prácticamente no se descompongan en el medio ambiente y que los procesos de degradación en el cuerpo sean mucho más lentos que con otros compuestos descritos anteriormente. Por ello, su acumulación y por tanto exposición en el medioambiente es mucho mayor y las probabilidades de que ejerzan efectos negativos sobre nuestra salud son progresivamente mayores. Por todo esto, a los compuestos perfluorados se les conoce también como **«químicos permanentes»** (**del inglés** *forever chemicals*).

Los compuestos perfluorados pueden afectar nuestra salud por varias vías: **al «imitar» a los ácidos grasos,** que son los bloques estructurales de nuestro cuerpo y constituyen, por ejemplo, los **fosfolípi-**

dos que recubren cada una de las membranas de nuestras células. Se forma de este modo una **bicapa lipídica** que permite, entre otras cosas, que las hormonas interactúen con las células y puedan ejercer sus funciones. Así, en el caso de los compuestos perfluorados, al tener una misma cadena de carbono unida a flúor, esa cadena permite «confundir» a nuestro cuerpo y sustituir parte de nuestros ácidos grasos, afectando la señalización molecular. De esta manera, los compuestos perfluorados pueden interferir en:

○ **La función tiroidea:** pueden unirse a la proteína transportadora de hormonas tiroideas (TTR), compitiendo con la tiroxina (T4). Esta competencia puede reducir los niveles de hormona tiroidea, lo que llevaría a un estado de hipotiroidismo.

○ **La función testicular:** son capaces de afectar a la integridad de la barrera hematotesticular al activar la vía de señalización p38 MAPK, lo que daña las proteínas encargadas de proteger a las células testiculares productoras de espermatozoides, lo que afecta la concentración espermática. Asimismo, pueden afectar a las enzimas 17β-HSD y 3β-HSD de las células de Leydig, encargadas de producir testosterona.

○ **La función ovárica:** se ha asociado la exposición a compuestos perfluorados con un incremento del riesgo de sufrir endometriosis, disminución de la reserva ovárica y alteraciones del ciclo menstrual, lo que afecta a las diferentes etapas de la salud femenina. De hecho, en un estudio transversal realizado en más de 31.000 mujeres («Persistent Organic Pollutants and Early Menopause in U. S. Women», *PLoS One,* 2015;10[1]:e0116057), se documentó que la exposición a diferentes ftalatos y compuestos perfluorados (en concreto PCB) se asoció a un **adelanto de entre 1,9 y 3,8 años** en la etapa de **la menopausia,** con todo lo que eso conlleva para la salud de la mujer (salud ósea, cardiovascular, metabólica, cognitiva, muscular).

Además, según un reciente informe de la EPA (United States Environmental Protection Agency), se ha asociado la exposición a los compuestos perfluorados con varias condiciones de salud:

- dislipemia (alteraciones en el perfil lipídico en sangre)
- colitis ulcerosa
- hipertensión inducida por el embarazo
- problemas hepáticos y renales (incluyendo cáncer renal)
- incremento del riesgo de enfermedades autoinmunes

¿Dónde se encuentran los compuestos perfluorados?

Utensilios de cocina antiadherentes: sartenes, ollas, freidoras de aire con revestimientos antiadherentes (aunque indiquen «sin PFOA», como ves, hay muchos más tipos de compuestos perfluorados igual de perjudiciales a nivel de disrupción hormonal).

- Textiles resistentes a las manchas/repelentes al agua: ropa, alfombras y muebles tratados.
- Embalajes de alimentos: bolsas de palomitas para microondas, cajas de comida rápida o a domicilio (especialmente en alimentos ricos en grasa, ya que estos compuestos se usan para evitar que los envoltorios se empapen).

PARABENOS: FAMOSOS, PERO NO NECESARIAMENTE LOS PEORES

Los parabenos son bioquímicamente hablando ésteres alquiloalifáticos o aromáticos del **ácido *p*-hidroxibenzoico**, un compuesto que, de hecho, **forma parte de ciertos mecanismos de defensa natural de las plantas y está presente en pequeñas cantidades en algunas frutas y verduras como las moras, los arándanos o las zanahorias**. Su fama de disruptores hormonales se ha visto amplificada por su **uso generalizado** como conservantes en cosméticos, fármacos y ciertos alimentos, lo que ha generado preocupación tanto en el ámbito ambiental como de salud pública.

Aunque la Administración de Alimentos y Medicamentos de EE. UU. (FDA) los categoriza como «generalmente reconocidos como seguros», datos más recientes han empezado a señalar ciertos efectos adversos potenciales, especialmente cuando la exposición ocurre en etapas tempranas del desarrollo.

Los más comúnmente utilizados son el metilparabeno, propilparabeno, butilparabeno y etilparabeno. Se han detectado en la orina materna y, además, se ha **comprobado que existe una correlación significativa entre sus concentraciones en la madre y en el recién nacido, lo que apoya la idea de que los parabenos pueden atravesar la placenta y alcanzar al feto.** También se han encontrado en tejido placentario humano y en el líquido amniótico.

En cuanto a su capacidad de disrupción endocrina, **los parabenos tienen diferentes posibles mecanismos de acción.** Parece que, en función del tipo y del tejido en el que se acumulen, pueden tener tanto acción **estrogénica** como **antiandrogénica.** Además, pueden influir en otros receptores importantes como el receptor de **progesterona**, el receptor de hormonas **tiroideas** y los receptores activados por proliferadores de peroxisomas (PPAR). Estos PPAR son una familia de receptores nucleares que regulan la **expresión génica de varios aspectos claves del metabolismo** como el control de la beta oxidación de las grasas, en el adecuado metabolismo de la insulina o la modulación de la respuesta inflamatoria. Así, la afectación de este amplio espectro de puntos del metabolismo puede explicar las diferentes asociaciones negativas de la exposición y acumulación de parabenos en el cuerpo humano.

Ahora bien, y esto es importante matizarlo, aunque los parabenos han sido demonizados ampliamente, en especial en la industria cosmética, lo cierto es que la evidencia actual **no los coloca entre los disruptores hormonales más preocupantes**, especialmente si los comparamos con los compuestos perfluorados, ftalatos o bisfenoles.

Muchas veces lo que más fama gana en redes sociales no es necesariamente donde, bajo mi criterio médico, debería estar el foco para sumar salud.

OTROS COMPUESTOS QUE MERECE LA PENA CONOCER. LOS COMPUESTOS ORGÁNICOS VOLÁTILES Y SEMIVOLÁTILES: QUÉ SON Y POR QUÉ IMPORTAN

Los compuestos orgánicos volátiles (COV) y los compuestos semivolátiles (COSV) son sustancias químicas que se evaporan fácilmente y que pueden encontrarse en productos de uso tan cotidiano como **ambientadores, pinturas, cosméticos, perfumes o productos de limpieza.** Aunque su uso está muy extendido por su capacidad para dar olor, disolver grasas o estabilizar fórmulas, muchos de ellos pueden acumularse en espacios interiores, donde la ventilación suele ser limitada, lo que favorece nuestra exposición a ellos.

Así, estos compuestos, además de poder **irritar ojos, piel y vías respiratorias**, especialmente en personas predispuestas como aquellas con asma, dermatitis atópica o enfermedades autoinmunes, han demostrado poder tener a largo plazo efectos negativos en el sistema hormonal, el sistema inmunitario y el desarrollo neurológico, especialmente en bebés y niños.

De hecho, un estudio publicado en 2020 en el *Canadian Medical Association Journal*, dentro del seguimiento de la cohorte CHILD (Canadian Healthy Infant Longitudinal Development), constató una asociación entre el uso frecuente de productos de limpieza y un mayor riesgo de **sibilancias y asma infantil**. Este seguimiento se realizó en **2.022 bebés desde los 3-4 meses hasta los 3 años**, y se registró el uso de **26 tipos de productos de limpieza**. El hallazgo clave fue que aquellos niños más expuestos mostraban una mayor incidencia de **alteraciones respiratorias**. Sabemos que los niños son especialmente susceptibles a los disruptores endocrinos y, en este caso, a compuestos volátiles porque, entre otras cosas, los bebés y niños tienen **una mayor tasa respiratoria** (respiran **más veces por minuto** que los adultos), lo que implica que tienen más probabilidades de inhalar el aire si está contaminado con estos compuestos.

En este sentido, en un estudio anterior al descrito publicado en *Air Quality, Atmosphere & Health* titulado «Volatile Emissions from Common Consumer Products» (Steinemann, A., 2015), se identificaron **156 COV distintos, emitidos por 37 productos de limpieza** y cuidado personal, con una media de **15 compuestos volátiles por producto**. De ellos, **42 están clasificados como tóxicos o peligrosos** según la legislación federal estadounidense (país donde se hizo el estudio, pero en Europa y países de Latinoamérica muchos de ellos entran en la misma clasificación).

Aunque estos efectos se centran en la salud respiratoria, cada vez hay más literatura científica que apunta a que los VOC y SVOC de productos de limpieza pueden interferir con el sistema hormonal, especialmente si hay una exposición crónica o durante etapas clave del desarrollo como el embarazo o la infancia.

Así que sí, aunque parezca exagerado, incluir en la historia clínica o en el seguimiento de pacientes una pregunta sobre qué tipo de limpiadores se usan en casa puede dar más información de la que pensamos. Y aunque no se trata de crear obsesión, sí creo que conocer esta información nos permite tomar decisiones más informadas.

Y ahora que sabemos toda esta información, ¿qué hacemos, Isabel? Porque me da la sensación de que literalmente todo está «contaminado» con estos compuestos. ¿Qué hago? ¡Qué agobio!

Te entiendo perfectamente, ¡me ha pasado lo mismo preparando este capítulo!

Sin embargo, tras exponer de manera general los diferentes compuestos con mayor potencial disruptor endocrino, y **sabiendo que la eliminación por completo, debido a la ubicuidad de estos, es prácticamente imposible**, y con la máxima en mente de que «toda piedra hace pared», quiero compartir contigo las medidas que, aplicadas, nos aportan mayores beneficios. Esto no quiere decir que sean las únicas, porque hay tantas medidas como múltiples funciones y múltiples plásticos, pero como ocurre muchas veces, ante tanta información nos «agobiamos» (totalmente entendible) y no hacemos nada («de perdidos al río» o «de algo hay que morir»), prefiero que conozcas aquellas medidas que, con menos esfuerzo mental o económico, más nos pueden sumar.

Estrategias para minimizar la exposición a disruptores hormonales

Actualmente, la mejor forma de limitar los efectos negativos de los disruptores hormonales sobre nuestra salud es reducir nuestra exposición y contacto con ellos.

Sin embargo, reducir la exposición requiere una inversión económica (ya que las alternativas de los productos que más acumulan disruptores hormonales son, por lo general, más costosas) y también supone un esfuerzo adicional cuando comenzamos a aplicar estas medidas. No tanto cuando ya has hecho los cambios y «solo» tienes que mantenerlos, sino cuando comienzas de cero, ya que los cambios en el estilo de vida pueden hacer que tu día a día sea menos práctico.

Así, la clave estaría, en mi opinión, en que cada persona que me lee encuentre su equilibrio entre minimizar el riesgo de exposición a disruptores hormonales sin que esto suponga un sacrificio excesivo en términos de dinero, esfuerzo o calidad de vida.

Las diferentes medidas que te voy a ir contando son las que, como te he dicho anteriormente, con «menos» esfuerzo nos aportan los máximos beneficios. Y, aunque me he dejado ciertos temas, considero que la evidencia actual no es tan sólida como los consejos que te voy a dar y pueden hacer que, ante tanta información, entres en parálisis por análisis y no hagas nada, es decir, que te pierdas el bosque por ver el árbol.

MINIMIZAR NUESTRA EXPOSICIÓN A DISRUPTORES HORMONALES EN LA COCINA

Evitar calentar alimentos en plásticos es de las medidas que más nos permite reducir nuestra exposición e ingestión de microplásticos. De hecho, en 2023, el estudio «**Assessing the Release of Microplastics and Nanoplastics from Plastic Containers and Reusable Food Pouches: Implications for Human Health**», *Environmental Science & Technology*, **2023;57(26):9782-9792** demostró que calentar (en el caso del estudio se usó agua) en recipientes de plástico libera **billones de micro y nanoplásticos en el agua**. Por lo tanto, evitemos calentar comida en recipientes de plástico. Además, cuanto más grasa y ácida sea la comida que calentemos, más proporción de microplásticos se libera, ya que estas circunstancias favorecen la transferencia. Así que, si vamos a calentar comida, como veremos más adelante, mejor hacerlo en recipientes que no sean de plástico. **Evita también, si puedes, calentar directamente en los envases tipo «fideos/noodles» instantáneos** (como los clásicos fideos en vaso para microondas), ya que pueden contener no solo bisfenoles, sino también compuestos perfluorados en sus recubrimientos para resistir grasa y humedad. Así que, aunque digan «apto para microondas», lo más prudente sería pasar la comida a un recipiente de vidrio o cerámica antes de calentarla.

REDUCE EL CONSUMO DE ALIMENTOS ENLATADOS Y ENVASADOS EN PLÁSTICOS BLANDOS

Las latas de aluminio tienen un revestimiento interno con resinas epoxi derivadas de diferentes tipos de bisfenoles (aunque en algunas latas te pongan «libres de BPA», acuérdate de que los sustitutos como BPS, BPF, BPAF... son igual de negativos). Elige mejor productos frescos o envasados en vidrio.

LIMPIEZA DE FRUTAS Y VERDURAS

Aunque a veces se nos olvida, uno de los gestos más eficaces para reducir nuestra exposición a compuestos con potencial disruptor endocrino (especialmente pesticidas y otros residuos que se quedan adheridos a la superficie de frutas y verduras) **es lavar adecuadamente los alimentos antes de consumirlos**.

De hecho, se ha demostrado que una buena limpieza puede eliminar entre el 63 y el 95 por ciento de estos compuestos. Y lo mejor es que no necesitas productos caros ni complicados. Dos de las técnicas más eficaces y utilizadas en estudios científicos consisten simplemente en sumergir frutas y verduras entre 10 y 15 minutos en una de estas soluciones:

○ **Agua con sal:** mezcla una cucharada sopera de sal marina por cada litro de agua.

○ **Agua con vinagre:** mezcla una parte de vinagre (de cualquier tipo) por cada tres partes de agua.

Después del remojo, simplemente enjuágalas y sécalas, y ya estarían listas para consumir o guardar.

También existen otras opciones como el uso de **lejías alimentarias** (en la proporción adecuada) o **bicarbonato de sodio**, que también pueden ser útiles. Pero, hasta donde yo sé, las dos opciones anteriores (agua con sal y agua con vinagre) son las más ampliamente utilizadas en la literatura científica. Si tengo que elegir, prefiero quedarme con ellas por su simplicidad y seguridad y por contar con el respaldo de la evidencia.

Y, por supuesto, siempre está **la opción de pelar las frutas y verduras** para eliminar esa capa superficial donde se pueden acumular muchos de estos compuestos. Pero si lo que queremos es conservar la mayor cantidad posible de fibra y otros micronutrientes presentes en la piel, estas técnicas de remojo y enjuague son una alternativa excelente que nos permite protegernos sin renunciar a los beneficios nutricionales del alimento completo.

COCINANDO Y MINIMIZANDO NUESTRA EXPOSICIÓN A DISRUPTORES

Para minimizar la exposición a disruptores endocrinos presentes en **sartenes y utensilios de cocina**, es clave saber **qué materiales elegir**, porque tiene todo el sentido que, si estamos invirtiendo dinero en alimentos saludables, también usemos materiales seguros y saludables para cocinar.

Utensilios de cocina

De **acero inoxidable o silicona de grado platino**. No es cualquier silicona, es una que lleva un curado especial y le otorga ese grado que la hace completamente inerte y apta para la alimentación. Se diferencia de otras siliconas porque en el proceso de producción y transformación de la silicona líquida -silicio + oxígeno + grupos orgánicos como el metilo a una estructura sólida y flexible se usa el platino como acelerador para la formación de enlaces químicos entre las moléculas de silicona. Este metal precioso permite la formación de moldes y estructuras sin dejar residuos en su producción, como sí sucede con los peróxidos usados en siliconas que no son de grado platino. Es inerte, a diferencia de los peróxidos que dejan residuos. Los **utensilios de bambú y madera** sin barnizar también son buenas opciones. Solo hay que secarlos bien para evitar que acumulen humedad.

Recipientes de comida, moldes, bandejas y fuentes

○ Preferentemente cerámica, vidrio, acero inoxidable o silicona de grado platino.

○ Para llevar comida al trabajo: si no se va a calentar en microondas, el acero inoxidable es una buena opción. Si se va a calentar en microondas, mejor optar por cerámica o vidrio.

Sartenes de cocina

Los materiales más recomendados son: hierro mineral / acero al carbono, hierro fundido, hierro fundido esmaltado, acero inoxidable, cerámica y piedra fundamentalmente. A continuación, te expongo algunas consideraciones y comparativas que creo que te pueden resultar útiles a la hora de elegir en qué sartén sin disruptores hormonales invertir, especialmente en cuanto a las de hierro se refiere, por ser las que más confusión pueden generarnos:

TABLA COMPARATIVA DE SARTENES DE HIERRO MINERAL, HIERRO FUNDIDO Y HIERRO FUNDIDO ESMALTADO			
Característica	Hierro mineral (acero al carbono)	Hierro fundido	Hierro fundido esmaltado
Curado previo al primer uso (explicado abajo)	• Sí, necesita curado • Antes del primer uso	• Sí, necesita curado • Antes del primer uso	• No necesita curado • Previo al primer uso
Curado tras el uso	Sí, después de cada lavado	Sí, después de cada lavado	No necesita curado tras cada uso
Apta para vitrocerámica, gas e inducción	Sí	Sí	Sí
Apta para horno	Sí, de manera general	Sí, de manera general	Sí, de manera general
Apta para lavavajillas	No	No	En general sí, aunque puede depender de la marca, compruébalo en las instrucciones
Dejar en remojo	No, puede oxidarse	No, puede oxidarse	Sí, aunque no las dejes más de 15-30 minutos porque si hay alguna parte que con el tiempo pierde el esmalte puede oxidarse (estoy siendo muy precavida)
Peso de la sartén	Peso moderado	Peso alto	Peso alto

(Continúa)

TABLA COMPARATIVA DE SARTENES DE HIERRO MINERAL, HIERRO FUNDIDO Y HIERRO FUNDIDO ESMALTADO *(continuación)*			
Cuidado con cocciones ácidas	No recomendado para cocciones largas (>30 min) con tomate, vinagres y frutas cítricas	No recomendado para cocciones largas (>30 min) con tomate, vinagres y frutas cítricas	No, es no reactivo, puedes cocinar cualquier alimento el tiempo que necesites sin problema
Tiempo que tarda en calentarse	3-4 minutos a fuego ligero	5-6 minutos a fuego ligero, pero retiene mejor el calor	5-6 minutos a fuego ligero, pero retiene mejor el calor
Principales comidas recomendadas	Alimentos a la plancha, tortillas, salteados	Guisos, frituras, pan y pizza al horno	Guisos, salsas, estofados, cocciones largas
Naturalmente antiadherente	Depende del curado y uso (con buen curado, es bastante antiadherente)	Sí, con buen curado (mejor que el hierro mineral)	En general suele ser buena, aunque las sartenes de hierro fundido bien curadas superan a las de hierro esmaltado en cuanto a antiadherentes
Fuente de hierro	Sí es útil en personas con falta de hierro para tener una fuente de hierro en la alimentación, no es ideal para personas con exceso de hierro	Sí es útil en personas con falta de hierro para tener una fuente de hierro en la alimentación, no es ideal para personas con exceso de hierro	Neutra, no transfiere hierro a los alimentos porque el esmalte vitrificado evita que se transfiera
Precio	La más asequible	Más costosa	La más costosa

Cuidados de sartenes de hierro mineral / acero al carbono y de hierro fundido

Al comprarla. Antes del primer uso y quizá también con el paso del tiempo si ves que los alimentos comienzan a «pegarse» demasiado:

- Lávala con agua muy caliente (sin jabón) y sécala con papel de cocina.
- Añade aproximadamente una capa de 1 milímetro de aceite que uses en casa para cocinar, caliéntalo durante 5 minutos, primero a fuego / potencia de vitro-inducción bajito-lento y después un poco más fuerte.
- Pasados los 5 minutos, apaga el fuego, deja que se enfríe el aceite.
- Una vez enfriado el aceite, deséchalo, pasa de nuevo con papel de cocina, y ya tienes la sartén lista para cocinar con ella o guardarla.

Mantenimiento. Tras el uso de sartenes de hierro mineral / acero al carbono y de hierro fundido:

- Después de cada uso, espera a que se enfríe un poco y lávala a mano con agua caliente y jabón (aquí sí se necesita jabón a diferencia del primer curado explicado arriba).
- Sécala bien y engrásala con unas gotas de aceite extendiéndolo con un poco de papel de cocina.
- Guárdala (es decir, con esa «capita» de aceite distribuida con el papel de cocina).

Otras consideraciones
- Con el tiempo, si ves que se empiezan a pegar las cosas, haz de nuevo el curado inicial para «reiniciar» la sartén.
- Si alguna vez, a pesar de limpiarla, quedan restos de alimentos u olores adheridos a la sartén, calienta en ella sal gorda en escamas durante 1 minuto aproximadamente a fuego a potencia intensa y

frota con papel de cocina absorbente. Después engrásala otra vez con aceite y guarda como siempre.

Trucos para las sartenes de acero inoxidable

El mayor «desafío» de las sartenes de acero inoxidable no es el cuidado, sino el cocinar con ella y evitar que se peguen los alimentos. Para esto hay varios trucos que, si los aplicas, será pan comido el usarlas:

- Calienta la sartén poco a poco (no de golpe, porfi). Si usas cocinas de gas, asegúrate de que la llama del fogón no sobrepase a la sartén porque puede calentar el mango y quemarte.
- Cuando creas que está caliente 3-4 minutos, salpica unas gotas de agua sobre la sartén. Si el agua se evapora/desaparece al momento, la sartén todavía no está suficientemente caliente. Si el agua forma unas bolitas (como canicas) que se deslizan por la sartén, entonces la sartén está perfecta para empezar a cocinar.
- Añade en ese momento el aceite / fuente de grasas que utilices para cocinar y después los alimentos.

Hay otro truco para usar las sartenes de acero inoxidable: coge la sartén y, en frío, añade el aceite y los alimentos que quieras cocinar, después pon la sartén al calor a potencia débil y deja que poco a poco se vaya calentando y se cocine.

Si tienes alergia al níquel o sensibilidad química múltiple, puesto que el acero inoxidable suele ir en aleación con una mezcla de níquel/cobre en proporción variable, busca una que sea acero inoxidable 18/0 (18 por ciento cobre y 0 por ciento níquel) o una de acero inoxidable al titanio (316Ti). El resto de las personas no deberíamos prestar atención a esto, puesto que no tenemos alergia ni sensibilidad química múltiple.

El resto de los materiales de sartenes sin disruptores hormonales no tienen, hasta mi saber, peculiaridades especiales de manera general, más que las que te puedan aportar los fabricantes propios.

Por último, las sartenes de cerámica y piedra no suelen tener «trucos» más allá de que su durabilidad suele ser menor que las anteriormente mencionadas, que, bien cuidadas, pueden durar «de por vida». ☺

Filtros de agua: ¿cuál elegir para minimizar tu exposición?

En este camino por reducir nuestra exposición a disruptores endocrinos, el agua que bebemos desempeña un papel esencial. Aunque pueda parecer que el agua embotellada es mejor (y en ciertos contextos, sobre todo en zonas donde la potabilización no está garantizada, y ahí es mucho más importante no intoxicarnos porque ciertas infecciones asociadas al agua como la shigelosis, el cólera u otras enterocolitis pueden llevar a problemas serios de salud asociados a diarreas y hemorragias muy graves), en general, en cuanto a disruptores hormonales, el agua envasada en plásticos, además de generar más residuos, se encuentra en contacto prolongado con materiales plásticos.

Esto es especialmente relevante porque el tiempo en el que suelen estar en contacto con el agua (las aguas embotelladas pueden estar años almacenadas en botellas de plástico), unido a que durante muchas épocas del año están expuestas a luz y calor, hace que aumente significativamente la transferencia de microplásticos. Así que, aunque pueda parecer la opción más segura a simple vista, tampoco es lo ideal.

En este contexto, te voy a explicar los filtros de agua que puedes usar, tanto para el agua del grifo como para el agua embotellada. Como siempre, la clave está en encontrar un **equilibrio entre tu presupuesto, tu situación personal y lo que estés dispuesto o dispuesta a mantener en el tiempo**.

1. FILTROS DE CARBÓN ACTIVADO

O **Cómo funcionan:** utilizan carbón activado para **adsorber** (sí, con «d») contaminantes. Este tipo de carbón tiene una estructura porosa que atrapa ciertas sustancias al pasar el agua por él.

○ **Qué eliminan:** cloro, sedimentos, compuestos orgánicos volátiles, pesticidas y algunos metales pesados como plomo y mercurio. También pueden reducir algunos disruptores hormonales como los bisfenoles y los ftalatos.

○ **Ventajas:** son asequibles, fáciles de encontrar y mejoran mucho el sabor y olor del agua, algo que muchas personas valoran más de lo que creen.

○ **Desventajas:** no eliminan todos los contaminantes, como los percloratos ni algunos metales pesados más resistentes.

2. FILTROS DE INTERCAMBIO IÓNICO

○ **Cómo funcionan:** utilizan resinas especiales que **intercambian iones indeseados** (como plomo o calcio) por otros menos dañinos, como sodio o potasio.

○ **Qué eliminan:** metales pesados (plomo, mercurio) y minerales que provocan agua dura (como calcio y magnesio).

○ **Ventajas:** ayudan a ablandar el agua y a mejorar su sabor. Muy útiles en zonas donde el agua tiene mucha cal.

○ **Desventajas:** no eliminan microorganismos ni todos los compuestos químicos o disruptores endocrinos.

Nota: las jarras con filtros más conocidas y comercializadas suelen usar una combinación de carbón activado e intercambio iónico, por lo que son una opción práctica para empezar.

3. FILTROS DE ÓSMOSIS INVERSA

○ **Cómo funcionan:** utilizan una **membrana semipermeable** que actúa como un colador a nivel molecular y elimina casi todos los contaminantes presentes en el agua.

○ **Qué eliminan:** sales disueltas, metales pesados como plomo y mercurio, arsénico, nitratos, percloratos, algunos disruptores hormonales e incluso bacterias y virus.

○ **Ventajas:** es de los sistemas más eficaces que existen.

○ **Desventajas:** son más caros, requieren instalación (aunque hay modelos de sobremesa) y mantenimiento periódico, y generan cierta cantidad de agua residual.

A pesar de sus desventajas, es uno de los sistemas que yo más recomendaría si estás buscando reducir exposición a largo plazo y en zonas donde el agua del grifo no es de muy buena calidad.

4. FILTROS DE LUZ ULTRAVIOLETA COMBINADOS CON CARBÓN ACTIVADO

○ **Cómo funcionan**: combinan la capacidad de **adsorción** del carbón activado con la desinfección mediante luz ultravioleta.

○ **Qué eliminan**: microorganismos (bacterias, virus, protozoos), pero **no eliminan contaminantes químicos**.

○ **Ventajas**: excelente opción si vives en zonas donde el riesgo microbiológico del agua es alto.

○ **Desventajas**: por sí solos no eliminan disruptores endocrinos ni metales pesados, así que suelen usarse junto con otros filtros (como ósmosis o carbón activado).

Entonces ¿cuál elegir?

Mi consejo es que, si estás empezando y buscas algo sencillo y económico, comiences con un filtro de carbón activado o una jarra de filtrado combinada con intercambio iónico. Si ya tienes claro que quieres minimizar al máximo tu exposición a tóxicos ambientales (y puedes permitirte la inversión), el sistema de **ósmosis inversa** es, probablemente, la mejor opción.

Productos de limpieza del hogar: más allá del olor a limpio

Aunque este tema da para un capítulo entero, en líneas generales te diría que, en cuanto a productos de limpieza, intentemos evitar las fragancias y colorantes artificiales. Cada vez hay más marcas no solo eco-sostenibles, sino diseñadas con ingredientes que, manteniendo el poder de limpieza, nos permiten limitar el contenido en disruptores hormonales.

Además, compuestos «tradicionales» como **escamas de jabón, pastillas de jabón, bicarbonato o vinagre son opciones muy interesantes, con mínimos compuestos asociados a capacidad disruptora endocrina y máxima limpieza**. Así que, aunque sé que es complicado, si quieres empezar por algo en este punto, elige productos sin fragancias artificiales, componentes blanqueantes artificiales ni colorantes.

Cosmética y productos de cuidado personal: menos es más

Otro temón que da para un libro entero. En general, este aspecto es un mundo aparte porque, aunque cada vez más la tendencia actual —en vista de las evidencias científicas disponibles— va hacia la máxima de «menos es más», también es cierto que, las alternativas a ciertos ftalatos, parabenos y otros productos usados en cosmética no parecen ser mejores que sus homónimos.

Así, en la medida en que se pueda —lo mismo que en los productos de limpieza—, **limitar el uso** de productos con perfumes y fragancias artificiales (que usan ftalatos para la durabilidad y liberan compuestos volátiles) puede marcar una diferencia. En cuanto a composición, considero que todavía no hay alternativas mucho mejores que las de la actualidad.

Así que podemos evitar usar muchísimos productos de cuidado facial, que además tampoco suelen ir bien a nuestra salud facial porque muchas veces nos provocamos **reacciones acneiformes** por irritación y sobrecarga de productos. Y, en la medida que podamos, usar productos sin fragancias añadidas.

En este sentido, quizá sí que te diría que el **cepillo de dientes**, tanto por el mango de plástico (que a nivel de sostenibilidad sí que importa, pero no tanto como disruptor) como sobre todo por las cerdas que, al final, por microerosiones en las encías, podemos estar introduciendo a diario en el cuerpo, sería ideal encontrar uno a base de cerdas de nylon proveniente de **aceite de ricino al cien por cien** (totalmente libre de derivados del petróleo).

Ropa y otros textiles

Evita, en la medida que puedas y quieras, textiles impermeables o antimanchas, que suelen usar compuestos perfluorados con este fin, y siempre lava la ropa antes de usarla por primera vez. Lava las prendas antes de usar porque, como maravillosamente demostraron investigadores de la Universidad Rovira i Virgili (URV) y del Instituto de Investigación Sanitaria Pere Virgili (IISPV), las muestras de ropa sintética, como el poliéster, el elastano o la poliamida, **presentaron una mayor concentración de aminas, metales pesados como el titanio y los bisfenoles en comparación con los tejidos de algodón**. Y estos compuestos se reducían, entre otras cosas, al lavarse antes de su primer uso.

Etapas más «sensibles» en cuanto a exposición a disruptores hormonales: embarazo e infancia

○ Minimiza la exposición durante el embarazo: intenta, en la medida en la que puedas, aplicar los consejos anteriores.
○ No calientes biberones o papillas en plástico, aunque se diga que es libre de BPA. Ya sabes que hay otros bisfenoles. Las boquillas de chupetes o biberones que sean, a poder ser, de silicona de grado **platino**.
○ **Intenta** elegir juguetes que no sean de plástico (opciones muy va-

lidas son el bambú, la madera o la silicona de grado platino). Además, trata de buscar juguetes con sello de producción europea, donde la legislación en la producción de juguetes es mucho más estricta que la usada en países asiáticos como China o India en cuanto a los componentes usados en los juguetes.

Conclusión

Después de todo lo que hemos visto, entiendo que puedas sentir cierto agobio. Es mucha información, muchos nombres, muchas siglas , y, sobre todo, muchos impactos potenciales en nuestra salud que quizá nunca habías considerado. **Pero, justo por eso, era necesario hablar de esto.**

Este capítulo no pretende que vivas con miedo ni que te agobies pensando que todo te hace daño, sino justo todo lo contrario: que tomes conciencia de que hay cosas que sí podemos hacer. Que, aunque no podemos vivir en una burbuja, sí podemos tomar decisiones más informadas, más responsables y, sobre todo, más alineadas con lo que queremos para nuestra salud a largo plazo.

Ninguno podemos hacerlo todo perfecto, y eso está bien porque sería un objetivo irreal, y si hay algo claro aquí es que somos muy reales. **Pero cada gesto suma.** Cada cambio que implementes es una suma en pro de tu salud y bienestar a largo plazo. Porque como siempre te digo: **toda piedra hace pared**. Y si aplicando solo una de estas ideas consigues sumar un 1 por ciento más de salud en tu vida, ya habrá merecido la pena escribir este capítulo.

CONCLUSIÓN

A lo largo de estas páginas has conocido a las verdaderas y silenciosas protagonistas de tu salud: las hormonas. Espero que tras leer este libro te hayas dado cuenta de que no son entidades ajenas a las que temer, sino mensajeras sabias que traducen tu estilo de vida en respuestas fisiológicas. Son el sistema operativo que mantiene en equilibrio toda la fina y compleja maquinaria de tu cuerpo, como el mecanismo de un preciado reloj.

Has visto que la insulina no solo regula el azúcar, sino también el hambre, la energía y la inflamación. Que la vitamina D influye mucho más allá de los huesos y que activa defensas, genes, y ayuda al bienestar. Que el tan demonizado cortisol te permite levantarte y vivir cada mañana…, hasta que el estrés crónico lo desregula todo. Y que hormonas como la prolactina, la tiroides o la testosterona afectan mucho más que a la fertilidad o la libido y que están detrás de tu capacidad de sentirte fuerte, vital, despierto o, por el contrario, apagado, ansioso o cansado sin razón aparente.

También hemos hablado de enemigos invisibles: los disruptores endocrinos presentes en numerosos utensilios del día a día y que alteran este lenguaje hormonal sin que lo supieras hasta ahora. No se trata de vivir con miedo, sino de entender, elegir y recuperar el poder. Porque cuanto más entiendes cómo funciona tu cuerpo, más fácil es recuperar el poder y la responsabilidad de tu salud, que, en última instancia, es tuya.

Este libro no pretendía darte respuestas absolutas, sino enseñarte a hacer mejores preguntas. A escuchar lo que tu cuerpo te dice y no normalizar el cansancio crónico, la apatía o el insomnio. A darte cuenta de que lo que comes, cómo duermes, lo que sientes, cuánto te mueves… son formas de modular tus hormonas, y, con ellas, por tanto, tu salud, tu energía, tu capacidad de disfrutar y de estar presente.

Las hormonas no se regulan solo en la consulta. Se regulan haciendo ejercicio, con la alimentación diaria, en tu descanso, en tus decisiones cotidianas, en aquello que decides hacer cada día. Sé que son decisiones continuas y que a veces nos fatigamos y creemos que no podemos más, pero toda piedra hace pared, todo suma. Cualquier acción que te acerque a tu salud es, en realidad, una forma de vivir la mejor vida que te mereces.

Gracias por dejarme compartir toda esta información contigo. Ojalá este libro te haya ofrecido las respuestas que buscabas para poner luz en aspectos poco comprendidos.

Tu salud metabólica y hormonal no es un destino, es una conversación continua en la que tú tienes más voz de la que crees.

Isabel

BIBLIOGRAFÍA CIENTÍFICA

Las hormonas tiroideas: las hormonas que activan tu cuerpo

Alexander E. K, *et al.*, «2017 Guidelines of the American Thyroid Association for the Diagnosis and Management of Thyroid Disease during Pregnancy and the Postpartum», *Thyroid*, 2017;27(3):315-389.

Ambati R. R., Phang S. M., Ravi S., Aswathanarayana R. G., «Astaxanthin: Sources, Extraction, Stability, Biological Activities and its Commercial Applications-a Review, *Marine Drugs*, 2014;12(1):128-152.

Benvenga S., Feldt-Rasmussen U., Bonofiglio D., Asamoah E., «Nutraceutical Supplements in the Thyroid Setting: Health Benefits beyond Basic Nutrition», *Nutrients*, 2019;11(9):2214.

Berry M. J., Larsen P. R., «The Role of Selenium in Thyroid Hormone Action», *Endocrine Reviews*, 1992;13(2):207-219.

Bizhanova A., Kopp P., «Minireview: The sodium-iodide symporter NIS and pendrin in iodide homeostasis of the thyroid», *Endocrinology*, 2009;150(3):1084-1090.

Clements R. S. Jr., Darnell B., «Myo-inositol Content of Common Foods: Development of a High-myo-inositol Diet», *American Journal of Clinical Nutrition*, 1980;33(9):1954-1967.

Gallo D., Mortara L., Veronesi G., *et al.*, «Add-On Effect of Selenium and Vitamin D Combined Supplementation in Early Control of Graves' Disease Hyperthyroidism During Methimazole Treatment», *Front Endocrinol (Lausanne)*, 2022;13:886451.

Hannoush Z. C., Weiss R. E., «Defects of Thyroid Hormone Synthesis and Action», *Endocrinology and Metabolism Clinics of North America*, 2017;46(2):375-388.

Kargar S., Shiryazdi S. M, Atashi S. R, Neamatzadeh H., Kamali M., «Urinary Iodine Concentrations in Cancer Patients», *Asian Pacific Journal of Cancer Prevention*, 2017;18(3):819-821, publicado el 1 de marzo de 2017, doi:10.22034/APJCP.2017.18.3.819.

Melmed S., Auchus R. J., Goldfine A. B., Koenig R. J., Rosen C. J., *Williams Textbook of Endocrinology*, 15.ª ed., Elsevier.

Nordio M., Basciani S., «Myo-inositol Plus Selenium Supplementation Restores Euthyroid State in Hashimoto's Patients with Subclinical Hypothyroidism», 2017.

O'Kane S. M., *et al.*, *Micronutrients, Iodine Status and Concentrations of Thyroid Hormones: a Systematic Review*, 2018.

Ross DS, Burch H. B., Cooper D. S., *et al.* 2016 «American Thyroid Association Guidelines for Diagnosis and Management of Hyper-thyroidism and Other Causes of Thyrotoxicosis», *Thyroid*, 2016; 26(10):1343-1421.

Vrca V. B., Skreb F., Cepelak I., Romic Z., Mayer L., «Supplementa-tion with Antioxidants in the Treatment of Graves' Disease; the Effect on Glutathione Peroxidase Activity and Concentration of Se-lenium», *Clinocal Chimica Acta*, 2004;341(1-2):55-63.

Winther K. H., *et al.*, «A 2018 European Thyroid Association Survey on the Use of Selenium Supplementation in Hashimoto's Thyroidi-tis», *European Thyroid Journal*, 2020.

Salvatore D., Simonides W. S, Dentice M., Zavacki A. M, Larsen P. R., «Thyroid Hormones and Skeletal Muscle-New Insights and Poten-tial Implications», *Nature Reviews Endocrinology*, 2014;10(4):206-214.

La insulina: aprende a ser sensible a ella, y será tu mejor aliada

Anderson R. A., Cheng N., Bryden N. A., *et al.*, «Elevated Intakes of Supplemental Chromium Improve Glucose and Insulin Variables in

Individuals with Type 2 Diabetes», *Diabetes.* 1997;46(11):1786-1791.

Asbaghi O., Fatemeh N., Mahnaz R. K., *et al.*, «Effects of Chromium Supplementation on Glycemic Control in Patients with Type 2 Diabetes: a Systematic Review and Meta-analysis of Randomized Controlled Trials», *Pharmacological Research,* 2020;161:105098.

Asbaghi O., Moradi S., Kashkooli S., *et al.*, «The Effects of Oral Magnesium Supplementation on Glycaemic Control in Patients with Type 2 Diabetes: a Systematic Review and Dose-Response Meta-analysis of Controlled Clinical Trials», *British Journal of Nutrition,* 2022;128(12):2363-2372.

Chen W., Kullmann S., Rhea E. M., «Expanding the Understanding of Insulin Resistance in Brain and Periphery», *Trends Endocrinol Metab,* 2025.

Chen W., Liu L., Hu F., «Efficacy of Vitamin D Supplementation on Glycaemic Control in Type 2 Diabetes: An Updated Systematic Review and Meta-analysis of Randomized Controlled Trials», *Diabetes, Obesity and Metabolism,* 2024;26(12):5713-5726, doi:10.1111/dom.15941.

Costantino D., Minozzi G., Minozzi E., Guaraldi C., «Metabolic and Hormonal Effects of Myo-inositol in Women with Polycystic Ovary Syndrome: a Double-blind Trial», *European Review for Medical and Pharmacological Sciences,* 2009;13(2):105-110.

Dong H., Wang N., Zhao L., Lu F., «Berberine in the Treatment of Type 2 Diabetes Mellitus: a Systemic Review and Meta-Analysis», *Evidence-Based Complementary and Alternative Medicine,* 2012;2012: 591654.

Fu L., Zhang G., Qian S., Zhang Q., Tan M., «Associations between Dietary Fiber Intake and Cardiovascular Risk Factors: An Umbrella Review of Meta-analyses of Randomized Controlled Trials», *Frontiers in Nutrition,* 2022;9:972399.

Genazzani A. D., Lanzoni C., Ricchieri F., Jasonni V. M., «Myo-inositol Administration Positively Affects Hyperinsulinemia and Hormonal Parameters in Overweight Patients with Polycystic Ovary Syndrome», *Gynecological Endocrinology*, 2008;24(3):139-144.

Gupta J., Abosaoda M. K., Shukla M., *et al.*, «Effect of Soluble Fiber Supplementation on Lipid Parameters in Subjects with Type 2 Diabetes: A Systematic Review and Meta-analysis of Randomized Controlled Trials», *Prostaglandins & Other Lipid Mediators*, 2025;176:106939.

Jensen N. J., Porse A. J., Wodschow H. Z., *et al.*, «Relation of Insulin Resistance to Brain Glucose Metabolism in Fasting and Hyperinsulinemic States: A Systematic Review and Meta-analysis», *Journal of Clinical Endocrinology and Metabolism*, 2025;110(2):e525-e537.

Kullmann S., *et al.*, «Exercise Restores Brain Insulin Sensitivity in Sedentary Adults who are Overweight and Obese», *JCI Insight*, 2022; 7(18): e16149.

Liang Y., Zhao D., Ji Q., *et al.*, «Effects of Coenzyme Q10 Supplementation on Glycemic Control: A GRADE-assessed Systematic Review and Dose-response Meta-analysis of Randomized Controlled Trials», *eClinicalMedicine*, 2022;52:101602.

McGill J. B., Silverstein J. M., Jasim S., eds., *Endocrinology Subspecialty Consult*, 5.ª ed., Ciesielski T. M., executive ed. Wolters Kluwer, 2025.

Melmed S., Auchus R. J., Goldfine A. B., Rosen C. J., Kopp P. A., *Williams Textbook of Endocrinology*, 15.ª ed., Elsevier, 2024.

Miñambres I., Cuixart G., Gonçalves A., Corcoy R., «Effects of Inositol on Glucose Homeostasis: Systematic Review and Meta-analysis of Randomized Controlled Trials», *Clinical Nutrition*, 2019;38(3):1146-1152.

Nikpayam O., Jafari A., Faghfouri A., *et al.*, «Effect of Menaquinone-7 (MK-7) Supplementation on Anthropometric Measurements, Glycemic Indices, and Lipid Profiles: A Systematic Review and Meta-Analysis of Randomized Controlled Trials», *Prostaglandins & Other Lipid Mediators*, 2025;177:106970.

Pérez-Rubio K. G., González-Ortiz M., Martínez-Abundis E., Robles-Cervantes J. A., Espinel-Bermúdez M. C., «Effect of Berberine Administration on Metabolic Syndrome, Insulin Sensitivity, and Insulin Secretion», *Metabolic Syndrome and Related Disorders*, 2013; 11(5):366-369.

Petersen M. C., Shulman G. I., «Mechanisms of Insulin Action and Insulin Resistance», *Physiological Reviews*, 2018;98(4):2133-2223.

Takeuchi T., Kubota T., Nakanishi Y., *et al.*, «Gut Microbial Carbohydrate Metabolism Contributes to Insulin Resistance», *Nature*, 2023;621(7978):389-395.

Veronese N., Dominguez L. J., Pizzol D., Demurtas J., Smith L., Barbagallo M., «Magnesium Supplementation for Treating Glucose Metabolism Parameters in People with or at Risk of Diabetes: A Systematic Review and Meta-Analysis of Double-Blind Randomized Controlled Trials», *Nutrients.* 2021;13(11):4074.

Veronese N., Dominguez L. J., Pizzol D., Demurtas J., Smith L., Barbagallo M., «Oral Magnesium Supplementation for Treating Glucose Metabolism Parameters in People with or at Risk of Diabetes: A Systematic Review and Meta-Analysis of Double-Blind Randomized Controlled Trials». *Nutrients.* 2021;13(11):4074.

White M. F., Kahn C. R., «Insulin Action at a Molecular Level - 100 Years of Progress», *Molecular Metabolism*, 2021;52:101304.

Xie Y., Gou L., Peng M., Zheng J., Chen L., «Effects of Soluble Fiber Supplementation on Glycemic Control in Adults with Type 2 Diabetes Mellitus: A Systematic Review and Meta-analysis of Randomized Controlled Trials», *Clinical Nutrition*, 2021;40(4):1800-1810.

Yan H. M., Xia M. F., Wang Y., *et al.*, «Efficacy of Berberine in Patients with Non-Alcoholic Fatty Liver Disease», *PLoS One*, 2015;10(8):e0134172.

Zamani M., Zarei M., Nikbaf-Shandiz M., Hosseini S., Shiraseb F., Asbaghi O., «The Effects of Berberine Supplementation on Cardiovascular Risk Factors in Adults: A Systematic Review and Dose-Response Meta-Analysis», *Frontiers in Nutrition*, 2022;9:1013055.

Zhong S., Fan Y., Yan Q., *et al.*, «The Therapeutic Effect of Silymarin in the Treatment of Nonalcoholic Fatty Disease: A Meta-analysis (PRISMA) of Randomized Control Trials», *Medicine (Baltimore)*, 2017;96(49):e9061.

El cortisol: reconcíliate con él, no es tan malo como piensas

Arlt W., Allolio B., «Adrenal Insufficiency», *Lancet*, 2003;361(9372):1881-1893.

Bannai M., Kawai N., «New Therapeutic Strategy for Amino Acid Medicine: Glycine Improves the Quality of Sleep», *Journal of Pharmacological Sciences*, 2012;118(2):145-148.

Bystritsky A., Kerwin L., Feusner J. D., «A Pilot Study of Rhodiola Rosea (Rhodax) for Generalized Anxiety Disorder (GAD)», *Journal of Alternative and Complementary Medicine*, 2008;14(2):175-180.

Cropley M., Banks A. P., Boyle J., «The Effects of Rhodiola rosea L. Extract on Anxiety, Stress, Cognition and Other Mood Symptoms», *Phytotherapy Research*, 2015;29(12):1934-1939.

Findling J. W., Raff H., «Screening and Diagnosis of Cushing's Syndrome», *Endocrinology and Metabolism Clinics of North America*, 2005;34(2):385-x.

Haybar H., Javid A. Z., Haghighizadeh M. H., Valizadeh E., Mohaghegh S. M., Mohammadzadeh A., «The Effects of Melissa officinalis Supplementation on Depression, Anxiety, Stress, and Sleep Disorder in Patients with Chronic Stable Angina», *Clinical Nutrition ESPEN*, 2018;26:47-52.

He X., Findling J. W., Auchus R. J., «Glucocorticoid Withdrawal Syndrome Following Treatment of Endogenous Cushing Syndrome», *Pituitary*, 2022;25(3):393-403.

Horrocks P. M., Jones A. F., Ratcliffe W. A., *et al.*, «Patterns of ACTH and Cortisol Pulsatility over Twenty-four Hours in Normal Males and Females», *Clinical Endocrinology (Oxf)*, 1990;32(1):127-134.

Lado-Abeal J., Rodriguez-Arnao J., Newell-Price J. D., *et al.*, «Menstrual abnormalities in women with Cushing's disease are correlated with hypercortisolemia rather than raised circulating androgen levels». *Journal of Clinical Endocrinology & Metabolism*, 1998;83(9):3083-3088.

Lane N. E., «Glucocorticoid-Induced Osteoporosis: New Insights into the Pathophysiology and Treatments», *Current Osteoporosis Reports,* 2019;17(1):1-7.

Leigh S. J., Uhlig F., Wilmes L., *et al.*, «The Impact of Acute and Chronic Stress on Gastrointestinal Physiology and Function: a Microbiota-Gut-Brain Axis Perspective», *Journal of Physiology,* 2023;601(20): 4491-4538.

Lin T., He L., Liu S., *et al.*, «Per-and Polyfluoroalkyl Substances Mixture Impairs Intestinal Barrier Function through Microbiota-Derived 21-Deoxycortisol and Cortisol Metabolism Dysregulation», *Journal of Hazardous Materials,* 2025.

Melmed S., Auchus R. J., Goldfine A. B., Rosen C. J., Kopp PA, *Williams Textbook of Endocrinology,* 15.ª ed., Elsevier, 2024.

McGill J. B., Silverstein J. M., Jasim S., eds., *Endocrinology Subspecialty Consult,* 5.ª ed., Ciesielski T. M., executive ed., Wolters Kluwer, 2025.

McCabe D., Lisy K., Lockwood C., Colbeck M., «The Impact of Essential Fatty Acid, B Vitamins, Vitamin C, Magnesium and Zinc Supplementation on Stress Levels in Women: a Systematic Review», *Joanna Brigss Institute Database of Systematic Reviews and Implementation Reports,* 2017;15(2):402-453.

Moshfeghinia R., Sanaei E., Mostafavi S., Assadian K., Sanaei A., Ayano G., «The Effects of L-theanine Supplementation on the Outcomes of Patients with Mental Disorders: a Systematic Review», *BMC Psychiatry,* 2024;24(1):886.

Newell-Price J., Trainer P., Besser M., Grossman A., «The Diagnosis and Differential Diagnosis of Cushing's Syndrome and Pseudo-Cushing's States», *Endocrine Reviews,* 1998;19(5):647-672.

Olsson E. M., Von Schéele B., Panossian A. G., «A Randomised, Double-blind, Placebo-controlled, Parallel-group Study of the Standardised Extract shr-5 of the Roots of Rhodiola Rosea in the Treatment of Subjects with Stress-related Fatigue», *Planta Médica,* 2009;75(2):105-112.

Pouchieu C., Pourtau L., Brossaud J., Gaudout D., Corcuff J.-B., Capuron L., Castanon N., Philip P., «Acute Effect of a Saffron Extract (Safr'Inside™) and Its Main Volatile Compound on the Stress Response in Healthy Young Men: A Randomized, Double Blind, Placebo-Controlled, Crossover Study», *Nutrients*, 2023; 15(13):2921.

Rebuffé-Scrive M., Krotkiewski M., Elfverson J., Björntorp P., «Muscle and Adipose Tissue Morphology and Metabolism in Cushing's Syndrome», *Journal of Clinical Endocrinology & Metabolism*, 1988;67(6):1122-1128, doi:10.1210/jcem-67-6-1122.

Savage K., Firth J., Stough C., Sarris J., «GABA-modulating Phytomedicines for Anxiety: A Systematic Review of Preclinical and Clinical Evidence», *Phytotherapy Research*, 2018;32(1):3-18.

Schneider K. M., Blank N., Alvarez Y., *et al.*, «The Enteric Nervous System Relays Psychological Stress to Intestinal Inflammation», *Cell*, 2023;186(13):2823-2838.e20.

Soh J., Raventhiran S., Lee J. H., *et al.*, «The Effect of Glycine Administration on the Characteristics of Physiological Systems in Human Adults: A Systematic Review», *Geroscience*, 2024;46(1):219-239.

Stalmans W., Laloux M., «Glucocorticoids and hepatic glycogen metabolism», Baxter J. D., Rousseau G. G., eds., *Glucocorticoid Hormone Action*. New York, Springer-Verlag, 1979:518-533.

Tang W., Gao Y., Chen G., *et al.*, «A Randomized, Double-blind and Placebo-controlled Study of a Ganoderma Lucidum Polysaccharide Extract in Neurasthenia», *Journal of Medicinal Food*, 2005;8(1): 53-58.

Tofani G. S. S., Leigh S. J., Gheorghe C. E. , *et al.*, «Gut Microbiota Regulates Stress Responsivity Via the Circadian System», *Cell Metabolism*, 2025;37(1):138-153.e5.

Vogel F., Braun L. T., Rubinstein G., *et al.*, «Persisting Muscle Dysfunction in Cushing's Syndrome Despite Biochemical Remission», *Journal of Clinical Endocrinology & Metabolism*, 2020;105(12):e4490-e4498.

Yaneva M., Mosnier-Pudar H., Dugué M. A., Grabar S., Fulla Y., Bertagna X., «Midnight Salivary Cortisol for the Initial Diagnosis of

Cushing's Syndrome of Various Causes», *Journal of Clinical Endocrinology & Metabolism*, 2004;89(7):3345-3351.

Zhao H., Zhang Q., Zhao L., Huang X., Wang J., Kang X., «Spore Powder of Ganoderma lucidum Improves Cancer-Related Fatigue in Breast Cancer Patients Undergoing Endocrine Therapy: A Pilot Clinical Trial», *Evidence-Based Complementary and Alternative Medicine*, 2012;2012:809614.

El músculo: la fábrica de «cuasihormonas»

Corpas E., Blackman M. R., Correa R., Harman S. M., Ruiz-Torres A., eds., *Endocrinology of Aging: Clinical Aspects in Diagrams and Images*, 1.ª ed., Elsevier; 2020.

Costa Riela N. A., Alvim Guimarães M. M., Oliveira de Almeida D., Araujo E. M. Q., «Effects of Beta-Hydroxy-Beta-Methylbutyrate Supplementation on Elderly Body Composition and Muscle Strength: A Review of Clinical Trials», *Annals of Nutrition and Metabolism*, PMID: 33709969.

Cruz-Jentoft A. J., Dawson Hughes B., Scott D., Sanders K. M., Rizzoli R., «Nutritional Strategies for Maintaining Muscle Mass and Strength from Middle Age to Later Life: A Narrative Review», *Maturitas*, 2020;132:57-64.

Dempsey R. L., Mazzone M. F., Meurer L. N., «Does Oral Creatine Supplementation Improve Strength? A Meta-analysis», *Journal of Family Practice*, 2002;51(11):945-951.

Dirks-Naylor A. J., Lennon-Edwards S., «The Effects of Vitamin D on Skeletal Muscle Function and Cellular Signaling», *Journal of Steroid Biochemistry and Molecular Biology*, 2011;125(3-5):159-168.

Dos Santos E. E. P., De Araújo R. C., Candow D. G., *et al.*, «Efficacy of Creatine Supplementation Combined with Resistance Training on Muscle Strength and Muscle Mass in Older Females: A Systematic Review and Meta-Analysis», *Nutrients*, 2021;13(11):3757.

Fazio C., Elder C. L., Harris M. M., «Efficacy of Alternative Forms of

Creatine Supplementation on Improving Performance and Body Composition in Healthy Subjects: A Systematic Review», *Journal of Strength and Conditioning Research,* 2022;36(9):2663-2670.

Gomes M. J., Martinez P. F., Pagan L. U., *et al.,* «Skeletal Muscle Aging: Influence of Oxidative Stress and Physical Exercise», *Oncotarget,* 2017;8(12):20428-20440.

Grosicki G. J., Zepeda C. S., Sundberg C. W., «Single Muscle Fibre Contractile Function with Ageing», *Journal of Physiology,* 2022;600(23): 5005-5026.

Gualano B., De Salles Painelli V., Roschel H., *et al.,* «Creatine Supplementation Does not Impair Kidney Function in Type 2 Diabetic Patients: a Randomized, Double-blind, Placebo-controlled, Clinical trial», *European Journal of Applied Physiology,* 2011;111(5):749-756.

Holeček M., «Beta-hydroxy-beta-methylbutyrate Supplementation and Skeletal Muscle in Healthy and Muscle-wasting Conditions», *Journal of Cachexia, Sarcopenia and Muscle,* 2017;8(4):529-541.

Kreider R. B., Kalman D. S., Antonio J., *et al.,* «International Society of Sports Nutrition Position Stand: Safety and Efficacy of Creatine Supplementation in Exercise, Sport, and Medicine», *Journal of the International Society of Sports Nutrition,* 2017;14:18.

Lanhers C., Pereira B., Naughton G., Trousselard M., Lesage F. X., Dutheil F., «Creatine Supplementation and Upper Limb Strength Performance: A Systematic Review and Meta-Analysis», *Sports Medicine,* 2017;47(1):163-173.

McKendry J., Currier B. S., Lim C., Mcleod J. C., Thomas A. C. Q., Phillips S. M., «Nutritional Supplements to Support Resistance Exercise in Countering the Sarcopenia of Aging», *Nutrients,* 2020; 12(7):2057.

Morgan P. T., Harris D. O., Marshall R. N., Quinlan J. I., Edwards S. J., Allen S. L., *et al.,* «Protein Source and Quality for Skeletal Muscle Anabolism in Young and Older Adults: a Systematic Review and Meta-analysis», *Journal of Nutrition,* 2021;151:1901-1920.

Saint-Maurice P. F., Graubard B. I., Troiano R. P., *et al.,* «Estimated

Number of Deaths Prevented Through Increased Physical Activity Among US Adults», *JAMA Internal Medicine*, 2022;182(3):349-352.

Santo André H C., Esteves G. P., Barreto G. H. C., Longhini F., Dolan E., Benatti F. B., «The Influence of n-3PUFA Supplementation on Muscle Strength, Mass, and Function: A Systematic Review and Meta-Analysis», *Advances in Nutrition*, 2023;14(1):115-127.

Schoenfeld B. J., Aragon A. A., «Is There a Postworkout Anabolic Window of Opportunity for Nutrient Consumption? Clearing up Controversies», *Journal of Orthopaedic & Sports Physical Therapy*, 2018;48(12):911-914.

Sheng R., Cao M., Song M., *et al.*, «Muscle-bone Crosstalk Via Endocrine Signals and Potential Ttargets for Osteosarcopenia-related Fracture», *Journal of Orthopaedic Translation*, 2023;43:36-46.

Tessier A. J., Chevalier S., «An Update on Protein, Leucine, Omega-3 Fatty Acids, and Vitamin D in the Prevention and Treatment of Sarcopenia and Functional Decline», *Nutrients*, 2018;10(8):1099.

Traylor D. A., Gorissen S. H. M., Phillips S. M., «Perspective: Protein Requirements and Optimal Intakes in Aging: Are We Ready to Recommend More Than the Recommended Daily Allowance?», *Advances in Nutrition*, 2018;9(3):171-182.

Tyrovolas S., Panagiotakos D., Georgousopoulou E., *et al.*, «Skeletal Muscle Mass in Relation to 10 Year Cardiovascular Disease Incidence among Middle Aged and Older Adults: the ATTICA Study», *Journal of Epidemiology and Community Health*, 2020;74(1):26-31.

Veronese N., Ragusa F. S., Sabico S., *et al.*, «Osteosarcopenia Increases the Risk of Mortality: a Systematic Review and Meta-analysis of Prospective Observational Studies», *Aging Clinical and Experimental Research*, 2024;36:132.

Wall B. T., Gorissen S. H., Pennings B., *et al.*, «Aging Is Accompanied by a Blunted Muscle Protein Synthetic Response to Protein Ingestion», *PLoS One*, 2015;10(11):e0140903.

Wicherts I. S., van Schoor N. M., Boeke A. J., *et al.*, «Vitamin D Status Predicts Physical Performance and its Decline in Older Persons»,

Journal of Clinical Endocrinology & Metabolism, 2007;92(6):2058-2065.

Wilson J. M, Fitschen P. J., Campbell B., *et al.*, «International Society of Sports Nutrition Position Stand: beta-hydroxy-beta-methylbutyrate (HMB)», *Journal of the International Society of Sports Nutrition*, 2013;10(1):6.

Wu H., Xia Y., Jiang J., *et al.*, «Effect of Beta-hydroxy-beta-methylbutyrate Supplementation on Muscle Loss in Older Adults: a Systematic Review and Meta-analysis», *Archives of Gerontology and Geriatrics*, 2015;61(2):168-175, PMID: 26169182.

Mucho más que reproducción: los estrógenos

American Institute for Cancer Research, «Soy Is Safe for Breast Cancer Survivors» (2012). Disponible online en: < https://www.aicr. org/resources/blog/soy-and-cancer-myths-andmisconceptions/#:~:text=Myth%3A%20Avoid%20soy%20foods%20 after%20a%20breast%20cancer%20diagnosis&text=However%2C%20research%20in%20cancer%20survivors,part%20 of%20a%20healthy%20diet>. (Consultado en octubre de 2024).

Baker J. M., Al-Nakkash L., Herbst-Kralovetz M. M., «Estrogen-gut Microbiome Axis: Physiological and Clinical Implications», *Maturitas*, 2017;103:45-53.

Bitok E., Sabaté J., «Nuts and Cardiovascular Disease», *Progress in Cardiovascular Diseases*, 2018;61(1):33-37, doi: 10.1016/j.pcad.2018.05.003, Epub 22 mayo de 2018, PMID: 29800597.

Cheng G., *et al.*, «Isoflavone Treatment for Acute Menopausal Symptoms», *Menopause*, 2007.

Clegg D. J., Brown L. M., Woods S. C., Benoit S. C., «Gonadal Hormones Determine Sensitivity to Central Leptin and Insulin», *Diabetes*, 2006;55(4):978-87.

Ferrari A., «Soy Extract Phytoestrogens with a High Dose of Isoflavones for Menopausal Symptoms», *Journal of Obstetrics and Gynaecology Research*, 2009.

Franco O. H., *et al.*, «Use of Plant-Based Therapies and Menopausal Symptoms: A Systematic Review and Meta-analysis», *JAMA*, 2016.

Fuente-Martin E., *et al.*, «Estrogen, Astrocytes and the Neuroendocrine Control of Metabolism», *Reviews in Endocrine and Metabolic Disorders*, 2013;14(4):331-8.

Google Scholar «Eating Well After Breast Cancer» (2019). Disponible online en: <https://www.cancer.ca/en/cancer-information/cancer-type/breast/supportive-care/eating-well-after-breast-cancer/?region=on>. (Consultado en octubre de 2024).

Guha N., Kwan M. L., Quesenberry C. P., Weltzien E. K., Castillo A. L. y Caan B. J., «Soy Isoflavones and Risk of Cancer Recurrence in a Cohort of Breast Cancer Survivors: the Life After Cancer Epidemiology study», *Breast Cancer Research and Treatment*, 2009;118(2).

Hevener A. L, Clegg D. J., Mauvais-Jarvis F., «Impaired Estrogen Receptor Action in the Pathogenesis of the Metabolic Syndrome», *Molecular and Cellular Endocrinology*, 2015;418(Pt 3):306-321.

Kang X., Zhang Q., Wang S., Huang X. y Jin S., «Effect of Soy Isoflavones on Breast Cancer Recurrence and Death for Patients Receiving Adjuvant Endocrine Therapy», *CMAJ*, 2010;182(17).

Kang X., Zhang Q., Wang S., Huang X., Jin S., «Effect of Soy Isoflavones on Breast Cancer Recurrence and Death for Patients Receiving Adjuvant Endocrine Therapy», *CMAJ*, 2010;182(17):1857-1862.

Kargozar R., Azizi H., Salari R., «A Review of Effective Herbal Medicines in Controlling Menopausal Symptoms», *Electronic Physician Journal*, 2017.

Khaodhiar L., *et al.*, «Daidzein-rich Isoflavone Aglycones are Potentially Effective in Reducing Hot Flashes in Menopausal Women», *Menopause*, 2008.

Krause M., Wheeler T. L., Richter H. E., Snyder T. E., «Systemic Effects of Vaginally Administered Estrogen Therapy: a Review», *Female Pelvic Medicine and Reconstructive Surgery*, 2010;16(3):188-195.

McGill J. B., Silverstein J. M. , Jasim S., eds., *Endocrinology Subspecialty Consult*, 5.ª ed., Ciesielski T. M., executive ed. Wolters Kluwer, 2025.

Melmed S., Auchus R. J., Goldfine A. B., Rosen C. J., Kopp P. A., *Williams Textbook of Endocrinology*, 15.ª ed., Elsevier, 2024.

Morelli C., Garofalo C., Bartucci M., Surmacz E., «Estrogen Receptor-alpha Regulates the Degradation of Insulin Receptor Substrates 1 and 2 in Breast Cancer Cells», *Oncogene*, 2003;22(26):4007-4016.

Pischon T., Boeing H., Hoffmann K., *et al.*, «General and Abdominal Adiposity and Risk of Death in Europe» se publica la corrección en *New England Journal of Medicine*, 2010;362(25):2433, *New England Journal of Medicine*, 2008;359(20):2105-2120.

Rock C. L., Doyle C., Demark-Wahnefried W., Meyerhardt J., Courneya K. S., Schwartz A. L., *et al.*, «Nutrition and Physical Activity Guidelines for Cancer Survivors», *CA: A Cancer Journal for Clinicians*, 2012;62:242-274.

Rogers M. A. M., Aronoff D. M., «The Influence of Non-steroidal Anti-inflammatory Drugs on the Gut Microbiome», *Clinical Microbiology and Infection*, 2016;22(2):178.e1-178.e9.

Taku K., *et al.*, «Extracted or Synthesized Soybean Isoflavones Reduce Menopausal Hot Flash Frequency and Severity: Systematic Review and Meta-analysis of Randomized Controlled trials», *Menopause*, 2012.

World Cancer Research Fund International, «Continuous Update Project Report: Diet, Nutrition, Physical Activity, and Breast Cancer Survivors» (2014). Disponible online en: <www.wcrf.org/sites/default/files/Breast-Cancer-Survivors-2014-Report.pdf>. Consultado en octubre 2024.

Xu Y., *et al.*, «Distinct Hypothalamic Neurons Mediate Estrogenic Effects on Energy Homeostasis and Reproduction», *Cell Metabolism*, 2011;14(4):453-65.

Yan H., *et al.*, «Estrogen Improves Insulin Sensitivity and Suppresses Gluconeogenesis via the Transcription Factor Foxo1», *Diabetes*, 2019;68(2):291-304.

Zeidabadi A., *et al.*, «The effect of Salvia officinalis Extract on Symptoms of Flushing, Night Sweat, Sleep Ddisorders, and Score of Forgetfulness in Postmenopausal Women», *Journal of Family Medicine and Primary Care*, 2020.

Zhang, Y. F., Kang, H. B., Li, B. L. y Zhang R. M., «Positive Effects of Soy Isoflavone Food on Survival of Breast Cancer Patients in China», *Asian Pacific Journal of Cancer Prevention*, 2012;13(2).

Testosterona: la hormona clave en mujeres y hombres mucho más allá de la libido y la fuerza

Amory J. K., Watts N. B., Easley K. A., Sutton P. R., Anawalt B. D., MatsumotoA. M., Bremner W. J., Tenover J. L., «Exogenous Testosterone or Testosterone with Finasteride Increases Bone Mineral Density in Older Men with Low Serum Testosterone», *The Journal of Clinical Endocrinology & Metabolism*, 2004;89(2):503-510.

Antonio L., Wu F. C., O'Neill T. W., *et al.*, «Low Free Testosterone Is Associated with Hypogonadal Signs and Symptoms in Men with Normal Total Testosterone», *The Journal of Clinical Endocrinology & Metabolism*, 2016;101(7):2647-2657, doi:10.1210/jc.2015-4106.

Barsky S. T., Monks D. A., «The Role of Androgens and Global and Tissue-specific Androgen Receptor Expression on Body Composition, Exercise Adaptation, and Performance», *Biology of Sex Differences*, 2025;16(1):28.

Chernecky C. C., Berger B. J., *Laboratory Tests and Diagnostic Procedures*. 6.ª ed., Saunders, 2012.

Chiang, H. S., *et al.*, «Transdermal Testosterone Gel Increases Serum Testosterone Levels in Hypogonadal Men in Taiwan with Improvements in Sexual Function», *International Journal of Impotence Research*, 2007;19:411-417.

Finkelstein J. S., Lee H., Burnett-Bowie S. A., *et al.*, «Gonadal Steroids and Body Ccomposition, Strength, and Sexual Function in Men», *The New England Journal of Medicine*, 2013;369(11):1011-1022.

Finkelstein J. S., Lee H., Leder B. Z., *et al.*, «Gonadal Steroid-dependent Effects on Bone Turnover and Bone Mineral Density in Men», *Journal of Clinical Investigation*, 2016;126(3):1114-1125.

Harman S. M., Metter E. J., Tobin J. D., Pearson J., Blackman M. R., «Longitudinal Effects of Aging on Serum Total and Free Testosterone Levels in Healthy Men», *The Journal of Clinical Endocrinology & Metabolism*, 2001;86(2):724-731.

Hudson J., Cruickshank M., Quinton R., *et al.*, «Adverse Cardiovascular Events and Mortality in Men during Testosterone Treatment: an Individual Patient and Aggregate Data Meta-analysis», *Lancet Healthy Longevitu*, 2022;3(6):e381-e393.

Jones M. E., *et al.*, «Aromatase-deficient (ArKO) Mice Have a Phenotype of Increased Adiposity», *Proceedings of the National Academy of Sciences of the United States of America*, 2000;97:12735-12740.

Leen A., *et al.*, «The European Male Ageing Study Study Group, Low Free Testosterone Is Associated with Hypogonadal Signs and Symptoms in Men with Normal Total Testosterone», *The Journal of Clinical Endocrinology & Metabolism*, 2016;101(7):2647-2657.

McGill J. B., Silverstein J. M., Jasim S., eds., *Endocrinology Subspecialty Consult*, 5.ª ed., Ciesielski T. M., executive ed. Wolters Kluwer, 2025.

Melmed S., Auchus R. J., Goldfine A. B., Rosen C. J., Kopp P. A., *Williams Textbook of Endocrinology*, 15.ª ed., Elsevier, 2024.

Mohamed O., Freundlich R. E., Dakik H. K., *et al.*, «The Quantitative ADAM Questionnaire: a New Tool in Quantifying the Severity of Hypogonadism», *International Journal of Impotence Research*, 2010;22(1):20-24.

Morgentaler A., Traish A., «The History of Testosterone and the Evolution of its Therapeutic Potential», *Sexual Medicine Review*, 2020;8(2):286-296.

Mulhall J. P., Trost L. W., Brannigan R. E., *et al.*, «Evaluation and Management of Testosterone Deficiency: AUA Guideline», *Journal of Urology*, 2018;200(2):423-432.

Naelitz, B. D., Momtazi-Mar L., Vallabhaneni, S. *et al.*, «Testosterone

Replacement Therapy and Spermatogenesis in Reproductive Age Men», *Nature Reviews Urology*, 2025.

Page S. T., Amory J. K., Bowman F. D., Anawalt B. D., Matsumoto A. M., Bremner W. J., Tenover J. L., «Exogenous Testosterone (T) Alone or with Finasteride Increases Physical Performance, Grip Strength, and Lean Body Mass in Older Men with Low Serum T», *The Journal of Clinical Endocrinology & Metabolism*, 2005;90(3):1502-1510.

Parish S. J., Simon J. A., Davis S. R., *et al.*, «International Society for the Study of Women's Sexual Health Clinical Practice Guideline for the Use of Systemic Testosterone for Hypoactive Sexual Desire Disorder in Women», *Journal of Sexual Medicine*, 2021;18(5):849-867.

Rhoden E., Morgentaler A., «Risks of Testosterone-Replacement Therapy and Recommendations for Monitoring», *New England Journal of Medicine*, 2004;350(5):482-492.

Smit D. L., Buijs M. M., De Hon O., Den Heijer M., De Ronde W., «Disruption and Recovery of Testicular Function during and after Androgen Abuse: the HAARLEM study», *Human Reproduction*, 2021;36(4):880-890.

Snyder P. J., Kopperdahl D. L., Stephens-Shields A. J., *et al.*, «Effect of Testosterone Treatment on Volumetric Bone Density and Strength in Older Men With Low Testosterone: A Controlled Clinical Trial», *JAMA Internal Medicine*, 2017;177(4):471-479.

Snyder P. J., Peachey H., Hannoush P., *et al.*, «Effect of Testosterone Treatment on Body Composition and Muscle Strength in Men over 65 Years of Age», *The Journal of Clinical Endocrinology & Metabolism*, 1999;84(8):2647-2653.

Snyder PJ, Peachey H, Hannoush P, *et al.*, «Effect of Testosterone Treatment on Bone Mineral Density in Men over 65 Years of Age», *The Journal of Clinical Endocrinology & Metabolism*, 1999;84(6):1966-1972.

Stanworth R. D., Jones T. H., «Testosterone for the Aging Male; Current Evidence and Recommended Practice», *Clinical Interventions in Aging*, 2008;3(1):25-44.

Prolactina: la hormona encargada de mucho más que la lactancia

Cerqueira R. O., Frey B. N., Leclerc E., Brietzke E., «Vitex agnus castus for premenstrual syndrome and premenstrual dysphoric disorder: a systematic review», *Arch Womens Ment Health*, 2017;20(6):713-719.

Georgescu T., Swart J. M., Grattan D. R., Brown R. S. E., «The Prolactin Family of Hormones as Regulators of Maternal Mood and Behavior», *Frontiers in Global Women's Health*, 2021;2:767467.

Grattan D. R., 60 Years of Neuroendocrinoly: The Hypothalamo-Prolactin Axis», *Journal of Endocrinology*, 2015;226(2):T101-T122.

Grattan D. R., Kokay I. C., «Prolactin: a Pleiotropic Neuroendocrine Hormone», *Journal of Neuroendocrinology*, 2008;20(6):752-763.

Lyons D. J., Hellysaz A., Broberger C., «Prolactin Regulates Tuberoinfundibular Dopamine Neuron Discharge Pattern: Novel Feedback Control Mechanisms in the Lactotrophic Axis», *Journal of Neurosciences*, 2012;32(23):8074-8083.

McGill J. B., Silverstein J. M., Jasim S., eds., *Endocrinology Subspecialty Consult*, 5.ª ed. Ciesielski TM, executive ed., Wolters Kluwer, 2025.

Melmed S., Auchus R. J., Goldfine A. B., Rosen C. J., Kopp P. A., *Williams Textbook of Endocrinology*, 15.ª ed., Elsevier, 2024.

Ooi S. L., Watts S., McClean R., Pak S. C., «Vitex Agnus-Castus for the Treatment of Cyclic Mastalgia: A Systematic Review and Meta-Analysis», *Journal of Women's Health (Larchmont)*, 2020;29(2):262-278.

Phillipps H. R., Yip S. H., Grattan D. R., «Patterns of Prolactin Secretion», *Molecular and Cellular Endocrinology*, 2020;502:110679.

Puglia L. T., Lowry J., Tamagno G., «Vitex agnus castus Effects on Hyperprolactinaemia», *Frontiers in Endocrinology (Lausanne)*, 2023;14:1269781.

Taylor H. S., Pal L., Seli E., *Speroff's Clinical Gynecologic Endocrinology and Infertility*, 9.ª ed., Philadelphia: Lippincott Williams & Wilkins, 2019.

Van Die M. D., Burger H. G., Teede H. J., Bone K. M., «Vitex agnus-castus Extracts for Female Reproductive Disorders: a Systematic Review of Clinical Trials», *Planta Medica*, 2013;79(7):562-575.

Waldstreicher J., Duffy J. F., Brown E. N., Rogacz S., Allan J. S., Czeisler C. A., «Gender Differences in the Temporal Organization of Proclactin (PRL) Secretion: Evidence for a Sleep-Independent Circadian Rhythm of Circulating PRL Levels- a Clinical Research Center Study», *The Journal of Clinical Endocrinology and Metabolsim*, 1996;81(4):1483-1487.

Vitamina D: la «cuasihormonas» con nombre de vitamina

Bischoff-Ferrari H. A., Willett W. C., Wong J. B., Giovannucci E., Dietrich T, Dawson-Hughes B., «Fracture Prevention with Vitamin D Supplementation: a Meta-analysis of Randomized Controlled Trials», *JAMA*, 2005;293(18):2257-2264

Dai L., Liu M., Chen L., «Association of Serum 25-Hydroxyvitamin D Concentrations With All-Cause and Cause-Specific Mortality Among Adult Patients With Existing Cardiovascular Disease», *Frontiers in Nutrition*, 2021;8:740855.

Demay M. B., Pittas A. G., Bikle D. D., *et al.*, «Vitamin D for the Prevention of Disease: An Endocrine Society Clinical Practice Guideline» corrección publicada en *Journal of Clinical Endocrinology and Metabolism*, 2024.

Eyles D. W., Smith S., Kinobe R., Hewison M., McGrath J. J., «Distribution of the Vitamin D Receptor and 1 Alpha-hydroxylase in Human Brain», *Journal of Chemical Neuroanatomy*, 2005;29(1):21-30.

Geleijnse J. M., *et al.*, «Dietary Intake of Menaquinone is Associated with a Reduced Risk of Coronary Heart Disease: the Rotterdam Study», *Journal of Nutrition*, 2004.

Giustina A., Bilezikian J. P., Adler R. A., *et al.*, «Consensus Statement on Vitamin D Status Assessment and Supplementation: Whys, Whens, and Hows», *Endocrine Reviews*, 2024;45(5):625-654.

Grant W. B., Boucher B. J., Bhattoa H. P., Lahore H., «Why Vitamin D Clinical Trials should be Based on 25-hydroxyvitamin D Concentrations», *The Journal of Steroid Biochemistry and Molecular Biology*, 2018;177:266-269

Hahn J., Cook N. R., Alexander E. K., *et al.*, «Vitamin D and Marine Omega-3 Fatty Acid Supplementation and Incident Autoimmune Disease: VITAL Randomized Controlled Trial», *BMJ*, 2022;376:e066452.

Jayedi A., Rashidy-Pour A., Shab-Bidar S., «Vitamin D Status and Risk of Dementia and Alzheimer's Disease: A Meta-analysis of Dose-Response». *Nutritional Neuroscience*, 2019;22(11):750-759.

Jolliffe D. A., Greenberg L., Hooper R. L., *et al.*, «Vitamin D to Prevent Exacerbations of COPD: Systematic Review and Meta-analysis of Individual Participant Data from Randomised Controlled Trials», *Thorax*, 2019;74(4):337-345.

Kanda N., Hoashi T., Saeki H., «Nutrition and Psoriasis», *International Journal of Molecular Sciences*, 2020.

Karsenty G., «Osteocalcin: A Multifaceted Bone-Derived Hormone», *Annual Review of Nutrition*, 2023;43:55-71, doi:10.1146/annurev-nutr-061121-091348.

Knapen M. H. J., *et al.*, «Menaquinone-7 Supplementation Improves Arterial Stiffness in Healthy Postmenopausal Women. A Double-blind Randomised Clinical Tria»,. *Journal of Thrombosis Haemostasis*, 2015.

Martineau A. R., Jolliffe D. A., Hooper R. L., *et al.*, «Vitamin D Supplementation to Prevent Acute Respiratory Tract Infections: Systematic Review and Meta-analysis of Individual Participant Data», *BMJ*, 2017;356:i6583.

McCullough M. L., Zoltick E. S., Weinstein S. J., *et al.*, «Circulating Vitamin D and Colorectal Cancer Risk: An International Pooling Project of 17 Cohorts», *Journal of the National Cancer Institute*, 2019;111(2):158-169.

McDonnell S. L., Baggerly C. A., French C. B., *et al.*, «Breast Ccancer

Risk Markedly Lower with Serum 25-hydroxyvitamin D Concentrations ≥60 vs <20 ng/ml (150 vs 50 nmol/L): Pooled Analysis of Two Randomized Trials and a Prospective Cohort», *PLoS One*, 2018;13(6):e0199265.

Pittas A. G., *et al.*, «Vitamin D and Risk for Type 2 Diabetes in People With Prediabetes: A Systematic Review and Meta-analysis of Individual Participant Data From 3 Randomized Clinical Trials», *Annals of Internal Medicine*, 2023;176(3):355-363.

Sheng R., Cao M., Song M., *et al.*, «Muscle-bone Crosstalk Via Endocrine Signals and Potential Targets for Osteosarcopenia-related Fracture», *Journal of Orthopaedic Translation*, 2023;43:36-46.

Theuwissen E., *et al.*, «Low-Dose Menaquinone-7 Supplementation Improved Eextra-hepatic Vitamin K Status, but Had no Effect on Thrombin Generation in Healthy Subjects», *British Journal of Nutrition*, 2012.

Torres-Costoso A., López-Muñoz P., Martínez-Vizcaíno V., Álvarez-Bueno C., Cavero-Redondo I., «Association Between Muscular Strength and Bone Health from Children to Young Adults: A Systematic Review and Meta-analysis», *Sports Medicine*, 2020;50(6):1163-1190, doi:10.1007/s40279-020-01267-y.

Várbíró S., Takács I., Tűű L., Nas K., Sziva R. E., Hetthéssy J. R., Török M., «Effects of Vitamin D on Fertility, Pregnancy and Polycystic Ovary Syndrome—A Review», *Nutrients*, 2022;14(8):1649.

Zhang Y., *et al.*, «Effects of Vitamin D Supplementation on Prevention of Type 2 Diabetes in Patients With Prediabetes: A Systematic Review and Meta-analysis», *Diabetes Care*, 2020;43(7):1650-1658.

Zittermann A., Iodice S., Pilz S., Grant W. B., Bagnardi V., Gandini S., «Vitamin D Deficiency and Mortality Risk in the General Population: a Meta-analysis of Prospective Cohort Studies», *The American Journal of Clinical Nutrition*, 2012;95(1):91-100.

Disruptores hormonales: ¿los enemigos silenciosos de tus hormonas?

Ambiye V. R., Langade D., Dongre S., Aptikar P., Kulkarni M., Dongre A., «Clinical Evaluation of the Spermatogenic Activity of the Root Extract of Ashwagandha (Withania somnifera) in Oligospermic Males: A Pilot Study», *Evidence Based Complementary and Alternative Medicine*, 2013;2013:571420.

Barrett-Connor E., Dam T. T., Stone K., *et al.*, «The Association of Testosterone Levels with Overall Sleep Quality, Sleep Architecture, and Sleep-disordered Breathing», *Journal of Clinical Endocrinology and Metabolism*, 2008;93(7):2602-2609.

Camacho E. M., Huhtaniemi I. T., O'Neill T. W., *et al.*, «Age-associated Changes in Hypothalamic-pituitary-Testicular Function in Middle-aged and Older Men are Modified by Weight Change and Lifestyle Factors: Longitudinal Results from the European Male Ageing Study», *European Journal of Endocrinology*, 2013;168(3):445-455.

Carwile J. L., Michels K. B., «Urinary Bisphenol A and Obesity: NHANES 2003-2006», *Environment Research*, 2011;111(6):825-830.

Chinnappan S. M., George A., Pandey P., Narke G., Choudhary Y. K., «Effect of Eurycoma longifolia Standardised Aqueous Root extract-Physta® on Testosterone Levels and Quality of Life in Ageing Male Subjects: a Randomised, Double-blind, Placebo-controlled Multicentre Study», *Food & Nutrition Research*, 2021;65.

Ding T., Yan W., Zhou T., Shen W., Wang T., Li M., Zhou S., Wu M., Dai J., Huang K., Zhang J., Chang J., Wang S., «Endocrine Disrupting Chemicals Impact on Ovarian Aging: Evidence from Epidemiological and Experimental evidence», *Environmental Pollution*, 2022;305:119269.

Edlow A. G., Chen M., Smith N. A., Lu C, McElrath T. F., «Fetal Bisphenol A Exposure: Concentration of Conjugated and Unconjugated Bisphenol A in Amniotic Fluid in the Second and Third Trimesters», *Reproductive Toxicology*, 2012;34(1):1-7.

El Taieb M., Hegazy E., Ibrahim A., «Daily Oral l-Arginine Plus Ta-dalafil in Diabetic Patients with Erectile Dysfunction: A Double-Blin-ded, Randomized, Controlled Clinical Trial», *Journal of Sexual Medi-cine*, 2019;16(9):1390-1397.

GamalEl Din S. F., Abdel Salam M. A., Mohamed M. S., *et al.*, «Tribu-lus Terrestris Versus Placebo in the Treatment of Erectile Dysfunc-tion and Lower Urinary Tract Symptoms in Patients with Late-onset Hypogonadism: A Placebo-controlled Study», *Urologia*, 2018;86(2): 74-78.

Grindler N. M., Allsworth J. E., Macones G. A., Kannan K., Roehl K. A., Cooper A. R., «Persistent Organic Pollutants and Early Meno-pause in U.S. Women», *PLoS One*, 2015;10(1):e0116057.

Islam R. M., Bell R. J., Green S., Page M. J., Davis S. R., «Safety and Efficacy of Testosterone for Women: a Systematic Review and Me-ta-analysis of Randomised Controlled Trial Data», *Lancet Diabetes Endocrinology*, 2019;7(10):754-766.

Jiang Y., Xu Y., Xiao S., *et al.*, «Phthalate and DINCH Exposure and Ovarian Reserve Markers among Women Seeking Infertility Care», *Science of the Total Environment*, 2024;927:172185, doi:10.1016/j.scito-tenv.2024.172185.

Kamenov Z., Fileva S., Kalinov K., Jannini E. A., «Evaluation of the Efficacy and Safety of Tribulus Terrestris in Male Sexual Dysfunc-tion-A Prospective, Rrandomized, Double-blind, Placebo-controlled Clinical Trial», *Maturitas*. 2017;99:20-26.

Kim S., Lee I., Lim J. E., *et al.*, «Dietary Contribution to Body Burden of Bisphenol A and Bisphenol S among Mother-children Pairs», *Science of the Total Environment*, 2020;744:140856, doi:10.1016/j.scito-tenv.2020.140856.

Krysiak R., Kowalcze K., Szkróbka W., Okopień B., «Vitamin D Sta-tus Determines Cardiometabolic Effects of Testosterone Replace-ment Therapy in Men with Late-Onset Hypogonadism», *Nutrients*, 2025;17(6):1013.

La Merrill M. A., Vandenberg L. N., Smith M. T., *et al.*, «Consensus on the Key Characteristics of Endocrine-disrupting Chemicals as a Basis for Hazard Identification», *Nature Reviews Endocrinology*, 2020;16(1):45-57, doi:10.1038/s41574-019-0273-8

Levine H., Jørgensen N., Martino-Andrade A., *et al.*, «Temporal Trends in Sperm Count: a Systematic Review and Meta-regression Analysis of Samples Collected Globally in the 20th and 21st Centuries», *Human Reproduction Update*, 2023;29(2):157-176.

Lopez-Rodriguez D., Franssen D., Bakker J., Lomniczi A., Parent A. S., «Cellular and Molecular Features of EDC Exposure: Consequences for the GnRH Network», *Nature Reviews Endocrinology*, 2021;17(2):83-96. doi:10.1038/s41574-020-00436-3

Lopresti A. L., Drummond P. D., Smith S. J., «A Randomized, Double-Blind, Placebo-Controlled, Crossover Study Examining the Hormonal and Vitality Effects of Ashwagandha (Withania somnifera) in Aging, Overweight Males», *American Journal of Men's Health*, 2019;13(2):1557988319835985.

Martin L., Zhang Y., First O., *et al.*, «Lifestyle Interventions to Reduce Endocrine-disrupting Phthalate and Phenol Exposures among Reproductive Age Men and Women: A Review and Future Steps», *Environment International*, 2022;170:107576, doi:10.1016/j.envint.2022.107576.

Melzer D., Osborne N. J., Henley W. E., *et al.*, «Urinary Bisphenol A Concentration and Risk of Future Coronary Artery Disease in Apparently Healthy Men and Women», *Circulation*, 2012;125(12):1482-1490.

Mendiola J., Meeker J. D., Jørgensen N., *et al.*, Urinary Concentrations of Di(2-ethylhexyl) Phthalate Metabolites and Serum Reproductive Hormones: Pooled Analysis of Fertile and Infertile Men, *J Androl*, 2012;33(3):488-498.

Morrison M., Halson S. L., Weakley J., Hawley J. A., «Sleep, Circadian Biology and Skeletal Muscle Interactions: Implications for Metabolic Health», *Sleep Medicine Reviews*, 2022;66:101700.

Nahar M. S,, Liao C,, Kannan K,, Dolinoy D, C., «Fetal Liver Bisphenol A Concentrations and Biotransformation Gene Expression Reveal Variable Exposure and Altered Capacity for Metabolism in Humans», *Journal of Biochemical and Molecular Toxicology*, 2013;27(2):116-123.

Namat A., Xia W., Xiong C., *et al.*, «Association of BPA Exposure during Pregnancy with Risk of Preterm Birth and Changes in Gestational Age: A Meta-analysis and Systematic Review», *Ecotoxicology and Environmental Safety*, 2021;220:112400.

Nielsen F. H., Hunt C. D., Mullen L. M., Hunt J. R., «Effect of Dietary Boron on Mineral, Estrogen, and Testosterone Metabolism in Postmenopausal Women», *FASEB J.* 1987;1(5):394-397.

Patel P., Shiff B, Kohn T. P., Ramasamy R., «Impaired Sleep is Associated with Low Testosterone in US Adult Males: Results from the National Health and Nutrition Examination Survey», *World Journal of Urology*, 2019;37(7):1449-1453.

Peng C. Y., Tsai E. M., Kao T. H., *et al.*, «Canned Food Intake and Urinary Bisphenol A Concentrations: a Randomized Crossover Intervention Study», *Environmental Science and Pollution Research*, 2019;26(27):27999-28009.

Pinney S. E., Mesaros C. A., Snyder N. W., *et al.*, «Second Trimester Amniotic Fluid Bisphenol A Concentration is Associated with Decreased Birth Weight in Term Infants», *Reproductive Toxicology*, 2017;67:1-9.

Radwan M., Jurewicz J., Polańska K., Sobala W., Radwan P., Bochenek M., Hanke W., «Exposure to Ambient Air Pollution-Does it Affect Semen Quality and the Level of Reproductive Hormones?», *Annals of Human Biology*, 2016;43(1):50-56.

Ramasamy R., Wilken N., Scovell J. M., Kovac J. R., Lipshultz L. I.. , «Hypogonadal Symptoms are Associated with Different Serum Testosterone Thresholds in Middle-aged and Elderly Men», *Urology*, 2014;84(6):1378-1382.

Salas-Huetos A., Moraleda R., Giardina S., *et al.*, «Effect of Nut Consumption on Semen Quality and Functionality in Healthy Men

Consuming a Western-style Diet: a Randomized Controlled trial», *American Journal of Clinical Nutrition,* 2018;108(5):953-962.

Sun Q., Cornelis M. C., Townsend M. K., *et al.,* «Association of Urinary Concentrations of Bisphenol A and Phthalate Metabolites with Risk of Type 2 Diabetes: a Prospective Investigation in the Nurses' Health Study (NHS) and NHSII Cohorts», *Environmental Health Perspectives,* 2014;122(6):616-623.

Swan S. H., Main K. M., Liu F., *et al.,* «Decrease in Anogenital Distance among Male Infants with Prenatal Phthalate Exposure», *Environmental Health Perspectives,* 2005;113(8):1056-1061.

Swan S. H., Sathyanarayana S., Barrett E. S., *et al.,* «First Trimester Phthalate Exposure and Anogenital Distance in Newborns», *Human Reproduction,* 2015;30(4):963-972.

Szybiak A., Rutkowska A., Wilczewska K., Wasik A., Namieśnik J., Rachon D., 2017, «Daily Diet Containing Canned Products Significantly Increases Serum Concentrations of Endocrine Disruptor Bisphenol A in Young Women», *Polish Archives of Internal Medicine,* 127 (4), 278-280.

Tambi M. I., Imran M. K., Henkel R. R., «Standardised Water-soluble Extract of Eurycoma Longifolia, Tongkat ali, as Testosterone Booster for Managing Men with Late-onset Hypogonadism?», *Andrologia,* 2012;44 Suppl 1:226-230.

Van Overmeire I., Vrijens K., Nawrot T., Van Nieuwenhuyse A., Van Loco J., Reyns T., «Simultaneous Determination of Parabens, Bisphenols and Alkylphenols in Human Placenta by Ultra-high Performance Liquid Chromatography-tandem Mass Spec trometry», *Journal of Chromatography B: Analytical Technologies in the Biomedical and Life Sciences,* 2019;1121:96-102.

Veiga-Lopez A., Kannan K., Liao C., Ye W., Domino SE, Padmanabhan V., «Gender-Specific Effects on Gestational Length and Birth Weight by Early Pregnancy BPA Exposure», *Journal of Clinical Endocrinology and Metabolism,* 2015;100(11):E1394-E1403.

Wehr E., Pilz S., Boehm B. O., März W., Obermayer-Pietsch B., «Association of Vitamin D Status with Serum Androgen Levels in Men», *Clinical Endocrinoogyl (Oxf)*, 2010;73(2):243-248.

Zhang C., Zhang G., Sun K., *et al.*, «Association of Mixed Exposure to Microplastics with Sperm Dysfunction: a Multi-site Study in China», *eBioMedicine*, 2024;108:105369, doi:10.1016/j.ebiom.2024.105369.